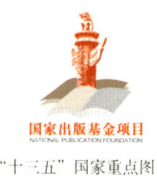

国家出版基金项目
"十三五"国家重点图书
出版规划项目

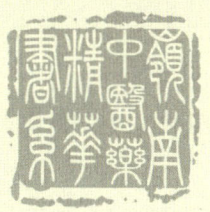

岭南中医药精华书系
邓铁涛 禤国维 周岱翰 韦贵康 总主编

岭南中医世家传承系列
孙晓生 主编

西关甄氏杂病世家

张忠德 主编

SPM 南方出版传媒
广东科技出版社 | 全国优秀出版社
·广 州·

图书在版编目（CIP）数据

西关甄氏杂病世家/张忠德主编. —广州：广东科技出版社，2019.1（2020.6重印）

（岭南中医药精华书系·岭南中医世家传承系列）

ISBN 978-7-5359-6700-8

Ⅰ．①西… Ⅱ．①张… Ⅲ．①疑难病—中医临床—经验—中国—现代 Ⅳ．①R249.7

中国版本图书馆CIP数据核字（2017）第062007号

西关甄氏杂病世家
Xiguan Zhenshi Zabing Shijia

出 版 人：朱文清
项目策划：丁春玲　吕　健
责任编辑：曾永琳　马霄行　吕　健　邓　彦
封面设计：林少娟
版式设计：林少娟
排版设计：友间文化
责任校对：杨崚松
责任印制：彭海波
出版发行：广东科技出版社
　　　　　（广州市环市东路水荫路11号　邮政编码：510075）
销售热线：020-37592148 / 37607413
http://www.gdstp.com.cn
E-mail: gdkjzbb@gdstp.com.cn（编务室）
经　　销：广东新华发行集团股份有限公司
印　　刷：广州一龙印刷有限公司
　　　　　（广州市增城区荔新九路43号1幢自编101房　邮政编码：511340）
规　　格：730mm×1 020mm　1/16　印张20.25　字数405千
版　　次：2019年1月第1版
　　　　　2020年6月第2次印刷
定　　价：88.00元

如发现因装质量问题影响阅读，请与广东科技出版社印制室联系调换（电话：020-37607272）。

《岭南中医药精华书系》编委会

总主编：邓铁涛　禤国维

　　　　周岱翰　韦贵康

编　委：（按姓氏笔画排序）

　　　　刘小斌　孙晓生　张忠德

　　　　张永杰　陈达灿　陈永光

　　　　徐鸿华　郑　洪　冼绍祥

《岭南中医药精华书系》出版工作委员会

主　任：王桂科

副主任：谭君铁　　徐庆锋
　　　　杜传贵　　叶　河

委　员：张伟涛　　肖延兵
　　　　应中伟　　朱文清
　　　　丁春玲

《西关甄氏杂病世家》编委会

主　编： 张忠德

副主编： 杨荣源　张　瞳　金连顺　王大伟

编　委： 宋　苹　李际强　戴洁琛　张　溪
　　　　　唐丽娟　李　芳　黄宏强　张　伟
　　　　　蔡书宾　陈本坚　刘云涛　高　峰
　　　　　孙　燕　陈　韵　王媛媛　黄守写
　　　　　叶　亮　叶家荣　陈海敏

序

岭南中医又被称为"岭南医学",是中医的学术流派之一。

岭南,首先是地理概念。《汉语大词典》谓:"指五岭以南的地区,即广东、广西一带。"而对"五岭"则解释说:"大庾岭、越城岭、骑田岭、萌渚岭、都庞岭的总称,位于江西、湖南、广东、广西四省之间,是长江与珠江流域的分水岭。"这样岭南的方位就很清晰了。

岭南这片土地上的许多文化都自成特色,过去就有"岭南派"一词,《汉语大词典》解释为"现代中国画流派之一"。这说明最早被认为自成一派的,首先见于画坛。不过随着岭南文化的发展,有越来越多领域都呈现出鲜明的特色。所以,后来人们将画学上的"岭南派"加上"画"字,称其为"岭南画派",而其他领域方面的"岭南派"则有岭南琴派、岭南园林、岭南音乐……

岭南医学则是医学上的派别,主要指岭南地区的中医。"岭南医学"这一名称虽然出自现代,但它是对岭南中医发展的历史文化特色的总结,可以说其内涵是源远流长的。

从中国文化发源来看,中国文化的主流发源于中原一带。岭南文化源于中原文化,随着征战的军士、民族的迁徙传入岭南地区。中医药学就是和传统文化一道,从中原传入岭南的,并在岭南地区与当地的民俗相结合,形成了有本地特色的医学流派。

晋唐时期,岭南的中医学就已经体现出自身的特色。例如对地方性流行病研究有突出的成果。晋代有葛洪、支法存、仰道人等活跃于广东,记载了对蛊毒、沙虱热(恙虫病)、疟疾、丝虫、姜片虫等流行病的认识与治疗方药。唐代开始有《岭南脚气论》等多种以岭南为名的方书,后来南宋郑樵在《通志》中为唐以前医药文献划分门类,就专门划出一类叫"岭南方",计有《岭南急要方》三卷,《南中四时摄生论》一卷,《南行方》三卷,《治岭南众疾经效方》一卷,

《广南摄生方》三卷，共五部九卷。在《诸病源候论》《千金要方》《外台秘要》等综合医书中也多有关于岭南疾病的记载。由此可见，当时研究岭南的疾病与治疗已经发展成中医药学科的一个分支。

如果说唐以前的岭南医学偏于研究地方性疾病，那么在宋元明清时期，岭南医学则开始向两个方面全面发展。一是对地方性的疾病研究更加深入，二是开始进而探讨疾病背后的体质因素，指出岭南地理气候环境对人群体质的特定影响。重要标志是元代医家释继洪所撰《岭南卫生方》，集宋元医家治疗瘴病经验之大成，既对主要指疟疾的瘴病在证治规律方面有更深入的认识。到了明清时期，中医的各个学派都传入岭南，岭南医药学家对河间、丹溪、伤寒、温病等流派理论在岭南的适用性进行了多方探讨，还系统地发掘整理了岭南草药的应用经验，将其充实到中药宝库之中。

清中期以后，随着十三行贸易的兴盛，广东经济愈来愈发达。医学方面随之人才辈出，儋州罗汝兰著《鼠疫汇编》，丰富了对急性传染病的诊治经验；晚清伤寒名家陈伯坛名扬海内外，著作《读过伤寒论》《读过金匮》为世所重；岭南骨伤世家梁氏、管氏等注重总结学术经验，撰写了多种讲义。同时岭南地区在对外开放交流中，得风气之先，引种牛痘的先驱邱熺，一门三代中西医汇通的陈定泰家族，以及"中西汇通四大家"之一的朱沛文等，均有较重要学术影响。

到了现代，岭南的医药学家更加注意总结地方医药特色。邓铁涛教授在1986年中华医学会广东分会广东医史分会成立大会上，作了题为《略谈岭南医学之特点》的学术报告，提出了岭南医学的三个特点：①重视岭南地区的多发疾病；②重视岭南地区特产的药材和民间经验；③重视吸收新知。并提出这些特点是与岭南的地理、人文、环境密切关联的。随后，岭南中医各科的理论与临床研究不断发展。2006年广东省启动中医药强省建设，我省中医药界与出版界通力合作，组织编撰并出版了《岭南中医药文库》系列丛书，较全面地总结了岭南名医、名院、名科、名药等成就与贡献，产生了巨大反响。"岭南医学"这一名称，在国内中医学术界得到广泛认同。

岭南医学有何特色？其实，问题的答案就在"岭南"二字之中。关于学术流派，有不同的定义。所谓流，是支流；派，意味着派生。一般认为流派的形成以师承名家为起点，然后源流相继，派生支系，如此不绝。这其实是指以某一杰出人物为中心的单点播散式。而岭南医学，是整个岭南地区中医药群体共同探索的成果，呈现出多线式传播的特点。在岭南医学这一大的学术流派当中，有许多世家流派、专科流派，各有传承。像潮汕地区的"大娘巾"蔡氏女科，有400多年历史，至今已14代。佛山梁财信所创的梁氏伤科，传承至第6代。内科方面有国家大师邓铁涛的邓氏内科流派，针灸有现代"靳三针"流派，皮肤科有国医大师禤国维的岭南皮肤病流派，妇科还有罗元恺的罗氏妇科等，均享誉全国。

如果说以上这些学科与流派是纵向式的线性传播，那么，由于它们共同置身于岭南地域环境之中，面对着同在岭南气候与风俗下生活的人群。中医自古以来就注意地理环境、气候与人的体质对疾病和医药的影响，提出了"因时制宜、因地制宜、因人制宜"的原则。唐代《千金要方》指出："凡用药，皆随土地所宜，江南岭表，其地暑湿，其人肌肤薄脆，腠理开疏，用药轻省，关中河北，土地刚燥，其人皮肤坚硬，腠理闭塞，用药重复。"因此在岭南中医各科的学术中，都存在人群特有性质、地区多发病证与常用地产药材等方面的特色内涵。这些如同横向的纬线，将纵向的各个学科与流派贯穿织成"岭南医学"这一幅大画卷。

由此可见，要想深入地阐明"岭南医学"，需要中医理论与临床紧密合作，各个专科专病各自深入总结，才能为宏观上的规律总结提供具体支撑。自《岭南中医药文库》出版以来，岭南中医药界在理论探讨与临床总结方面又取得了不少新进展。为了进一步总结发展中的岭南医学，我们又策划了《岭南中医药精华书系》，采用开放式系列架构，首批书目规划为80个品种，分为名医卷、世家卷、技法卷、名药卷、名方卷、典籍卷、民族医药卷和港澳卷八大系列：

名医卷：旨在对广东、广西和海南三省区获"国医大师"称号及获批建设"全国名老中医传承工作室"的中医专家，以及部分省级名老中医的学术经验进行总结，成规模展示岭南当代名医的群体水平。

世家卷：以族群记录方式挖掘和整理岭南传承四代以上、特色鲜明，且有代表性传承人的中医世家的传承文化和研究成果，展示世家的临床秘验精华，具有存亡接续的重要意义，填补岭南中医药和文化研究中以往忽视的空白。

技法卷：系统展示入选国家级、省级和市级非物质文化遗产名录的中医药技法项目，以及入选国家中医药管理局"中医适宜技术推广项目"的岭南中医绝技绝学，突出展现岭南中医药技术水平亮点和中医药文化传承成果。

名药卷：系统总结岭南传统"十大广药""四大南药"的历史源流、品种分类、性状鉴别、规范化生产技术、临床功效和古今医家应用经验等，全方位展现名药的文化内涵和实用价值，树立岭南优质中药的品牌形象。

名方卷：着眼于名方传世，注重名方临床实用价值，汇集有确证来源的历代岭南经典名方，同时注重对近现代岭南著名医家名方的搜集和整理。全系列以疾病系统为纲，首次对岭南古今名方的组成、功效、方解和临床应用进行系统展示。

典籍卷：遴选岭南古医籍中在全国影响较大、流传广远的品种，精选古籍善本、孤本，采用校注加研究集成的方式出版，是首次对岭南珍本古医籍的系统整理和挖掘，力求系统展示原味的岭南中医诊疗方法和理论，对丰富中医药从业者治疗手段、提高诊疗水平具有良好的借鉴作用。

民族医药卷：几千年来，岭南各族人民在共同创造具有地域特色的岭南文化的同时，也丰富和发展出具有本民族特色的医药文化，现已有不少民族医药技法列入岭南省、市级非物质文化遗产。本系列对岭南地区瑶族、壮族、黎族、侗族、苗族、京族等各民族医药进行梳理，填补岭南传统医药研究空白。

港澳卷：港澳地区南北交流，中西汇聚，其中医药屡得风气之先，一方面继承着鲜明的岭南中医特点,另一方面又表现出广纳中原和西方医学新知的交融特性,尤其是近代以来活跃着一代代特色鲜明的名医和世家名门,本项目首次将目光聚焦港澳中医药,以点带面展示港澳中医药临床和研究水平。

本丛书的策划,是在更大范围和更广深度上对岭南传统医药学术的一次新总结。相信本丛书的出版,将使岭南医学这一富有特色的我国地域中医学术流派的理论内涵更加充实,在理论和临床上进一步发扬光大。

(国医大师,广州中医药大学终身教授,博士生导师)

2018年10月

前 言

中医学形成发展的历史规律表明,"一源多流、流派纷呈"是中医临床与学术传承创新的基本特征,是贯穿于中医发展史的一个突出现象。一大批历史源远流长、学术底蕴深厚、临床疗效显著、特色优势明显、群众推崇公认的中医学术流派有力推动了中医学理论的不断创新和临床诊疗体系的丰富发展,其中传承多代、绵延不衰的中医世家更是"皇冠上的明珠"。

作为中医师徒授受传承模式的典型代表,中医世家的代代经验秘传历来为人所重。古人有谓"医不三世,不服其药",可以说是对中医世家这一学科特色的高度概括。它不但说明中医世家的发展历史源远流长,而且也说明中医世家所传经验较之医家个体的经验来说弥加珍贵,更有深入研究、努力发掘的必要。

岭南中医药有着悠久的应用历史和广泛的社会基础。自秦汉以降,岭南医学因地制宜地结合岭南的地域特点,勇于吸收民间医学经验和外来医学新知,充分开发利用本地药材资源,逐渐形成了鲜明的流派风格和疗效良验的用药模式,涌现出许多本土或占籍的著名医家,其医术代代传承,造就了一批各具特色的医学世家。

例如全国首批六十四家中医流派之一、有"送子观音"称誉的广府罗氏女科世家,还有从明代起十六代从未间断、秘制妇科良药求者如潮的粤东大娘巾蔡氏女科世家;例如列入广东省非物质文化遗产名录的西关何氏伤科世家、骆氏腹诊推拿世家、平乐郭氏正骨世家等,或以独特手法著称,或以祖传伤药享誉;再例如擅长慢病快治、创制凉茶秘方为"国家非物质文化遗产代表作"的端州梁氏杂病世家,领风气之先、中西汇通派陈氏中医世家等。它们集高度的实用性和文化价值于一身,是岭南民众的智慧结晶和岭南文化的优秀代表,更是人类共同的文明和文化成果。

为了有效拯救、展示和传承中医世家余绪,助力岭南文化发扬光大,让更多的人群共享中医世家的宝贵经验，我们组织出版了《岭南中医世家传承系列》，首次以族群记录方式挖掘、整理和展示岭南中医世家的最新研究成果，填补了全国中医药尤其是岭南中医药研究的空白。

《岭南中医世家传承系列》为保证其专业性和高质量，在组织编撰过程中，我们牢牢把握以下几个原则：

注重认识把握传承传播规律：研究中医世家的传承发展，就要深入研究世家的内核吸引规律、外力推动规律、情感共鸣规律、人才培养规律、实践真知规律和时代发展规律等，从具有一定共性的传承传播规律中探寻世家得以生存发展的土壤和空间。

注重探究培养内在创新特质：世家经验的继承绝非照搬照抄，而是批判性取舍，对原有精华要素的总结凝练、充实完善和发扬光大。在这一过程中，还要深入发掘出本世家发展历史中独特的内在创新特质、内在动因以及对当前实际的借鉴意义等，从具有顽强生命力的传承发展规律中揭示世家特色医术不断得以提升的路径。

注重发掘阐扬深厚文化底蕴：中医学是医学与中国传统文化的结晶。研究中医世家，不仅要传承其宝贵的学术思想、临证经验，还要重视世家代代流传的人文精神和人文特质。例如修身齐家的传统美德、爱国爱民的社会公德、大医精诚的医风医德、严谨认真的治学品格等，这既是中医学术流派形成与发展的灵魂，也是中医药学术传承创新发展的凝聚力所在。

注重推广应用独特理论与临床技艺：世家学术研究的出发点和落脚点都应归结于突出中医药特色优势，不断提高中医药临床疗效。在这一过程中，就要考虑如何将世家的研究成果及时转化为临床应用的有效路径，而以图书的形式对其加以挖掘和传播，就具有开山辟路的重要作用，希望以此能带动后续世家学术示范诊疗室、世家特色技术培训等的陆续参与，从而将其广泛验证于临床，充分彰显其疗效。

注重协调整合世家之间相互关系：世家学术除了共有的专业特性外，还历史性地存在着对立关系、互补关系、共生关系、地域关系、派生关系等，正是这种不同学术之间互相激发、互相竞争、互相借鉴所产生的强大而持续的驱动力，构成了中医学术百花齐放、百家争鸣的繁荣景象。这就需要在尊重历史的前提下对世家独具特质的理论与临床诊疗技艺全面、深入地继承，同时不断刮垢磨光、精辟总结、提炼比较，使理论发展与临床实践间形成一个不断循环促进的良性过程。

秉承上述原则，我们从2014年甚至更早就展开了岭南中医世家情况的摸查和挖掘，并参照国家中医药管理局"中医流派传承工作室建设项目"规划逐步清晰了《岭南中医世家传承系列》的入选标准：①岭南三省及港澳地区，或占籍岭南并在此发扬壮大的世家群体。②传承四代以上，绵延超过百年，目前仍有后辈传承和应用家族特色医术的鲜活体。③有一个或几个学术上的代表人物。④在学术上有创新，在理论或技法上特色鲜明，在论著上有一家之言。⑤有清晰的家学传承谱系。

由此，形成了《岭南中医世家传承系列》分阶段、开放式的整理和出版规划：凡符合上述世家入选标准的图书随时可纳入本项目，成熟一批，出版一批。此次出版的第一辑分为四种：《粤东蔡氏女科世家》《西关何氏伤科世家》《骆氏腹诊推拿世家》《端州梁氏杂病世家》，此次出版的第二辑四种：《八桂韦氏正骨世家》《广府罗氏妇科世家》《惠州黎氏儿科世家》《西关甄氏杂病世家》，根据摸查情况，后续还有将近20种相关图书陆续面世。

筚路蓝缕，以启山林。《岭南中医世家传承系列》的编辑、出版，是一项需要细致筹划的系统工程，这也同时意味着建设工作的要求之高，只有怀着一腔热诚真正投入其间，才能体味其中的甘苦。例如传承十六代、从未间断的大娘巾蔡氏女科虽在国内乃至东南亚久负盛名，但因为后辈分散且家族之秘矜而不传，此前从未进行过系统的挖掘和总结。为此，我们数十次奔赴潮州、汕头、香港、澳门，乃至泰国、越南等地，与蔡氏后人们交心对谈，甚至用我们的古籍珍本与其互鉴，才终于完整地呈现了这个绵延五百多年女科世家的传奇风采。再例如，骆氏腹诊推拿世家，发源于河北、兴盛于岭南，几年的时间里，我们与世家后人一起挖掘、整理其丰富材料和宝贵经验，并共同见证了它从享誉民间到成功列入广东省非物质文化遗产名录的过程……

策马前途须努力，作为一名从事中医药事业四十年的行业工作者，能有幸肩负组织、编写这个大型项目的重任，虽年近耳顺却从不敢苟且偷闲。岭南先贤梁启超先生诗云："世纪开新幕，风潮集远洋。"相信本套丛书能以海纳百川的气魄，深挖岭南医学的精髓，开拓岭南医学研究的新视野。

是为序。

（广州中医药大学教授，
博士生导师，副校长）

目 录

第一章　世家史略 … 001

第一节　世家源流 … 002
　一、历史沿革 … 002
　二、西关甄氏杂病世家学术思想 … 004
第二节　立派先师李瑞琴 … 007
第三节　杂病大家甄梦初 … 009
第四节　一代名医甄驾夷 … 023
第五节　岭南名医张忠德 … 027

第二章　世家精粹 … 035

第一节　博极医源，兼采众长，以为临证之需 … 036
　一、勤求古训，以古学为今用 … 036
　二、不锢流派，兼采各家学说之长 … 038
　三、中西汇理，洋为中用 … 039
第二节　精究方技，善治温热时病，更擅内科杂病 … 041
　一、温热时病，另辟蹊径 … 041
　二、肝胆之疾，疏泄有道 … 043
　三、痹痨必瘀，立论留方 … 044
第三节　治病重本，善抓主证分析 … 047
　一、重四诊，舌脉为要 … 047
　二、辨八纲，阴阳当先 … 048
　三、辨证识机，灵活遣方 … 049

四、同病异治，异病同治……………………………………… 050

第三章　世家秘传……………………………………………… 053

第一节　立"痹痨必瘀，瘀去证消"之论……………………… 054
　　一、浅谈叶氏"初病在经，久病入络"……………………… 054
　　二、论"痹"和"痨"………………………………………… 055
　　三、痹、痨与血瘀……………………………………………… 056
　　四、治疗痹、痨重通络………………………………………… 057

第二节　铁破汤的运用心得……………………………………… 059
　　一、肺结核治验………………………………………………… 061
　　二、大叶性肺炎治验…………………………………………… 069
　　三、支气管炎治验……………………………………………… 071
　　四、胸膜炎治验………………………………………………… 073

第三节　穿海汤在痹病中的运用心得…………………………… 075
　　一、痹者闭也需识清…………………………………………… 075
　　二、致病之因风湿二邪必在…………………………………… 075
　　三、重通络以速驱邪…………………………………………… 076
　　四、注意酌情调补气血………………………………………… 077
　　五、创穿海汤一方……………………………………………… 079
　　六、用药应观其疼痛部位……………………………………… 082

第四节　心悸辨治经验之生脉散加味…………………………… 089
　　一、古籍对心悸的描述………………………………………… 089
　　二、心悸的传统认识…………………………………………… 090
　　三、生脉散加味临床运用……………………………………… 090

第五节　外感高热经验初探……………………………………… 093
　　一、对外感热病的认识………………………………………… 093
　　二、外感热病的证治特点……………………………………… 094

第六节　胃脘痛应分清寒热虚实、在气在血…………………… 098
　　一、胃热痛与胃寒痛…………………………………………… 098
　　二、胃痛在气…………………………………………………… 099

三、胃痛在血 …………………………………… 101
　　四、养胃护胃，饮食调护为先 ………………… 102
第七节　慢性肝炎以养阴柔肝为主治 ……………… 104
　　一、养阴与柔肝 ………………………………… 105
　　二、养肝方的临床应用 ………………………… 105
第八节　高血压病辨治经验 ………………………… 108
第九节　不寐辨证治验 ……………………………… 112
　　一、古籍对不寐的论述 ………………………… 112
　　二、从心、肝、肾论治 ………………………… 113
　　三、中药沐足治疗不寐 ………………………… 113
第十节　妇女郁证治验 ……………………………… 115
　　一、妇女郁证的病因病机 ……………………… 115
　　二、妇女郁证的治疗 …………………………… 116
　　三、移情易性为重 ……………………………… 117
第十一节　特发性肺纤维化辨治治验 ……………… 119
　　一、对本病病机特点的认识 …………………… 119
　　二、辨证论治 …………………………………… 120
第十二节　慢性嗜酸性粒细胞性肺炎治验 ………… 124
第十三节　脓毒症辨治治验 ………………………… 129
　　一、中医学对脓毒症的认识 …………………… 129
　　二、热毒内蕴、内陷营血、腑气不通是脓毒症
　　　　主要病理基础 ………………………………… 130
　　三、瘀血阻络贯穿脓毒症始终 ………………… 131
　　四、脓毒症的基本治法与方药 ………………… 131

第四章　世家验案 …………………………………… **135**

第一节　咳嗽 ………………………………………… 136
第二节　肺胀 ………………………………………… 146
第三节　哮证 ………………………………………… 150
第四节　肺络张 ……………………………………… 155

第五节　肺痿 …………………………………………… 160

第六节　鼻渊 …………………………………………… 163

第七节　胃痛 …………………………………………… 168

第八节　胆结石 ………………………………………… 171

第九节　水肿 …………………………………………… 174

第十节　失眠 …………………………………………… 177

第十一节　产后便秘 …………………………………… 180

第十二节　产后发热 …………………………………… 183

第十三节　腰痛 ………………………………………… 185

第十四节　痹病 ………………………………………… 187

第十五节　瘿病 ………………………………………… 190

第五章　世家验方 ……………………………………… 193

第一节　痹病验方 ……………………………………… 194

第二节　肺痨验方 ……………………………………… 197

第三节　牙痛验方 ……………………………………… 200

第四节　止嗽散（古方化裁）………………………… 203

第五节　热咳方 ………………………………………… 206

第六节　热哮方 ………………………………………… 208

第七节　健脾方 ………………………………………… 211

第八节　二陈汤（古方化裁）………………………… 214

第九节　小儿夏季热特效方 …………………………… 217

第十节　小儿鼻渊验方 ………………………………… 220

第十一节　小儿清泻方 ………………………………… 222

第十二节　清肠方 ……………………………………… 224

第十三节　龙胆泻肝汤（古方化裁）………………… 227

第十四节　温胆汤（古方化裁）……………………… 230

第十五节　橘皮汤 ……………………………………… 234

第十六节　完带汤（古方化裁）……………………… 237

第十七节　生化汤（古方化裁）……………………… 240

第十八节 四物汤（古方化裁） …………………………… 242
第十九节 崩漏汤 …………………………………………… 245
第二十节 痛风外洗方 ……………………………………… 248
第二十一节 虚火喉痹方 …………………………………… 250

第六章 世家医话 …………………………………………… 253

第一节 遣药成对，组对成方 ……………………………… 254
第二节 一方草药治一方病 ………………………………… 261
第三节 药之有引经，如人之不识路径者有向导也 …… 265
第四节 关于经水异色 ……………………………………… 268
第五节 菊花根饮与栀子豉汤 ……………………………… 270
第六节 治口腔溃疡——淡豆豉散 ………………………… 272
第七节 单方——鸡内金散 ………………………………… 274
第八节 浅谈一阴一阳结 …………………………………… 276
第九节 漫谈中药沐足 ……………………………………… 278
第十节 浅谈中医治未病 …………………………………… 280
第十一节 浅析"治中焦如衡" …………………………… 283

第七章 世家薪火 …………………………………………… 287

第一节 师承授受 …………………………………………… 288
第二节 薪火传承 …………………………………………… 293

第八章 世家年谱 …………………………………………… 295

李瑞琴 ………………………………………………………… 296
甄梦初 ………………………………………………………… 296

第一章 世家史略

第一节　世家源流

一、历史沿革

西关甄氏杂病世家是岭南医学具代表性的中医世家之一，创始于19世纪末，代系相传，至今已至第五代，传承近百年。甄家人世世代代出生、成长于岭南地区，对岭南独特的气候、水土文化、丰富的草药资源、不同的人群体质、独具特色的地域病种分布等有较深的认识，历经百年实践与传承，逐渐成为具有浓郁地域特色的岭南医学的一个分支。

《礼记·曲礼》有"医不三世，不服其药"的记载，虽然"三世"谓何，历代争议很大，但这句名言可以说是对中医世家的高度概括。它不但说明中医世家的发展历史源远流长，而且也说明中医世家所传经验较为珍贵。自古以来，中医学界就特别重视对家传秘方和治病绝技系统整理，认为全面推出中医世家长期以来秘而不传的独特经验是中医得以快速发展的关键所在。

古往今来，大凡在中医发展的历史长河中有影响的名医名家，大都有独特的理论见解作为其学术依托。诸如张仲景的"六经学说"、张子和的"攻下学说"、赵献可的"命门学说"、叶天士的"卫气营血学说"等，均是在临床实践的基础上实现了理论的升华，并由此确立了他们在中医界的学术地位。西关甄氏杂病世家也不例外，其祖传经验已经上升为新的理论，提出了不少对中医理论发展颇有价值的新观点，如"疑难诸疾，首重肝脾""岭南诸疾，辨湿为要"等，对中医理论的发展颇有价值。

近百年来，甄氏以医道超群、医德高尚为人所倾慕，以擅长治疗岭南温热时病及各种疑难杂症而闻名于岭南。精研医术既是中医世家发展的基础，又是传承最为重要的内容，也是提升中医世家凝聚力的关键。对于中医药学术及临床经验的传承，有许许多多的方式，甄氏主要以父子相传兼师带徒的传承方式，把自身的特色诊疗经验代代相传，这种形式更具有浓厚的中医特色，其中有许多真传也是其他一些传承方式无法实现的。

李瑞琴（生卒不详），西关甄氏杂病世家立派先师，为甄梦初之母，祖传正骨手法，擅长治疗跌打、骨折等外伤。那时候，乡下医馆开得很少，劳动受伤的人却很多。李瑞琴虽然没有开设专门的诊所，但乡下亲人朋友们都来家里让她看病。

甄梦初（1909—1990），又名兆熊，号斡达，宣统元年（1909）出生于中国著名的侨乡开平，李瑞琴之子，为西关甄氏杂病世家第二代传承人，是其中的代表性人物。他是近当代岭南名医，新中国成立以来广东省授予的第一批名老中医之一，德馨粤南北，誉享省港澳。曾任中华全国中医学会理事、广东省中医学会常务理事及广东省政协委员。甄梦初师从其母李瑞琴、近代岭南著名温病学家陈任枚。陈任枚曾任广东中医药专门学校校长，撰有《温病学讲义》，被公认为20世纪20、30年代全国中医学校教材讲义编纂质量最佳者之一。甄梦初将两位前辈学术思想的精华部分融入自身的医学实践，擅长治疗温热时病及疑难杂症，对肺痨、痹病、外感高热、小儿疳积、妇科疾病等的治疗都有着自己独特的见解，并在长期的临床实践中创立了穿海汤、鱼白甘汤、玉泉饮等一系列方剂。至甄梦初这一代，甄氏医学真正得到发扬光大。

甄驾夷（1934—2008），西关甄氏杂病世家第三代传承人，甄梦初之长子，毕业于广东中医药专门学校，从医50余年，为广东省中医院内科主任。甄驾夷秉承家学，幼承祖训，好学不懈，遍读中医经典，少年时期随其父辗转各地，得其言传身教，于闲暇时分潜心钻研温病及岭南杂病，积累了丰富的理论和临床经验，尤其在治疗外感高热、风湿痹病、瘿瘤等内科杂症，以及妊娠呕吐、产后虚弱、小儿疳积等方面均有较深的体会，很好地延续和发展了甄氏医学。

张忠德（1964— ），西关甄氏杂病世家第四代传承人，为甄梦初孙女婿。中医内科主任医师，教授，博士研究生导师，现任广东省中医院副院长、岭南甄氏杂病流派传承工作室负责人。师从甄梦初、甄驾夷两位前辈，后又拜国医大师晁恩祥老先生门下，将三者的医学理论和临床经验融会贯通，形成了自己的风格。同时遍访名医，博采众家之长，是西关甄氏杂病世家的传承者、创新者。在继承西关甄氏杂病世家的主要学术思想及传统病种（肺结核、风湿痹病、小儿疳积、更年期综合征等）诊疗经验基础上，扩大主治范围，精研肺部感染、哮喘、慢性支气管炎、肺结核、支气管扩张症、肺纤维化、慢性阻塞性肺疾病等常见呼吸系统疾病的中医药治疗。并撷取岭南本草精华，遣药成对，组对成方，在久咳、顽咳的中医辨证治疗方面具有独特的见解，对淋巴结炎、淋巴结核、甲状腺肿大、甲状腺结节等疾病的治疗也颇有心得。此外，他善于结合中医体质、时令季节、饮食劳逸等情况治病，且十分注重未病先防，对调理现代人的亚健康状态颇有研究。

随着中医学术传承方式的多样化，西关甄氏杂病世家发展至第五代，已经突破了师授和家传的古代中医传承模式，遴选优秀人才，创建传承团队，不断为西关甄氏杂病世家注入新的生命力。中医学历史悠久、内容丰富、珍宝璀璨，其中蕴含的大量临床经验，需要不断归纳、总结、继承、发扬和创新。西关甄氏杂病世家正在继承先辈学术思想和临床经验的基础上，结合现代临床实践，不断前行。

二、西关甄氏杂病世家学术思想

西关甄氏杂病世家十分重视中医的整体恒动、病证索源、审证务求其本等观点，尤重舌诊和脉诊，用药灵活，既有继承，又有创新。中医整体观认为人是由多层次结构构成的有机整体，揭示了人体各脏腑之间的有机联系，高度概括了"天人相应"理论。恒动观是指用发展的、变化的、运动的观点分析人体生命健康及疾病演变规律，强调疾病的发展不是孤立静止不变的，正如朱丹溪《格致余论·相火论》所言"天主生物故恒于动，人有此生亦恒于动"，生动地揭示了"动"是宇宙和生命的最基本特征。甄梦初认为中医学理论体系的核心在于整体恒动观，并始终将其贯穿于中医临床实践，辨治疾病时全面考虑整体与局部，自然界、社会等外环境与人体内环境的关系，动态地观察疾病发生发展过程中每一阶段的变化，从而把握整体的变化趋势，以做到灵活辨证。

西关甄氏杂病世家历经五代传承，尤重经典研读，但又不拘泥于诸家绳墨，能博采众长，融诸家之学于一身，独抒己见，立论宏通，在岭南温病及诸多疑难杂症的诊治中，逐渐形成自身独特的学术思想。

（一）祛邪泄实，攻补同方

甄梦初师从陈任枚，将其学术思想的精华融入自身医学实践，于岭南温病的诊治中最有体现。他认为岭南温热时病，多是热气熏蒸，积而暴发，初起即可见气分高热，甚至见气营两燔、血分证候，其势焚乱而迅速，因此主张治疗岭南温热时病应以透邪祛实法为主，并注意顾护阴液，益气扶正。同时亦强调不能逢热病必清热利湿，忌畏温热之药，临证还需识清病机。

（二）疑难诸疾，首重肝脾

甄梦初擅长治疗瘿瘤瘰疬、癥瘕积聚、小儿疳积等诸多疑难杂症，他提出"独重肝脾"乃治疗疑难杂症之根本，认为疑难之疾患具有病情日久多易反复、迁延难愈的特点，久之可致肝木升发太过或不及，继而导致脾土运化失常。肝体阴而用阳，治疗时宜重滋养，以柔肝血为要。脾为后天之本，治疗时宜切合病机，采用醒脾、补脾、健脾等法。甄梦初常用藿香、佩兰等醒脾，认为醒脾犹如开启脾胃功能的一引擎，补脾当以醒脾为先。

（三）岭南诸疾，辨湿为要

岭南号称"炎方"，天气炎热，年平均气温较高，高温时间长，四季不明显。"四时常花，三冬无雪"正是岭南气候特点的概括。春夏多雨，天热地湿，人处湿热之气交织中，病症多具有以湿为患的特点。但在辨治湿证时，当重视表湿与里湿之分，治表湿用宣散法，治里湿用化湿、燥湿和渗湿法，如湿困中焦，宜化湿和中，如水湿溢于肌肤，则用利水渗湿法等。

（四）诸痹痨症，必兼瘀证

甄梦初在长期的临床实践中，推崇络病学派的理论，在叶天士"久病入络""久痛入络"等传统理论的基础上，结合自身对痹、痨诸病之体会，提出"痹痨必瘀，瘀去症消"的观点。在处方用药方面，注重攻中有补、攻不伤正，认为在祛瘀通络的基础上加以调气和血，临证可收到事半功倍的效果。

（五）岭南本草，贵在活用

岭南地处热带、亚热带，阳光雨水充足，植物生长茂盛，中草药资源也很丰富，种类繁多，形成了独特的"南药"系统。甄家人世世代代居于岭南，熟悉岭南人群体质特点，对岭南本草的临床应用更是颇具心得，如治糖尿病选用红丝线，治风湿痹痛选用走马胎，治肾结石选用砂牛，治胃痛选用救必应。用药虽不名贵，但遣方灵活，配伍严谨，寻常之药往往能救治疑难沉疴。所谓"一方水土养一方人，一方草药治一方病"是也。

第二节　立派先师李瑞琴

李瑞琴（生卒不详）为甄梦初之母，生于中医世家，其祖父更是当地骨伤科名医，她自小跟随祖父、父亲认药辨药，精通医理，擅长用单味中药及手法整复医治骨外伤疾病，精通碎骨接驳术。李瑞琴的先生甄显松是开平三埠新昌人，在那里，几十条村的人都姓甄。他年轻时在家经营药材买卖生意，其父亲甄铨光也从业于中药买卖，1920年中药店在美国属于典型的家族生意，约四分之一的美籍华人在美开设中医馆，一般家住楼上，楼下做医生的诊室，还出售自制的草药丸。1921年甄铨光远涉重洋羁留英国，1924年得到同宗兄弟的帮助设法由英国转往美国开设医药店铺，并兼任中文报纸编辑。后来甄梦初之弟甄兆熙，于新中国成立前出国，在美国继承了父亲甄显松的产业，20世纪70年代因病去世。

李瑞琴经常在家房前屋后种中草药，用祖传医术帮助乡亲，不收取分文，惠及慕名而来的患者。甄梦初常提起母亲平时喜用单味中草药内服、外用治疗诸多骨科疾患，如用臭牡丹、穿破石、千年健、半枫荷、续断等中草药治疗跌打损伤、腰膝酸软、关节疼痛、骨折等。李瑞琴虽未接受过医学教育，但非常勤奋好学，自学了不少中医知识，对一些草药的功效及用法非常清楚，尤其对岭南道地药材颇有研究。如臭牡丹又叫大红袍，其叶面深绿而粗糙，密被柔毛，叶背淡绿色而光滑，搓之有臭味，用鲜品捣汁，或用干品研末调敷或煎水熏洗跌打损伤部位可以起到止痛之效；穿破石取适量捣烂后敷于患处，用于治疗跌打损伤、风湿痹痛、疔疮痈肿等；用千年健治疗筋骨软弱无力、关节疼痛，若关节疼痛较甚者可浸酒使用，一般浸酒中2周，每次服用一小勺，会起到通经活络止痛之效；用切片的半枫荷根煎煮后取汁熏洗治疗感受风寒湿所致身痛、手足麻木、腰腿疼痛等，用半枫荷鲜叶捣烂敷外伤出血处，可以起到止血之效；认为续断可以加快骨头生长、促进骨折愈合，为促进骨头生长的良药，尤其对跌打损伤、骨折、风湿痹痛等有显著的疗效。

甄梦初还记得小时候不小心跌倒，当时膝关节疼痛难忍，局部皮肤已红肿，母亲就在家后院里摘些草药，捣烂后用纱布包好，敷于膝关节上，过一会儿疼痛居然缓解了，四天后竟痊愈了，且未留下伤疤。甄梦初在家中经常见到中药粉，每次问母亲这些中药粉的用途时，母亲都会一一讲解。每到夏秋季节，母亲经常忙于晒草药，部分晒干的草药研磨成粉密封于罐中保存。有一次，甄梦初放学回家看到后院里好多乡亲们围观，急忙跑过去，看到母亲正在为肩关节脱位的患者复位，她把患者的衣服卷起来放在腋窝里，把脚放在患者腋窝下，双手握住患者的手臂向外慢慢地牵拉，不久就听到复位的声音，母亲就说："治好了，放心吧。"患者不停地含泪道谢，乡亲们一起鼓掌，点头称赞母亲的医术。

李瑞琴的整复手法，操作简单，疗效显著，甄梦初在广州培正学校读书时就学会了几招母亲的手法，并灵活运用母亲曾经常用的单味中药治疗诸多风湿痹症，每遇疗效显著。李瑞琴在她一生的"行医"生涯中，特别重视临床实践，视临床疗效为中医"生命"，常常提起中医有许多宝贵的经验仍旧散落于民间，要想提高中医疗效就必须重视实践经验。

第三节　杂病大家甄梦初

甄梦初，又名兆熊，号斡达，是新中国成立以来广东省授予的第一批名老中医之一，在岭南地区享有较高的声誉。他出生于中国著名的侨乡开平，开平地处五邑中部，珠江三角洲西南面，潭江、苍江二江在此汇聚，穿流而过，水深河宽，环境优美，景色宜人，素有"小武汉"之称，历来是重要商埠和货物集散地。旅居海外及香港、澳门、台湾等地区的开平籍华人华侨约有75万人，分布在68个国家和地区。侨胞们热心支持家乡建设，兴办教育、卫生、慈善、文化和福利等公益事业，为家乡建设和经济发展做出了巨大贡献，也使这里的民风崇学尚教、勤朴包容，涌现出众多杰出人才。清宣统年间，正值清朝末期，那时的中国是一个半殖民地半封建国家，正处于动乱之中，人民生活极端痛苦和贫困。在外国资本主义列强和本国封建军阀的欺压下，中国人民过着最黑暗的生活，纵使是这样，还是有一大批仁人志士，在尽自己最大的努力试图拯救这个濒临破碎的国家。在这个黑暗但尚有希望的国度里，能不止为己安身立命，且思救民于水火和困厄的，尚有一批大医。

甄梦初，受地方

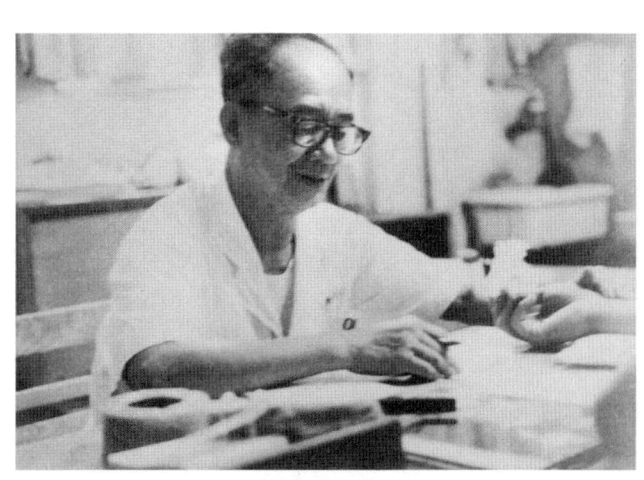

甄梦初在工作

崇学文化影响，幼时即在乡里的私塾及小学读书。他聪颖好学，悟性甚高，课余熟读《论语》《孟子》等，扎下了良好的古文根底。其父甄显松，经营药材买卖，其母李瑞琴通医道，善手法正骨，常为乡里宗亲疗疾治病，求医者众。先生耳濡目染，少时便对医学产生了兴趣，开始涉猎一些简单的医学入门典籍。随着医学知识的积累，他对医道渐有所悟，医学志趣越发浓厚，自此确立了悬壶济世的志向。

因甄梦初之父辈在广州及香港均有生意买卖，故甄梦初少年时期曾两地居住，1926—1929年分别在广州培正学校及香港圣约翰学校接受现代教育，系统学习了文学、数学、物理、化学、英语等课程，具备了较好的文化素养和现代科学素养。由于当时有识之士的中医救亡与抗争运动正轰轰烈烈地开展，且其自身对中医兴趣颇浓，所以甄梦初义无反顾地投入了中医药事业。

甄梦初于1929年入读广东中医药专门学校，接受了正规医学教育，学习了医学通论、医学史、全体生理（中说）、生理学（西说）、解剖学、方剂学、伤寒学、温病学、杂病学等30门课程，秉承了第一任校长卢乃潼的办学宗旨"习中医以存中药，由中医以通西医，保存国粹，维护土货，以养成医学之人才"。当时陈任枚担任温病学老师，是中国近代中医教育事业中的佼佼者。陈任枚（1870—1945），广东南海狮山人，近代岭南著名温病学家。陈任枚家本清寒，自幼读书赖父亲勤俭供养。及长，因科举不就，乃在乡设塾课徒度日，其时适遇一归隐先辈精于医而藏书甚丰，陈任枚执弟子礼事之，终结为忘年交，由是"抱济世心，敛屣仕途，笃好医学"，但仍操教学职务。清末民初之际，陈任枚相继任南海小学校长、南海

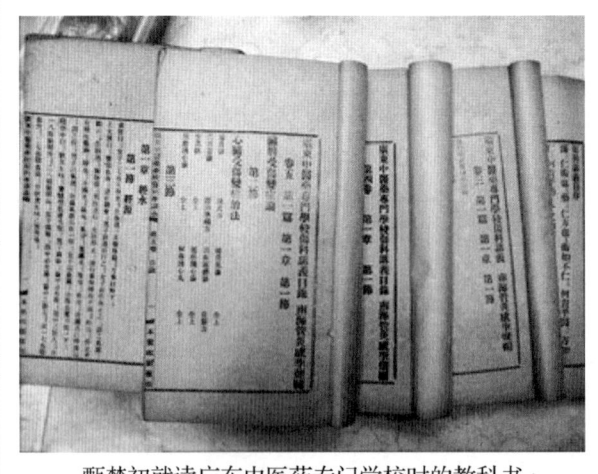

甄梦初就读广东中医药专门学校时的教科书

中学教师兼学监，业余时间则为人治病，后因活人甚多，求诊者日众，遂辞去教育职务。1921年，陈任枚迁居广州设医寓于龙津西路，曰"陈敬慎堂"。省城交通发达，人口稠密，易于染疫造成疾病流行，陈任枚每日接诊者多属急性高热证，遂对温病发生之机制，进行了深入研究，认为叶香岩《三时伏气外感籍》之说有临床实践依据。遂发温病之学术，终成一代温病大家。

1924年，广东中医药专门学校创办，陈任枚受聘于该校主讲温病学。曾任全国中医院校统一教材编委会主席，无其他著述见存，唯有《温病学讲义》一书，此书被公认为20世纪20、30年代全国中医学校教材讲义编纂质量最佳者之一，也是西关甄氏杂病世家学术思想的重要来源。

1927年8月，广东中医药专门学校校长卢乃潼病逝，同年10月，学校开董事会，公开选举新校长，提出陈任枚等为候选人。开票结果，陈任枚票数最多，据当时《中医杂志》校务记录："查陈先生历充各校校长、教员、学监，声望素重，复深于医学，任本校教席两年，生徒悦服，此次当选。"陈任枚教师出身，医学教育经验丰富。他仪表堂堂，谈吐清楚，讲话提纲扼要，使人无累赘之感；他善于勉励后学，并自己出钱奖赏考试获前三名学生以资嘉勉，是以深受同学们爱慕。

陈任枚对广东中医事业的贡献中更重要的是他继承了卢校长的遗志。1929年2月，国民党政府中央卫生委员会议通过了"废止中医药案"，于是，引起8月17日全国中医风潮爆发，陈任枚表现出了极大的愤怒，毅然带领广东代表前往上海，参加全国医药团体联合总会向国民党政府请愿。同年5月18日，国民党政府教育部令中医学校改成传习所，他参加了全国中医学校统一教材编写会议并任主席。由于全国中医药界的抗争，国民党政府被迫做出让步，乃于南京成立中央国医馆，陈任枚出席了成立大会并任理事。陈任枚不负广东省中医药业界及学校师生的期望，使学校日趋兴盛，1933年建成广东中医院，学生人数最多时达500人。

陈任枚讲课时经常带学生就诊，每当陈任枚出诊时甄梦初就去跟诊抄方学习。陈任枚强调岭南温热时病具有夹湿的地域特点，湿又分内湿、外湿，故祛湿不能局限于清热利湿，而要考虑是否运脾化湿、利水渗湿等。岭南地区一年四季皆可见兼湿之证，尤其在长夏之时，病气随时令而发，是以兼夹有蓬勃不可遏抑之势，岭南气候复杂，晴雨无时，脾胃受病，则湿郁成热。陈任枚反复强调温病单纯者易治，错杂者难治，其中对兼湿的论述最为详细："东南濒海之区，土地低洼，雨露时降，一至春夏二令，赤帝司权，热力蒸动水湿，其潮气上腾，则空气中，常含多量之水蒸气，人在其中，吸入为病，即成湿热、湿温，又名暑湿。"（见《温病学讲义》）此外治疗持续高热不退甚至神志不清者，要考虑是否"夹痰水""夹血瘀"，若痰水盘踞脾胃之中，大气郁而不舒，腑气实而不降，则痞胀、满闷、呕吐、哕逆之症生矣。若痰热内陷血分，则脉络阻塞不通，血液循环多窒，必致舌强、喉痹，发生舌謇语涩之症。若热传营血，或其人素有瘀伤，宿血蓄郁在胸膈中或下焦，则发胸中满痛或少腹急结、其人如狂、大便易黑等夹瘀之证候。

陈任枚毕生致力于中医教研，对温病学科有其独到的认识。关于温病的性质，陈任枚认为温病本身具有火热的性质。温之体为火，火烈而性急，温病多伏邪，病从内发，直升横进，其性暴烈。广东省气候炎热，其温病多是疲劳不慎，热气熏蒸，积而暴发，一起即见气分高热，甚至见气营两燔、血分证候，其势焚乱而迅速。他说："温热之病，其总因不外阴虚，谓阴精衰竭，邪乃乘之也，然析而论之，其因有三，一曰伏气，二曰外感，三曰内伤。"治宜清气透营两解之法，以气统卫，以血统营，治分两类，处方下药，用青蒿、白薇、地骨皮、黄芩，清阴分里热。

陈任枚提倡"伏气温病说"。他认为："伏气者，乃人身阳热之气，郁伏于人身之内，而不得外泄者也，但伏未外泄时，不觉有病，其郁伏尚浅，而无外邪触发者，仍可随春升之气，缓缓散渐于外，或不为病，即病也不甚剧。其伏匿深沉，郁极而发，或为外邪激刺而发，或为饮食嗜欲逗引而发，其发也多致内外合邪。势成燎原，不可向迩，此则所谓温病也。"对温病伏热不易退者，他主张用辛（苦）凉泻泄、滑利二便，使温邪无所温伏，常用枳壳、滑石、竹茹等，又岭南土卑地薄，春夏绵雨潮湿，故喜用生薏苡仁、绵茵陈、丝瓜络、白通草等以祛湿通络。

陈任枚对吴鞠通的三焦辨证有不同看法，认为"吴鞠通著《温病条辨》，强分三焦，以板法限活病"（见《温病学讲义》），而三焦部位有各属之脏腑，应该以卫气营血结合三焦所属之五脏进行辨证。所以陈任枚在论及温病病象时说："病象者，温病所独有之形状，发见于外，厘然可辨者是也。今以卫、气、营、血、五脏，分别条列，其目凡九。"（见《温病学讲义》）这九条是：一曰卫之病象，二曰气之病象，三曰营之病象，四曰血之病象，五曰肺之病象，六曰心之病象，七曰脾之病象，八曰肝之病象，九曰肾之病象。每一病象，陈任枚均详列其证候。他为中医事业鞠躬尽瘁，于1945年在广州龙津路住所病逝，享年75岁，参加送殡者包括省港医药界数百余人。

甄梦初在校期间一心习医，且悟性甚高，懂得举一反三，中医理论知识掌握扎实；实习期间，跟师诊疗用心至诚，精炼其技，经各科老师考核鉴定成绩优秀，还没毕业时就获得行医资格，并受到时任校长陈任枚的赏识，在广东中医院出任主诊医生，开始了真正的从医道路。

鸦片战争以后，民族虚无主义风行，传统文化普遍受到质疑，中医地位开始动摇。中医从一枝独秀到濒临废止，再到逐步复兴，历经荣辱兴衰，民国时期可以说是中医的巨大转折时期。西医开始以流沙盖顶之势进入中国，而中西医之争也日趋激烈，并逐渐脱离学术讨论，转变为中医的存废之争。

1912年，国内第一次中西医之争开始，梁启超和鲁迅等都站在了质疑中医的阵容中。运动后期，"骂中医"也成了一些知识分子的"饭后运动"，其中，最有名的是鲁迅那句话："中医不过是一种有意或无意的骗子。"1929年，余云岫、褚民谊等人又以中医无法证实自己的科学性为由提出《规定旧医登记案原则》议案，欲废止中医，引起全国第二次大范围的中西医之争。中医的存废之争在医学界，甚至于文学界、当权政府之中激烈地进行着，中医开始了艰难的求存历程。在这样的大环境下，广东民间始终保持着对中医的高度热情，民众喜爱中医，在日常生活中使用中药已是千百年来不变的传统，尤其是广州的老城区，俗称"西关"，明清以来商贸发达，中医药文化积淀深厚，是名医荟萃的地区。其时全国"废除中医"呼声不绝，但广州中医馆林立，在现在的和平路、龙津路和长寿路一带，形成了几条"三步一馆"的中医街。馆主们个个身怀绝技，如"草果二"王照南专于草药，何竹林长于骨伤，古绍尧精于儿科、喉科等。

1934年甄梦初从广东中医药专门学校毕业，年纪轻轻就已经在广州、香港、澳门开设医馆（三地各开一间，定时去开诊）。1935年甄梦初在广州惠爱西路（现中山六路）赞寿堂药店开设分馆，内、外、妇、儿各科均有涉猎，尤以内科杂病见长。年轻的甄梦初能在名医云集、竞争激烈的老西关占有一席之地确非易事。

1938年秋，广州沦陷，甄梦初举家北迁，辗转抵达战时省会韶关，于韶关市曲江东河坝中心路开设医馆（可惜1944年被日寇烧毁）。韶关市当时是仅次于广州的广东第二大城市，日军占领广州后，韶关就成为当时广东

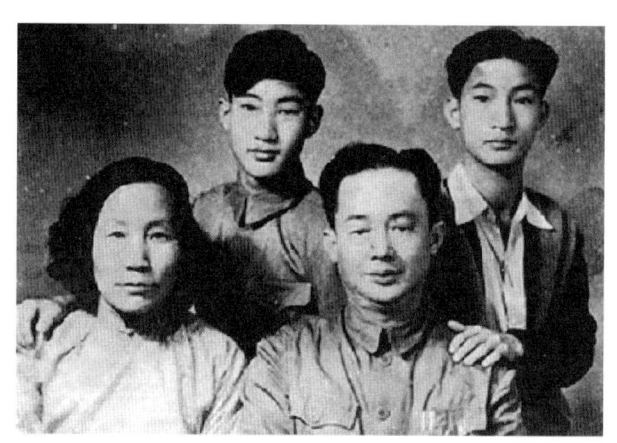

甄梦初、张贵善夫妇及两个儿子甄驾夷、甄抗夷

的临时省会，也是广东的抗日中心，大批有识之士、广府商客随之北迁到韶关，逃难人群也涌入韶关，形成了多元的文化，促进了当地的学术繁荣。

在当时作为临时省会的韶关，向甄梦初求医问药的患者特别多，身份各异，有国民党高官，比如当时主政的军政要人李汉魂、余汉谋等。也有国民党押来的犯人，尽管他们手戴手铐、脚绑铁镣，甄梦初依然会尽医生的责任为他们看病。他看病从不问政治面貌，对待来医馆诊病的人，不论贫富贵贱，不论地位高低，不论身份好坏，均一视同仁，危重患者优先诊治，有钱者随意付钱，穷人不但不收诊金还

送医赠药，以不论报酬之厚薄、不管出诊路途之远近的作风而为患者所称颂。

所谓"医者之道，仁心第一，仁术第二。急病者之所急，体病者之情伤，务求心德一致，悯恤之心不可因人而异"，甄梦初无疑做到了，且医术高明，以效服人。韶关地区山峦叠嶂，雾瘴多，湿痹者也多，甄梦初对此病深入研究，结合民间偏方，组合成穿海汤一方治疗痹病疗效很好，往往药到病除，故而医名渐开，名噪粤北。

随着战火的蔓延，广州原有的许多专科院校、文化团体纷纷迁移来到韶关，许多省城医界人士，如罗元恺、吴粤昌、潘诗宪、黄硕如等人也一并来到韶关。由于当时中医发展环境恶劣，中医药界的有识之士意识到"中国医药，为数千年来中华民族生存之所利赖，惜以历受社会政治经济之影响，兼之从业人员缺少进取……默察当前医药界之情势，其于一种具体而有系统之中国医药读物之需要，至为急切"，因此在坚持兴办中医学校和成立中医药学术团体的同时，还先后创办了多种中医药期刊来进行舆论抗争、学术交流和中医常识普及。这一时期的广东中医药期刊在反映广东中医的生存和抗争状况、维护和推动中医学术的发展上，发挥了重要作用，其内容充分体现了岭南中医的风骨和学术特点。

1940年11月，甄梦初与当时名医江济时、黄硕如、吴粤昌等发起创办《广东医药旬刊》，并任刊社董事职务，负责该刊的主编、经济、总务等工作。该刊设有"十日论坛""专著""医话与医案""药物""报导"等栏目，明确提出将中医导向"民族形式、科学内容、大众方向"的办刊思路，积极倡导中医科学化。最初第1、第2期是单张，第3期起为32开双旬刊。国内名医如沈

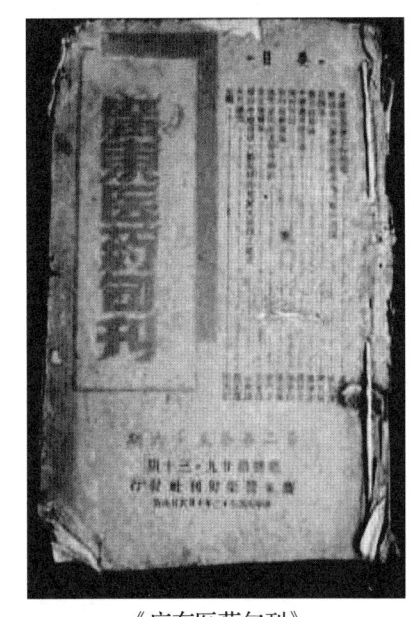

《广东医药旬刊》

仲圭、姜春华、任应秋、王药雨、樊天徒、万友生、周复生、张景述等经常给该刊撰文。该刊聚集了一批学问好、医术好、热心中医事业的中坚人士，成为当时颇有影响力的医学刊物之一。由于时局动荡、社团聚散、资金困难、人员变动等原因，该刊出版至1944年5月第2卷第12期止，仅出版了36期。该刊在促进学术、倡导革新、传承中医知识和弘扬自信、振作业界士气等方面起到了不可估量的作用。

战时疠疫横行，韶关发生霍乱，医院缺乏，无法收治病员，先生又与社会人士倡议筹建广东方便医院，并带头积极捐款筹备。当时国难当头，鉴于天职所在，除完成医馆的工作外，甄梦初还义务担任广东方便医院筹备委员会医务组长、内科医师，1943年4月兼任该院医务科长。其时抗日将士缺医少药，甄梦初不顾安危毅然担任了韶关抗日医疗救扶队队长，行管理诊治业务之责。尽管战火纷飞，辗转漂泊，生活不稳定，甄梦初仍以救死扶伤为己任，虽无法冲在抗战的第一线，但也在尽最大的力量做后勤工作，为粤北将士及人民的医疗保障工作做出了贡献。

1945年抗战胜利后，甄家医馆在韶关民生路复业。1946年12月甄梦初再赴香港九龙荔枝角道执业。翌年秋复回广州，先后在越华路、惠福路、解放路开设医馆。此时，广州最骇人听闻的病是肺痨病即肺结核。当时的医疗条件较差，肺痨是"不治之症"，得病者几乎只能等死。据统计，新中国成立初期，全国5.4亿人口中有600万~800万肺结核患者，这个数据是很庞大的。当时大家都已经意识到肺痨有较强的传染性，接触者稍有不慎即可能染病，但甄梦初并不因此而拒看此类病患，而是以医者之本心，切切实实想尽办法为患者解除苦痛。经过多年经验的积累，加上自身不断地学习和摸索，甄梦初提出"治痨非独滋阴可也"的治疗理念，于养阴清肺之基础上，加以活血祛瘀之药，尤擅采用民间验方铁破汤加减治疗痨疾。此法继承了张锡纯攻补兼施的诊治法则，方药源广，药味少，且价格低廉，充分运用岭南地区特色草药，易为岭南民众所接受，对治疗肺痨此等顽疾沉疴，虽不言效如桴鼓，但亦可有十之六七得愈。因此，当时前来求医的人很多，有本地人、有外乡人，甚至有些患者来自港澳。部分患者很穷，给不起诊金及药费，甄梦初也不计较，而是在能力范围内为患者提供最好的救治，对于老弱病残者尤有爱心，不但免收诊金，还在生活上给予力所能及的帮助。

在新中国成立前后数年中，由于连年战争，政局动荡，国民党当局撤退时更卷走大量金银财宝，国家千疮百孔，百废待兴，人民生活必需物资相当匮乏，大多数老百姓的生活仍然处于十分贫穷的状态，许多社会基层的劳动人民连吃饭问题都难以解决，如遇灾值祸，往往没有经济能力求医问药，更勿论日常保健预防了。

为践行"一切为患者服务"的宗旨，甄梦初不仅以治病救人为己任，而且热心公益，扶弱救孤，关注社会群体，为基层劳动人民谋福利。他联合其他热心人士努力改善贫苦百姓的医疗就诊环境，教授他们预防保健知识，并于1946—1956年间，先后兼任广州市人力车行业工会惠福区医务主任、广州市茶居粉面饼行业工会和广州市理发行业工会常年医事顾问，以及广州市粤剧曲艺工作者、工人临时代表会医事顾问等职务，且常常义务出诊。甄梦初受孙思邈的《大医精诚》一文思想影响颇深，认为一个医者应该具有高尚的品德修养，以"见彼苦恼，若己有之"的感同身受之心，策发"大慈恻隐之心"，进而发愿立誓"普救含灵之苦"，且不得"自逞俊快，邀射名誉""恃己所长，经略财物"，如此才能成为有德有道的大医。

新中国成立之初，先生为使自己的医术更精、医理更明，多次到省、市中医院进修班及针灸班深造，于是医理学验更臻深化。甄梦初善于寻求古训，博采众方。正如孙思邈所云"学者必须博极医源，精勤不倦"，如此方能成为"大医"。临床之余，他认真研读古典医籍，《黄帝内经》《伤寒论》《金匮要略》《千金要方》《本草纲目》等中医经典烂熟于心。甄梦初常说"学而不思则罔"，学习要善于思考，要把书本与自己的思想结合起来，才能文有所解、理有所悟。中医学经典之所以不朽，是因其经过了千百年临床实践的证明，其中所阐述的医学原理和诊疗原则，已成为后世医学的常规和典范，也是学习和研究医学的必由之路。通过经典医著的学习可以启迪和拓宽治病思路，提高临床疗效。纵观古今，大凡著名医家，未有不以经典为基础继承和发扬的。

1956年全国实行公私合营，广东中医院先后改名为广东省中医实验医院、广东省中医院。甄梦初应聘到广东省中医院内科工作，结束了几十年的私营医馆生涯，从此他更加全身心地投入到祖国的中医药事业中。他既善理论，又重临床，既重继承，又强调发展，敢于创新，在理论学术上多有发展。他认为医者应兼取众长，补己所短，不宜只固于某家某派。面对西学东渐的思潮，甄梦初并不排斥西方医学，他强调对于现代先进的医学技术成果应汲取利用，坚持"古为今用、洋为中用"，坚持求新务实和与时俱进，认为应熔中西医医理于一炉，结合个人经验与验证治疗将更能取效于临床。

甄梦初长居岭南之地，浏览涉猎中医各门派著作，尤对岭南温病一派研究颇深，熟读叶天士、吴瑭、王孟英的医籍，在实践中灵活应用。他的学术思想源于古籍，又不拘于古方，而是在古方的基础上创新发展，将辨病与辨证相结合，立意新颖，见解独到。他临证多取法于叶天士的《临证指南医案》，结合自己多年的临床实践和研究，形成了自己独特的医学理论。他重视四诊、八纲，尤重舌脉二诊之变化；注重同病异治、异病同治之治则对于临床的指导；治病重本，善抓主证分析，遣方灵活，用药配伍严谨，药味少，剂量轻，疗效好；善于采用疗效显著而易得的草药治疗各种疑难杂症。甄梦初用药不求名贵，常以寻常之药救治疑难沉疴，主张用药简便廉验，以减轻患者负担。

甄梦初擅长治疗内科杂病，不但善治温热时病、肝胃之疾，而且精于痹病及其类证、肺痨（肺结核病）的诊治。他在长期的临床实践中，推崇"络病学派"的理论，在叶天士"久病入络""久痛入络"等传统理论的基础上，基于对痹、痨诸病之体会而立"痹痨必瘀，瘀去证消"的观点，形成了自己独特的学术思想。甄梦初用祛瘀通络法于辨证施治之中，独创穿海汤治疗痹病、灵活应用铁破汤治疗肺痨，经多年临床应用，疗效显著。

甄梦初对温热时病的组方另辟蹊径。他按照自己独特的理论，并通过多年的临床实践，对外感风热、湿温等疾病的治疗在组方选药上开辟了新的路径。他师从近当代温病大家陈任枚，认为岭南温热时病，多是热气熏蒸，积而暴发，一起即见气分高热，甚至见气营两燔、血分证候，其势焚乱而迅速；主张治疗岭南温热时病以透邪祛实法为主，并要注意顾护阴液，益气扶正，强调临证需识清病机，不能逢热病必清热利湿，而忌畏温热之药。

当时的广东省中医院名医荟萃，各有所长，形成了广东省中医界宝贵的学术传统。甄梦初不仅以医术服人，更以为人谦和、全心全意为人民服务的态度，深受群众赞扬和欢迎。1978年甄梦初晋升为内科副主任医师，并荣获广东省政府颁发的首批"广东省名老中医"称号。他历任中华全国中医学会理事、广东省中医学会常务理事，第四、第五届广东省政协委员等社会职务。1985年广东省人民政府为表彰甄梦初从事中医工作50年及其所取得的优异成绩，特发荣誉证书以示嘉奖。

中华传统医德源远流长，博大精深，特质鲜明，惠泽华夏民族。《大医精诚》里说："凡大医治病，必当安神定志，无欲无求，先发大慈恻隐之心，誓愿普救含灵之苦，若有疾厄来求救者，不得问其贵贱贫富，长幼妍媸，怨亲善友，华夷愚智，普同一等，皆如至亲之想。亦不得瞻前顾后，自虑吉凶，护惜身命。见彼苦恼，若己有之，深心凄怆，勿避险巇、昼夜寒暑、饥渴疲劳，一心赴救，无作功夫形迹之心。如此可为苍生大医，反此则是含灵巨贼……"医学自诞生之日起，"仁爱"就是它最为浓墨重彩的标志。古往今来，医学被称为"仁术"，医生被誉为"仁爱之士"，"仁"是联结医学和医生的纽带。甄梦初遵从"医乃仁术，无德不立"的古训，树立"医者德为先"的理念，处处以患者为重，把济人之术作为积德行善之业；认为唯有医德高尚者，才能彰显其医术的价值，获得社会的认可和尊重。他对于医疗队伍中的少数医务人员，为名所惑，为利所驱，失去操守，做出一些不合医德的行为深恶痛绝，认为这种人虽然为数不多，但所作所为后果严重，影响极坏，不但损害了患者的利益与健康，也玷污了白衣天使的美好形象。他对待患者一视同仁，尽量使用廉价有效的药物，减少不必要的昂贵检查，以减轻患者负担，增加患者的依从性，从而使得医患双方达成最佳配合。1975年2月下旬，一位

26岁的陆姓女子来先生处求诊。她咳嗽少痰，右胸背痛已经有1个月余，1月初时先出现咳嗽，咳少许稀白痰，后伴右胸、腋、背部疼痛，咳时加重，早上起床及深呼吸时痛较剧，痛如刀割、锥刺样。去当地医院就诊，初诊为"感冒"及"肋间神经痛"，给予药物治疗未见效果。于1月29日来医院做检查，胸透照片报告诊为"右上肺炎，右侧胸膜炎，未排除右上肺结核"。2月20日来诊时患者已有孕3个月，家人甚为珍视，如若进行西药治疗，势必胎儿不保，万般无奈之下求助于甄梦初，希望能以纯中医治疗，留胎儿一线生机。甄梦初确知此事难办，但奈何患者苦痛如鲠在喉，唯有倾尽毕生所学为其疗疾，斟酌后选用铁破汤加减治疗。妊娠妇女患病治疗中甚忌动血及峻泻之剂，投用铁破汤时剂量亦不宜过大，以防动血伤胎。初期在铁破汤合瓜蒌薤白汤的基础上选用健脾利水之白术、茯苓皮、车前子（量亦不宜大），以期肺、脾、肾同治。待胸积液基本吸收后乃去利水之药，而入补气强壮的党参和牛大力。前后就诊7次，服药4个月余，患者病情稳步好转，症状逐渐减轻，怀胎尚为顺利，并于1975年10月诞下一健康男婴，患者全家感激涕零，无以回报，乃送"妙手回春"四字。患者分娩后复查，病灶尚未稳定，于是在铁破汤的基础上加入养阴益血之品，慢慢调理，后复查胸透提示："右上肺见少许纤维结核灶，余肺心膈未见异常。"这只是甄梦初众多佳话中的一个，但这也是一个缩影，可以看出甄梦初急患者之所急而疗患者之所苦，不求回报，只为尽医者之本分。

甄梦初勤勉好学，知识广博，乐于接受新事物、新观念。他乐观开朗、知足常乐、宽广豁达的心胸、平和的心态对身边的人也是一种正能量的影响。对自己所钟爱的医学事业，他几十年如一日敬业奉献，执着追求。

广东省中医院是一个有教学任务的医院，作为医院的医生还肩负着一个重要的使命，就是面对学生，传道授业，教授学生中医的精髓。一花独放不是春，百花齐放春满园。在人才培养上，甄梦初也甘做人梯，无私地将自己的心得一一传给年轻的医生，为医院培养了一大批医疗骨干，对医院的建设做出了较大的贡献。正如有医者所言："一名医生是治不完所有患者的，所以关键是要把医学知识和临床经验传授给学生，这样服务的范围就更广，服务效果就更好。"这般质朴的语言在甄梦初身上得以践行，他把毕生精力都投入到了中医临床事业中，对后辈注重言传身教，诲人不倦。"丹心化作春雨洒，换来桃李满园香"，他的许多徒弟在广东省中医界声名卓著，各有所长，在不同的疾病诊疗领域发挥着领头羊的作用。

甄驾夷回忆其父亲："在民间，父亲是出了名的跌打医生。事实上，父亲在中医上最擅长的当属妇儿科杂症，这也是他在中医学界取得很大成就的领域。帮人医治跌打、骨折只是他的业余习惯，采用的是母亲从娘家带来的手法，来者从不拒绝，正因如此，他的正骨医术在民间也声名远播。"甄梦初就如老一辈的中医家一样，都是内、外、妇、儿各科兼通的全才，真正做到了德艺双馨，其声名远播，求医者甚众，不少患者来自港澳地区，有的患者甚至在其医院或住所附近租房子住，以方便治疗。

甄梦初的主要继承者有长子甄驾夷及孙女婿张忠德。关于甄梦初，族谱对其记载是：一生从医，德高望重。确实，甄梦初一不贪财，二不贪权，是正直而有良心的医生。当他八十多岁时，还坚持看门诊，如此忠心于医疗事业，实属少见。1989年，在医院的门诊室，甄梦初病倒了，被诊断为肺癌。8个月后，甄梦初与世

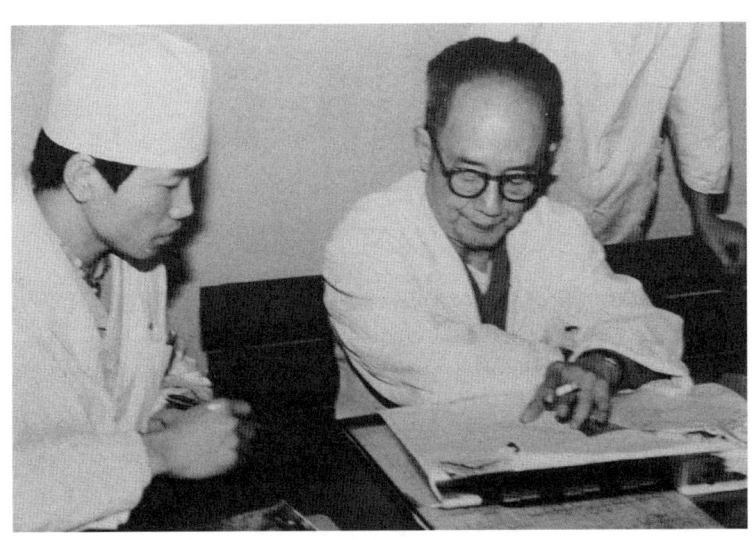

甄梦初在工作中指导年轻后学

长辞。遗憾的是，他毕生为民，始终以临床实践为重，没有留下完整的学术专著，仅当时受报刊之邀而刊出的学术经验精华部分得以留存，其余信息只能从其读书笔记、手稿以及继承者口中了解。他在多年的临床实践中，所积累的宝贵经验和独特的医学理论，为我国中医药学术的继承、挖掘、发展以及中医理论体系的丰富和完善做出了贡献。

第四节 一代名医甄驾夷

甄驾夷为甄梦初之长子,是甄氏医学的第四代传人。1934年出生于著名侨乡开平。他幼承庭训,少年时期随其父辗转各地,得其言传身教,自幼受家学熏陶,刻苦攻读《黄帝内经》《神农本草经》《伤寒论》《外感温热论》《岭南中草药撮要》等,及至年长即在广东中医专科学校接受正规医学教育,于闲暇时分潜心钻研岭南温热时病及杂病,积累了丰富的理论和临床经验。

甄驾夷受家庭熏陶,耳濡目染,从小就跟从在父亲甄梦初身边,父亲到哪就跟到哪,经常去父亲的医馆,看到父亲给患者看病抓药,渐对中医产生了浓厚兴趣,稍长,侍诊于父侧,渐得真传,使甄氏医学得以传承。

甄驾夷12岁那年,甄梦初在香港九龙荔枝角道行医,甄驾夷也跟着父亲在香港生活了1年多,小小年纪就会识辨不少草药,种类可达50多种,而且每一味草药的用途都能一一背出来。每次跟随父亲出诊,他都喜欢在草药柜里拿点草药,问父亲它们的功效。有一次甄驾夷在医馆看到父亲手拿一把草药,长得像猫爪,于是好奇地问父亲,当时甄梦初讲这一味猫爪草就讲了一刻钟,从其名称的由来,到用量、用法,再到功效、主治,连采摘季节都讲了。甄梦初认为学中医要先认药、认药当先抓药,1947年甄梦初回广州,先后在越华路、惠福路、解放路开设医馆,当他看病开药,甄驾夷就在旁边帮父亲给患者抓药,讲解煎煮中药的方法。甄驾夷还记得每次搬家父亲都要带上装满中药的小木箱,告诉他腹泻了要煎煮这味中药,小儿发烧就服那味中药,记得要取少量,煎煮约一刻钟,趁热服用。他经常陪父出诊,闲暇时间便与父亲问学医之道,或者给患者送药。甄梦初常提起在三百六十行之中,医生是"积善成德"的好职业，遂决定让甄驾夷从医行善。

甄驾夷经常去父亲的医馆，每当遇到疑难杂症时，父亲就会给他详细讲解如何辨治。甄驾夷25岁开始，便独自出诊给患者看病。有一次甄梦初不在医馆，一妇女抱着3岁幼童过来看发热，这位妇女曾经患有关节痛，遍治无效，却被甄梦初14剂中药治愈，至今未复发。当时那位妇女很紧张幼童，迫不及待地要让甄驾夷看病。甄驾夷详细询问病史，得知幼童反复发热已1周，就诊于多家医馆，未见缓解。多以午后发热为主，面色偏黄，嘴唇红，大便两天未解，辨为暑湿热夹饮食积滞，饮食积滞于内，再感湿热之邪，内外合邪，酿成湿温，湿为阴邪，正邪交争，故午后身热。方用清热利湿祛暑，同时兼有行气作用，能行中上焦之气，开水之上源、畅中焦脾气、渗利湿热的三仁汤，在此基础上加宣化湿邪之柴胡、黄芩，以旋运少阳之枢，透开表里，使伏遏之邪得以外达，加鸡内金、麦芽等除胃肠积热，幼童服药3剂而痊愈。

1964年，甄驾夷开始在广东省中医院天河门诊部出诊，由于医德高尚、医术高超，疗效卓著，活人无数，甚受病家、民众欢迎，颇有乃父之风。大医要想实现仁爱救人的愿望，对待"至精至微"的医术就要"博极医源，精勤不倦"，对待医疗工作就要"省病诊疾，至意深心，详察形候，纤毫勿失。处判针药，无得参差"，不得拿患者生命当儿戏，草率行事，沽名钓誉。甄驾夷仪表端庄凝重，为人敦厚正直，平时不苟言笑，但对待患者及学生十分和蔼，俨然长者风度。对于病情重危、不能来诊的患者，他就亲自前往患者家里看病，尽可能用自己的验方减少患者痛苦，使许多患者脱离危险。他待人沉稳、善良，对那些贫穷的患者少收或不收药费，济世救人。诊余之暇，多向其弟子谈论经典奥理，深入浅出，通俗易懂。

岭南地区，雨量充沛，水网纵横，气候炎热，比较适合动植物的生长，盛产道地药材。甄驾夷常年居住于岭南地区，善用生长于岭南本地的草药，认为本地草药更适用于治疗本地区多发病、常见病。如他善用铁包金、穿破石等活血化瘀的岭南草药治疗痹病（症）、肺痨（痨症）；喜用猫爪草配广东金钱草、玉龙鞭等清热利湿的草药治疗尿路结石等。甄驾夷用药精而少，处方君臣的确立、药量恰到好处。

甄驾夷秉承家学，跟随父亲学医数年，尽得其术；他刻苦攻读，反复实践，又与中医基础理论相结合，不断继承和创新，走过了50年的临床实践和理论研究奋斗之路。他回忆过去，深切体会到虚心学习是自己前进的动力和源泉，要想更好地学习理论和不断提高临床疗效，就要在实践中不断发现问题，钻研问题，敢于提出突破性见解和设想，敢于创新，也就是坚持中医药学术的不断探索。只有这样，才能与时俱进，不落后于时代发展的潮流。

甄驾夷对岭南常见病、多发病的辨治有很深的体会，尤其对胃痛的诊治颇具特色，认为胃痛与情志失调密切相关，五脏藏精化气生神，接受客观事物的刺激而产生各种情绪活动，神动于内，情志现于外，正常而有节制的心理刺激可畅达气机，调节脏腑，反之则致病。消化系统运动和分泌的功能易受内外环境刺激及情绪因素的影响，胃肠道疾病是目前公认的身心疾病之一，情志太过或不及均会导致脏腑气机逆乱，功能失调，从而导致脾胃损伤。

中医认为胃痛因外邪犯胃、饮食所伤、情志失调所致，甄驾夷认为胃痛虽与外邪、饮食等因素相关，但与情志关系更为密切。巴甫洛夫的大脑皮层与内脏相关学说及坎农的心理生理学说证实了焦虑、抑郁、愤怒等情绪会抑制消化功能而影响食欲。甄驾夷指出抑郁、忧思、恼怒、悲愁等情绪可诱发或加重脾胃之疾，因为烦躁易怒或抑郁寡欢则伤肝，肝失于疏泄，肝木郁结则横逆犯胃，正如《素问·六元正纪大论》所说："木郁之发，民病胃脘当心而痛。"而思则气结，忧则伤脾，故忧思亦可加重脾胃之疾。另外，脾失于运化，脾与胃同居中焦，是全身脏腑气机升降之枢纽，气机升降失调，饮食积滞或脾虚易感寒、湿、热之邪；悲则气消，《景岳全书》曰："盖悲则气消……必伤脾肺。"尤其是胃痛日久者，易出现悲观心理，悲忧善哭则伤肺，肺虚不能平木，木无所制，横逆于胃则会出现胃痛。关于胃痛的治法，提出"疏木畅达和胃""驱邪除湿调脾""降肺气、养胃阴、通胃络"等。他反复强调"治胃之疾，须知其调护"，应禁食辛辣油腻之品及过热或过冷的食物，岭南地区具有独特的饮食文化，居民平素喜饮凉茶、嗜食冷冻之品和鱼虾海鲜等多湿滋腻之品，由于气候炎热，人体代谢较快，饮食次数增加，多喜宵夜，饮食积滞，酿湿生热，内蕴胃肠，湿热互作，一旦伤湿引动内蕴之湿，则出现脾胃损伤之象，故胃病要除根，需以饮食调护为要。甄驾夷灵活运用甄氏胃痛验方鱼白甘汤治疗胃脘痛，临床疗效显著。

甄驾夷非常重视中医望诊，尤其体现在对小儿疾患的诊治中。儿科古称哑科，问诊无凭，小儿脏腑气血未定，脉诊亦不足据。古人认为望、闻、问、切，望者为先，望诊在中医儿科具有重要的临床意义。在疾病发展过程中，随着病情的变化，患儿的皮肤色泽也会发生相应的改变，通过患儿面色的变化，可以推知疾病的发展变化、转归及预后。甄驾夷认为"五脏之气血皆形于面部"，《活幼口议》中"五脏五色本位"部分详尽论述了五脏所主五色、五行本生相侵等面部五色诊法的内容。

甄驾夷一生只专注于临床，发表相关学术论文较少，但留下了不少鲜活的临证医案，可供后世医家进一步挖掘其临床经验。同时他还整理了其父亲甄梦初的临证医案及文献，如《甄梦初名老中医临证用药漫话》《肺结核临床探讨》《甄梦初名老中医学术思想与临床经验简介》等，通过对甄梦初临证医案及文献的整理，进一步总结了甄氏杂病世家的临床经验。在继承甄梦初学术思想的基础上，潜心研究，大胆发挥，如其父用验方穿海汤治疗痹病，而甄驾夷取其活血祛瘀之大义，不单用于治疗痛风、风湿性关节炎、类风湿性关节炎、腰椎间盘突出等病症，还创新性地应用于肝硬化、更年期综合征、头痛、水肿等疾病。他时常告诫后辈临证要专心，辨证要细心，处方要精心，万勿孟浪从事，而遗留祸患，增加患者的痛苦。强调学医者一定要重视古人的宝贵经验，从医案中吸取辨证论治的精华，以提高临床疗效。同时，对待古人医案，还主张比较分析，做到勤求古训，博采众方，广泛研究，以汇集诸家之长。

第五节　岭南名医张忠德

张忠德为甄梦初的孙女婿，是甄氏医学的继承、发展者，更可谓甄氏医学的集成者。他从事中医临床、教学和科研工作31年余，现任广东省中医院副院长、急诊科大科主任、岭南甄氏杂病流派传承工作室负责人。先后获得全国"百名杰出青年中医""全国卫生系统抗击非典先进个人""广州抗非模范""广东省十杰青年志愿者""岭南名医""广东省中医院名中医""广东省名中医"等荣誉称号，并荣获广东省"五一劳动"奖章。

1964年，张忠德出生于广西桂林，1983年考入广州中医学院中医系，他刻苦钻研，利用课外时间跟名老中医抄方学习；他勤于思考，勇于探索，善于总结前人的经验，读书期间经常帮家人及邻居看病。有一次放假回家，正好来了一位患急性肾小球肾炎的亲戚，曾经就诊于多家医院，经治疗后还是反复出现小便频数，伴灼热感、心烦急躁、口苦、腹部胀满等症状。张忠德给他开了几剂中药，服药后诸症悉除。如今来找张忠德看病的不少患者，还是当年他在临床实习时主管的患者。

1988年，张忠德毕业后到广东省中医院工作，同年拜于甄梦初门下，一心从医，每当甄梦初出诊时，他就在旁边抄方。中医的薪火相传是要经过师门授受亲炙的，甄梦初时常给他讲解历代经典、各家学术观点，以及药性、医理。在甄梦初指导下他熟读众多中医经典医籍，如《黄帝内经》《伤寒论》《金匮要略》《景岳全书》《温病条辨》《临证指南医案》等。临床每遇疑难问题，甄梦初均一丝不苟点拨指导。通过广泛的临床接触，加上甄梦初的"口传得妙""讲读得要"，张忠德对医理的理解悟性渐增，尽得师传。他深深感受到在跟名医抄方学习的同时，还必须打造深厚的基础理论，这样才能准确认识疾病，临证运用自如，从而取得最佳疗效。

甄梦初病倒住院治疗期间，张忠德几乎每天下班后就去病房陪老先生，二人经常探讨疑难杂症的诊治。甄梦初认为疑难杂症多迁延难愈，治杂症须知"久病必瘀"，当以调肝调脾为要。甄梦初反复强调要读经典，指出中医临证思维源于经典，诊病不能只局限于某一病证，当与脉诊相结合。脉诊是中医的一项传统的重要诊法，也不见得就是平时老百姓所认为的那么神秘。甄梦初认为脉诊时不能只分寸、关、尺，每一部位脉应再分为内、外之脉，他也非常重视医者诊脉的手势、患者的坐姿、诊室的环境。

甄梦初虽然身体不适，但仍每天坚持给张忠德讲解中医临证要点。有一个周末，甄梦初晨起后就开始讲六淫之中的"湿邪"，讲了整整一个上午，他认为岭南诸多疾病均离不开湿，湿邪分为内湿、外湿。但南、北方具有一定的差异，南方之湿多与炎热而潮湿的地域气候相关，内外之湿合而为病，治疗多以清热利湿、化湿醒脾、利水渗湿为主；北方之湿多与寒冷或暑热之邪兼夹而出现，治疗多以温化寒湿或清暑湿、佐以燥湿健脾为主。

甄梦初尤其重视培养后学举一反三、触类旁通的本领，张忠德在跟随甄梦初学习期间通过反复实践，在辨证候、立治法、选方药等方面耳濡目染，逐渐领悟了甄梦初学术理论的精义和经验技术的窍门，师友砥砺，教学相长，最后得到甄梦初的赏识成为甄家一分子，并在甄梦初逝世后保留了甄梦初的一批亲笔遗作，反复学习研究，将甄氏医学很好地延续和发展了下来。

中医历史悠久，历代文献浩如烟海，文字古奥，理法精髓不易领悟。甄梦初去世后张忠德一心跟随甄驾夷抄方学习。当时甄驾夷在广东省中医院天河门诊出诊，他不但继承了其父的处方用药特色，而且在具体诊疗过程中掺入了自己的独到见解。甄驾夷不仅擅长治疗痹病（症）、痨症、外感发热等甄氏世家传统病种，而且对胃痛、胆囊炎、肝硬化、肝癌等消化系统疾病的诊治颇有研究。如治疗胆囊炎主张分期论治，认为胆囊炎主要因饮食无节、情志内伤，或感受外邪，导致湿热蕴结、肝气郁滞、升降失司、胆汁阻滞而发病。治疗先期以清热利湿为主，继以疏泄肝木之气，后期以活血化瘀止痛为主，并且每一阶段都要顾护脾胃。甄驾夷用药非常精详，张忠德在跟诊抄方时发现，遇到咳嗽的患者时，甄驾夷经常嘱患者放入生姜三片一起煎煮，张忠德心想，若取生姜解表之效，煎煮时间不宜过久，于是好奇地问甄驾夷。甄驾夷解释道，虽然此患者有鼻塞流涕、打喷嚏等表证，但胃口差，舌淡红，舌中部苔略白厚，是以虚寒为底，要解表，温中焦脾胃是关键。生姜可温中焦、除内寒，久煮则温胃散寒之力较强，还可制约疏散风热、清热解毒等苦寒之品，防止损伤脾阳。

甄梦初经常教育子女后人，学医重医德，终生修两条：第一，学医者做人要"实"，要诚实磊落，才能业医重德，一生牢记"医者仁术也，济世之道，当重其德"。第二，学医要争做大医，即做医要"精"，业精勤奋才能尽好人道，以免行医伤人。

张忠德生性善良，平易近人，待患者和气，不分老幼贵贱，均一视同仁。其人睿智博学、幽默风趣，在患者中享有很高的声誉，行医至今找他诊治疾病的患者数不胜数，在同事和患者中享有很高的威望，在社会上也产生了广泛的影响。他常提起抱怨是败德之行，想做一名好医生，不仅要勤于业务、技术过硬，而且要有一颗仁爱之心，一名好的医生应该做到急患者所急，想患者所想。不论是严冬还是酷夏，无论是白天还是深夜，不管是休息还是上班，只要患者需要，他都随叫随到，毫无怨言，几乎一年到头都能在医院看到他的身影。张忠德从医至今，几乎把他全部的时间和精力都用在了救治患者的工作中，现在仍然坚持每周日诊、夜诊、查房。不管平时多忙，无论身体多不舒服，一到出诊那天他都会提前一个多小时开始工作，每次出诊，全国各地慕名而来的患者总是络绎不绝。围绕在诊室门口等待加号的患者也很多，平均半天时间的门诊量可达65人次。他经常牺牲自己的休息时间，加班加点给那些加号的患者看病，耐心地倾听每一位患者的讲述，并认真地分析，尽量满足患者的要求，不厌其烦地为他们排忧解难。张忠德有一个习惯，无论走到哪儿都会带着厚厚的处方纸，随时随地给患者看病开方。记得在一个炎热的夏天，有一位江苏的老爷爷带着读高三的孙子来广州找他看咳嗽，为了挂号爷孙俩在医院附近连住了3天，而张忠德前一天因抢救患者，几乎整晚都没合眼，但他还是从头到尾详细地询问病史，并向老爷爷解释病情，告诉平时如何预防、如何调理等等，还嘱其身边的学生，好好跟踪病情，关注病情变化。当遇到一些异地患者做检查需要预约时，张忠德就会亲自给相关科室打电话沟通，尽早安排检查；有一些患者出门忘记带钱，他就会先帮患者垫付药费；有些患者需要尽早住院治疗，他就会亲自安排好患者去相关科室办理住院手续……面对一个个需要救治的患者，他更加明白自己的社会使命，在平凡的工作岗位上无怨无悔地默默奉献。

2003年年初，广东省发生一种传染性极强的呼吸道疾病——非典型肺炎（SARS），"非典"疫情导致全国恐慌。张忠德作为二沙分院唯一的呼吸科副主任医师，当时六个病区和急诊科的"非典"疑似病例都要他亲自去诊查。二沙分院急诊科责无旁贷地负起整个分院全部疑似病例的诊治和隔离治疗工作，还接受了总院疏散的部分病例的隔离治疗工作。在张忠德的带领下，全科医护人员毫不畏惧，迎难而上。在这场艰辛卓绝的战斗中，张忠德身先士卒，任劳任怨，体现了一个共产党员全心全意为人民服务的高风亮节，用自己的行为诠释着人民健康忠诚卫士的称号。张忠德当时本身就患甲亢，正吃药治疗，同事们经常看到他因工作忙得下午三四点才吃午饭，有时累得手不停发抖。在这段时间，科里如果发现了"非典"疑似患者，不管是在吃饭时间还是休息，无论是清晨还是半夜，只要一个电话通知，张忠德的身影就会立刻出现在科室病区。他总是亲力亲为，镇定自若地指挥并参加抢救工作，病区里有疑似病例会诊，他也总是第一个赶到。为更加方便开展对患者的救治工作，也为减少家人被感染的机会，从医院发现首例"非典"患者起，张忠德便再也没有回家，期间爱人发烧、孩子生病，他都忙得顾不上去看望。"非典"传染性强，在抢救过程中，医生不可避免会直接接触患者，张忠德总是把安全让给他人，危险留给自己。2月底张忠德被一位"非典"患者感染，3月初因病情严重住进了ICU，以至需要使用呼吸机辅助呼吸，但他依然支撑着虚弱的身体打电话到科室关心同事。张忠德常说："我们是战士！"他鼓励的话语牢记在每个人的心间："这里就是拯救生命的战场，我们都是战士，决不能当逃兵！"他用高度的责任感和忘我的奉献精神谱写了一曲"省中医人"救死扶伤的时代精神，用自己的行动履行着健康所系、性命相托的医务工作者的使命。

张忠德非常重视中医中药在防治新发突发传染性疾病中的应用。利用医院防治非典型肺炎的经验，在流感、登革热等新发突发传染病流行期间重点推行中医药治疗，取得了良好的社会效益。2009年被广东省卫生厅确定为甲流诊疗专家组成员；2010年被确定为国家中医药管理局中医药防治传染病专家组成员；2014年被确定为广东省中医药局人感染H7N9禽流感中医药防治工作领导小组成员；2014年参与制定了国家中医药管理局登革热诊疗方案的制定，并在院内进行了推广应用，开展了2000多例患者的临床观察研究，得到了相关部门的认可；2015年作为项目组长承担了国家中医药管理局中医药防治登革热诊疗指南的制定工作。

2004年张忠德拜第二批国医大师晁恩祥为师，脱产跟师抄方学习一年余。在晁老的指导下，通过对中医经典医籍的反复学习，张忠德在脱产跟师期间整理了100篇典型病案、12篇跟师心得、发表晁老经验总结相关文章数十篇。每当晁老出诊时，张忠德总是一早就来到诊室，坐在晁老旁边看病，边抄方。通过脱产跟师学习，他对肺纤维化、咳嗽变异性哮喘、支气管扩张症、慢性阻塞性肺疾病等常见呼吸系统疾病的中医辨治及其他内伤杂症有了较深的认识，同时掌握了晁老的"治痰十法""治肺八法""相反相成法"等，并将其应用范围扩展到胃痞病、更年期综合征、小儿咳喘、失眠等疾病的诊治。

张忠德虽以治疗呼吸内科疾病见长，但对痹病、痨症、瘿病、小儿疳积、更年期综合征等甄氏杂病世家传统病种的诊治也具有独到的见解，在临床实践中不断地创新，把甄梦初的"通瘀"理论广泛应用于临床，如治疗肺结核、胸膜炎、胸腔积液、肺间质纤维化等，并取得了理想的效果。

张忠德既禀家传，又经师授，博学多研，具有深厚的中医功底。在长期临床实践中，在继承和发扬前人理论的基础上，不断进行完善和创新，逐渐形成了具有特色的学术理论和诊疗经验。对慢性呼吸系统疾病的诊治提出"重在培元固本"的精辟见解，临证多采用"培土生金""调肝补脾""固肾健脾"等法，通过调整阴阳达到治病求本之目的。同时灵活运用分期阶梯疗法治疗肺系病，如支气管哮喘急性发作期多以"温肺平喘或清肺化痰"为主，缓解期多以"固先天肾阳，调后天脾土"为主；肺纤维化初期多以"温阳利水兼调脾土"为主、后期多以"补脾阳，温肾阳，扶正气"为主；支气管扩张急性期多以"泻肝火""除痰热"为主，慢性迁延期多以"养阴润肺""补脾益肺"为主。加之饮食调护、运动保健等，大幅度降低了呼吸道感染患者的抗生素使用率，既减轻了患者的经济负担，又提高了患者的生活质量。

针对岭南温热时病，张忠德强调应以透邪祛实为先，重视整体恒动观。他认为，治疗疾病应全面考虑局部与整体，人体内环境与自然界、社会等外环境，用全方位不断变化的观点去灵活辨证，动态观察疾病每一阶段的整体变化趋势；强调治疗岭南温热时病不能逢热病必清热利湿，而忌畏温热之药，临证需识清病机。第一步应以透邪祛实为主，采取有效措施为先；第二步以辨证论治为要；第三步适时养生调理，恢复元气，防止其复发，注意顾护阴液，益气扶正。

对于疑难杂症的诊治，张忠德主张融辨体、辨病、辨证为一体，病证索源，审证务求其本；治疗疑难杂症，不能只专于每一证候，而要通过中医四诊认识疾病之源，只有抓住特征性证候，把握病证源头，遣选高效方药，方能治愈。如治疗瘿瘤、瘰疬，提倡辨体、辨病、辨证相结合，针对患有甲状腺结节无明显症状者，临床以气虚质、气郁质为众，无形之痰夹虚火者为多，治疗以"养肝阴""柔肝阳""软坚散结"等为主。灵活运用甄氏"瘿病方"治疗甲状腺结节、甲状腺腺瘤等疾病，颇多效验。

在用药方面，张忠德善用药对，如常将浙贝母、白术二药伍用治疗瘿病。浙贝母性寒、味苦，具有清热化痰、散结消肿之效；白术善补气健脾而燥湿利水，二者伍用，健脾化痰祛湿浊，专攻无形之痰。此外，他遣方用药强调简便廉验，以减轻患者的经济负担，使很多辗转于各大医院，花费数千甚至上万元却未能治愈的顽咳、久咳、久哮患者，通过张忠德长期中药治疗及药膳调理等，疾病发作次数明显减少，而且远期疗效肯定。

张忠德近年来学术成绩颇丰，主持国家级、省部级、地市级科研项目共15项，在国家级及省级医学杂志上发表学术论文30余篇，主编及参编医学书籍及教材十余部，如《呼吸科专病中医临床诊治》（专科专病中医临床诊治丛书）、《中西医结合急诊内科学》（中国科学院教材建设专家委员会规划教材，全国高等医药院校规划教材）、《中西医结合急救医学》（中医、中西医结合住院医师规范化培训教材）、《名老中医治疗优势病种诊疗方案选》《岭南中医药名家甄梦初》《从肺开始养生》、中西医结合慢性病防治指导与自我管理丛书等。2004年他主持、参与的"中西医结合治疗非典型性肺炎的临床研究"获得"中华中医药学会科学技术奖"二等奖、"国家教育部科学技术奖"二等奖、"广州中医药大学教学成果奖"二等奖，2008年获"广州中医药大学教学成果奖"二等奖，2011年获中国医师协会科技进步三等奖；"中医及中西医结合临床路径共性技术研究与应用"项目获得2015年广东省科学技术奖一等奖等。

张忠德专于学、勤于医，中医理论造诣深厚，学术思想和技术经验独到，临床经验丰富，临床疗效显著，年平均诊治患者数在呼吸专科名列前茅，深受患者欢迎。同时，还得到同行的高度认可，推选为世界中医药学会联合会热病专业委员会会长，中华中医药学会急诊专业委员会副主任委员，中国民族医药学会急诊医学分会副会长，广东省中医药学会呼吸专业委员会副主任委员，广东省中医药学会热病专业委员会主任委员，中华中医药学会科学技术奖励评审专家等。

第二章 世家精粹

第一节 博极医源，兼采众长，以为临证之需

一、勤求古训，以古学为今用

自甄梦初以来，甄氏代代都接受正规中医教育，属"科班出身"，与中医结下深厚的渊源。在长期临床实践中甄氏认为只有勤读古籍，打好中医理论基础，才能古学今用，医业有成。中医是中华文化的瑰宝。中医学不仅是一门自然科学，还是一门有关社会人文的科学，其内容博大精深，富含文、史、哲、天文、地理、四时、物候等知识。中医经典著作不仅是理论家的治学根基，更是临床家的活水源头，诚如徐灵胎所言"一切道术，必有本源。未有目不睹汉唐以前之书，徒记时尚之药数种，而可为医者"。只有掌握了《黄帝内经》《难经》《伤寒论》《金匮要略》《神农本草经》等经典著作，才能学之有源，用之有根，所以甄梦初坚持把读熟、背熟经典作为治医、行医的基本功。甄氏临床之余，认真研读古典医籍，常提起"'学而不思则罔'，学习要善于思考，要把书本知识与自己临床实践结合起来，才能文有所解，理有所悟；对中医四大经典及各家著作唯勤求而博采，方可在临床中取得奇效；有疗效是中医立身之本，能治西医不能治的病是中医赢得患者的法宝。"正如孙思邈所云，"学者必须博极医源，精勤不倦"，如此方能成为"大医"。

对经典古籍的学习，甄氏提出三点：

其一是心正意诚。学经典态度很重要，必须相信它，接受它，并思考怎么按照经典的临床思维去实践，然后再寻求发展和创新。只有这样，经典才学得进；只有

这样，才会有收获。由于时代变迁，一些古人的理论在现代看来似乎有简单、机械之嫌，用现代医学的理论不能做出合理解释，人们往往质疑这些学说的科学性。没有临床历练，对经典的理解就无法深入，往往会拘于常理和自己的一隅之见，轻易否定前人。中医经典著作是前人经验的心血结晶，经受了长时间的考验，证明了其自身的活力。如果一直以批评、挑衅的目光看待经典，觉得它过时了、不科学了，就会阻碍对中医的学习。另由于经典著作多成书较早，文辞古奥，加之辗转誊录，鲁鱼亥豕，致使有些文字真伪难辨、不易理解，导致历代诸家争论较多。阅读经典著作应重视校勘考据，不可盲目遵经。对于有争论的问题，鼓励学者大胆争鸣，勇于提出自己的见解。

其二是唯勤唯坚。所谓"书山有路勤为径"，学习中医经典著作没有捷径可行。对于《黄帝内经》《难经》《伤寒论》《金匮要略》《神农本草经》等中医经典以及后世各家学说要通读，精读，反复读，反复背，反复理解，对于《伤寒论》《金匮要略》条文，一定要做到烂熟于心，才能信手拈来，圆机活法，出手即效。甄梦初时常教育弟子及后辈，学习中医要用心、至勤、坚持才能有所成就。实践亦证明，谁重视经典，谁勤奋刻苦，不怕困难，时时研习，并不断地践行经典，谁就能在临床上取效，所以唯有勤奋、坚持是最为质朴又颠扑不破的读书之道。

其三是通理致用。经典著作内容博大精深，且言简意赅，几个字就表达出丰富的含义，一段经文往往涵盖了多方面的思想和内容。我们在研究经典时要注意通读全文、联系上下，才能全面把握其学术思想，否则容易断章取义，拘于片面的理解。孜孜不倦、持之以恒地做学问，固然很重要，但仅此还不够，因为那只是书本知识，呆板地复制就犹如东施效颦。如何将书本上的知识加以提炼、总结，合理地应用于临床实践中，才是治学的要点和难点。只有将经典读通了、读懂了，并结合自身的临床经验，敢于质疑而后验证，诠证创新自然寓于继承之中，这样得出的学术思想才有持久的生命力。比如读《伤寒论》和《金匮要略》，重在学习张仲景六经方证病机的辨证思维方式和遣方用药法度，带着问题读，反复钻研、思考、总结和感悟，在此基础上去粗取精，谨守病机，知常达变，在临床中融会贯通，就能进一步提高自己的临证水平，提升临床疗效，而最终济世救人，发扬光大中医事业。

二、不锢流派，兼采各家学说之长

中医博大精深，历史悠久，医家辈出，百家争鸣。随着历史的发展，历代医家通过理论研究、临床积累，在中医理论的指导下，各自从不同的角度、不同的方面不断进行研究与探索。他们或在理论上做进一步的发挥阐述，或在临床上不断总结、积累经验，形成了各自的学术思想，加上历代医家之间学术上的继承，不断涌现出更多丰富的学说，包括伤寒、温病、攻邪、温补等。这些学说涵盖了历代医家的诊疗实践经验和他们的学术观点，以及这些学术观点构成的理论体系，逐渐形成了中医学的各个学术流派。

甄氏长居岭南之地，尤对岭南温病一派研究颇深，熟读叶天士、吴瑭、王孟英的医籍，在对前人理论继承和发扬的基础上，不断进行完善和创新，逐渐形成了具有特色的甄氏杂病理论和诊疗经验，临床疗效显著，产生了一定的历史影响和良好的社会效应。甄氏认为要想成为一个好的医者，不能只学、只用一家一派之言，熟读中医四大经典自不必说，对各个学术流派也必须广为涉猎，取其长，弃其短。因各个学派都有自己的风格和特长，不应因为师承或地域关系而禁锢于一派一说，而要不断吸收他派之长，互相渗透交叉，遵古而不泥古，勤求古训的同时还要融会新知，即是运用科学的思维方法，将理论与实践紧密联系，以显著的疗效及鲜活的临床经验，诠释、求证前贤的理论，寓继承之中求创新发展，从理论层面阐发古人前贤之未备，以推进中医学科的进步。

甄氏推崇张仲景六经方证病机的辨证思维方式和遣方用药，力求审证精细，配伍灵活，组方精炼，反对大处方，提倡一方不超过12味药，务使药简效宏，实则深识仲师之意。在具体用药方面则受温病学派，尤其是岭南温病学派的影响更深，其在临床运用中的具体表现包括：草本入药、性轻味薄、用药轻灵；治疗外感发热性疾病，使用验齿察舌、辨斑疹白㾦等查体手段；运用卫气营血辨证论治体系；存津救液、保护元神以预防传变等。此外，从固护脾胃、解郁、化痰入手治疗杂病，如应用疏通经络法治疗痛症等诊疗思想都可以在甄氏临床实践中一一体现。甄氏认为，重视中医经典著作及后世各家学说，勤临证，多总结，循序渐进，去粗取精，兼采众长，才能终有所得。

三、中西汇理，洋为中用

中医学是一个历史性与时代性并存、公理性与学说性兼合的学术体系。早期的经验、方法、观点、思想被后世继承并成为后世学术的前提与基础，后世的经验、方法、观点、思想在传承于前代的同时又融入了新时代的东西。甄氏第二代传人甄梦初20世纪30年代在广州、香港、澳门一带行医，正值西方文化、西方医学涌入我国之时，面对西学东渐的思潮，他并不排斥西方医学，而是强调对于现代先进的医学技术成果应加以汲取利用，坚持"古为今用、洋为中用"，求新务实和与时俱进的观点，认为应汇中西医医理于一炉，结合自身经验与验证治疗将更能取效于临床，或可借西方医药学之优势，光大中国传统医学。正如民国时期医学名家张锡纯在《医学衷中参西录》中所言："然斯编于西法非仅采用其医理，恒有采其化学之理。运用于方药中者，斯乃合中西而融贯为一，又非若采用其药者，仅为记问之学也。"他们主张中西医要互相取长补短，极力反对中医界闭关自守和互相隔阂的思想，对待新知识、新技术努力学习，从不排斥，试图从理论上汇通，或在临床上中西药物综合使用。

甄氏始终坚持"洋为中用"，及时地更新学习现代医学技术，做到与时俱进。提倡辨病与辨证相结合，辨病定方向，辨证定个体，西医现代医学手段有助于我们诊断疾病，确立病名，指导治疗大方向，让西方医学技术诸如检验、影像学等为中医临床诊断、辨证、疗效做验证，在此基础上结合中医具体辨证，遣方用药往往能收到事半功倍的效果。例如，治疗肺结核之劳嗽，类风湿性关节炎之痹病，除了收集中医四诊依据外，还可根据影像学结果了解病变的部位、范围、分型，以便于选定治疗方向，判断预后以及用药后评估治疗效果，而中医辨证则起到指导具体用药的作用。

甄氏还认为现代药理学也是学习的重点，根据现代药理梳理出对治疗某种特定疾病有效的中药，将其运用在临床中，常可获奇效。例如，在肺结核病的治疗过程中，常选用抑制或杀灭结核杆菌作用药物，如百部、苍术、夏枯草等，或具有消除结核病相关症状作用的药物，如穿破石、白及等，以及其他具有改善免疫功能、减轻西药抗结核药物的不良反应的药物。而某些中药经过现代药理研究发现有抗炎、抗菌作用，或降压、降糖作用，或改善血液流变作用等，因此均可在临床上有针对性地进行选择，但前提是必须熟悉中药本身的性味归经，依证使用，"衷中参西"，取长补短，以提高临床诊疗水平为务。

第二节　精究方技，善治温热时病，更擅内科杂病

一、温热时病，另辟蹊径

如宋代《太平圣惠方》一书中，对于岭南的气候、地理对疾病的影响已有了清楚的认识："岭南土地卑湿，气候不同，夏则炎热郁蒸，冬则温暖无雪，风湿之气易伤人。"元代初年的《岭南卫生方》对岭南的地理环境、气候、居民的生活习惯与疾病关系做了认真的研究和详尽的论述。"岭南地偏而土薄，无寒暑正气。阳常泄故冬多暖；阴常盛故春多寒。阳外而阴内，阳浮而阴闭，故人得病多内寒而外热，下寒而上热。""草木水泉皆禀恶气，人生其间，元气不固，感而为病，是为之瘴……盛夏初秋，茅生狭道，人行其间，热气蒸郁，无林木以蔽日，无水泉以解渴，伏暑至重，因而感疾。""外人之入南者必一病，但有轻重之异。若久而与之俱化则免矣。"南方地处卑下，山岚瘴气，湿气凝聚，生活在如此独特环境中的岭南医家着眼于南方多发、特有疾病的防治，勇于吸取民间经验和外来医学新知，充分利用本地药材尤其是草类药及海洋药物资源，逐渐形成了独具一格的岭南医学。甄氏久居岭南之地，对岭南地区常见病、多发病体会尤深，对岭南温病之"理、法、方、药"自有见解。

随着叶天士温病学派的创立，岭南名医何梦瑶《医碥》的问世及南方凡病"多火""多湿"之说的确立，标志着岭南温病学形成之肇端。从致病因素讲，基于此气候环境，岭南六淫应以"湿"为首，有别于"风为六淫之首"的认识。临床常以"湿热""暑湿""寒湿""风湿"等邪为患。即使"风热"或"风寒"之证，亦

多兼"湿"。何梦瑶认为"系湿于长夏,六气皆为之"。对证脉的描述有"湿脉必缓,兼浮为在表,兼沉为在里,兼弦为风湿,兼数为热湿,兼迟为寒湿"的认识。岭南湿邪,以季节论也有不同。湿热、暑湿多见于夏季与初秋季节,风湿则以冬春季为主,由于岭南最冷天气为冬末春初季节,且以湿冷型的低温阴雨天气为主,故所谓的寒湿亦多见于此时。

甄氏临证多取法于叶天士的《临证指南医案》并借鉴岭南温病大家陈任枚的学术思想精华,结合多年的临床实践和研究,形成独特的医学理论,这在岭南温病的诊治中最有体现。岭南人多贪凉冷饮、喜食鱼虾等阴柔多湿之品,好食甘脂厚腻之物,易伤脾胃,长此以往脾胃的运化功能受损,此为"内湿";而岭南粤地,受南海潮气笼罩,又有南岭阻挡北方燥风,湿气弥漫长年,是为"外湿"。内外相合,感而成病,而诸湿中尤其以"湿温"最为缠绵难愈。

在论治方面,岭南温热时病,当以湿为纲,此或有偏颇,却十分实用。温病大家陈任枚在学术上主张伏气温病说,认为温病伏邪,自内而发,一起即见气分高热,甚至见气营两燔、血分证候,其势焚乱而迅速,治宜清气透营两解之法。临床时须执简驭繁,以气统卫,以血统营,治分两类,羚羊犀角,当用即用,是非有意求异于古人也,期有裨于实用而已。甄氏认为岭南温热时病多湿多火,多是热气熏蒸,积而暴发,治以清透为要,兼以利湿,如见气分实热当清则清,疾病后期注意护气养津,但不能逢热病就清热利湿,而忌畏温热之药,临证需辨清病机。清透是甄氏治疗风热外感之证的原则。治疗此类患者时,常常会问其是否伴随眉心痛。因眉心疼痛提示可能合并阳明经证,也可看作邪入气分的表现,需加大清热宣透的力度,常按证之轻重而选用桑菊饮、银翘散为方,同时予淡豆豉、栀子同用。取淡豆豉透表达邪宣郁之功,栀子善清头热之效(此药的投用有别于栀子豉汤),常能一诊而病愈。另以外感高热为例,发为温病者乃可循用卫气营血辨证方法,临床上卫、气病证多见,邪入营、血则病已危矣,病之初始如辨治得法则可不见危候。甄氏提出,卫分证为主或卫气同病时治宜清凉透表,忌辛温发汗。而到了气分则以祛邪存正为要务，可重用石膏、知母等清气化热。石膏具有清热泻火，除烦止渴之效，乃清气分热要药；知母具有清热泻火、生津润燥之效，二者相须为用，可增强清热生津之功。如有气机不畅，则兼用川朴、苏梗，调畅气机。如兼湿邪为患，不忘加用化湿、醒脾、健脾之药。

二、肝胆之疾，疏泄有道

肝胆之气主一身气机条达、疏泄，最忌抑郁。疏泄一词，最早见于《素问·五常政大论》中"土疏泄，苍气达"。张介宾注曰："木气动，生气达，故土体疏泄而通也。"指出木性曲直，阴木具有舒荣万物、疏通土体的作用，阳木具有流通、降泄、下达的一面，且阳木的功能居于主导地位。关于疏泄，我们可理解为升、降两方面。疏即疏通、畅达、流通、下达，升发、通泄、降泄。其一方面反映了阴木具有生发、舒展、条达的生理特性，反映了肝为刚脏，主升、动、散的生理特点；另一方面说明疏泄有"降"的一面，其是通过阳木胆的功能，即通过无形之胆气和有形胆汁之流通、降泄、下达来完成的，且胆的功能居于主导地位，据《素问·六微旨大论》中"亢则害，承乃制，制则生化"之理，若阴木只升不降，势必"无制则亢而为害"。故肝之余气泄于胆，聚而成精则为胆汁，通过阳木无形胆气和有形胆汁的泄降来实现肝胆功能的协调平衡。甄氏认为急性胆囊炎以实性病症多见，需抓住胆腑藏而不泄的生理特点。胆所谓"以通为用，不通则痛，以降为顺，不降则滞"，无论病由外感、饮食、劳倦、情志所起，或因气滞、湿热、瘀血所致，或兼而有之，病虽不同，其机则一，皆"不通为患"也，故治当"以通为用"。甄氏对于此类实证之胆疾，其治疗理念可以总结为"一清、二疏、三止痛"七字。一清，则清化湿热；二疏，则疏利肝胆；三止痛，则活血化瘀、通络止痛。以此为纲用于治疗胆腑实证，正体现了以畅通为基础，"通则顺，顺则治，治则无病的思想"。《素问·宝命全形论》谓"土得木而达"，肝属木、脾属土，木土相克，肝胆主疏泄为气机升降之枢,若肝胆疏泄失常,可直接影响脾胃运化,继而出现胃胀痛等不适。《灵枢·胀论》曰:"胃胀者,腹满,胃脘痛,鼻闻焦臭,妨于食,大便难",由于气机不畅,气滞于胃脘,不通则痛,故治疗上以疏肝理气为治则,肝木疏泄正常,则气机升降正常,郁解痛止,嗳气尽除。

三、痨痨必瘀,立论留方

甄氏在长期的临床实践中,推崇络病学说的理论,在叶天士"久病入络""久痛入络"等传统理法的基础上,结合自身对痹、痨诸证之体会而立痨痨必瘀,瘀去证消的观点。同时注重攻中有补,攻不伤正,在祛瘀通络的基础上加以调补肝肾,临证可收到事半功倍的效果。葛洪说"万病莫若痨证,最为难治"。古时候一人患痨,后传数十人,甚至导致灭门,古人称为传尸,由此可见痨病传染力之强和难治的程度之深。久病致虚,虚损所产生的病理产物又进一步耗伤气血,脏腑虚损得快,滋补得慢,历代贤达多用滋阴润肺,医理虽通,但因药力过缓,往往见效甚微,只能拖延数年罢了。甄氏深知久病必瘀,痨者必耗伤阴津气血,亦阻塞经络使药力正气不得进入脏腑,故立痨者必瘀,瘀祛证消之论。《素问·痹论》中有"风寒湿三气杂至,合而为痹也"之说,风性反复难除,湿寒性固,加之患者多虚,正气不足,新邪旧患相互纠缠,尤为难治。甄氏体恤患者痛楚,偏向虎山行,潜心研究痨痨,终于形成了独特的学术思想,为广大患者带来福音。

(一)痨痨必瘀,瘀去证消

痹病初期,邪气主要在经,经脉较脏络、腑络分布表浅,形态粗直,此时人体病理损害较轻,故不易形成瘀血阻滞。病久,病邪主要在脏络、腑络,位深属里,且形态细微曲折,此时气血津液之病理变化日趋显著,势必造成瘀血阻滞。痨证是由口鼻而入,蕴伏肺间,乘机化热,耗伤肺阴,出现以阴虚为主的病证。《直指方·血滞》云："人之一身不离乎气血，凡病经多日疗治不痊，须当为之调血。"此即明示：病经多日而不痊，必有瘀血阻滞。久病伤阴耗气，阴伤则营血不足，气损则无力推进，脉络不通，形成瘀血。

（二）不通则痛，要重通络

《血证论》云："如邪气不去而补之，是关门逐贼，瘀血未出而补之，是助贼为殃"，即是说，既未清理水中浮藻，亦未疏通水道，妄往水中投入营养肥料，只会让浮藻虫菌长得越多，池水腐化得越快。痹病非表非里，散之不去，攻之不下，"痹症邪阻络不通，祛邪活络痛自宁"。所以，"通"是治疗痹病总的原则和要求。同理，瘀血是病理产物，也是引起肺阴虚的原因，所以治痨首先应活血化瘀，再行补肺滋阴。基于传统理法之上，用祛瘀通络法结合辨证，治疗痹痨二证，可取显效。

（三）独创痹病特效方穿海汤

甄氏在数十年的临床实践中，创立了穿海汤，使痹病患者得以摆脱病痛的折磨。认为针对痹病的治疗，疏通经络之法为重要一环。若经络不通畅，气血失去了运行的通道，邪气也只能淤滞于内；若经络通畅，气血来去自如，筋脉也恢复濡养，风可宣于卫，湿可泄于下。因此，治疗痹病只有重通络，才能有利于迅速驱邪。甄氏穿海汤由穿破石、海风藤、走马胎、鸡骨香、威灵仙、桑寄生等组成，全方有祛风除湿、舒筋活络、活血散瘀、消肿止痛兼调和气血的作用。

（四）灵活运用民间验方铁破汤

铁破汤是由铁包金、穿破石、当归、苦杏仁、川贝母、白及等药物组成，具有滋阴润肺、止咳化痰、清热止血之效。中医药在治痨方面有其独到之处，不可妄言偏废。论治肺痨首先要识清其始动之因、相传之变，并按症状的轻重缓急，将肺痨的病程分为四期相应用药。对于肺痨的治疗强调"治痨非独滋阴可也",应在养阴清肺的基础上,加上活血祛瘀之药,尤擅采用民间验方铁破汤加减治疗痨疾。另外,由于脏腑之间有互相资生、制约的关系,一说痨虫能辗转传于脏腑之内;另一说肺脏局部病变,久之也必然会影响到其他脏器,总之"其邪辗转,乘于五脏",痨病日久能传于脏腑之内。对于铁破汤,甄氏在常年临床试验和观察后总结了以下四点:铁破汤加减在临床上治疗呼吸道疾病如肺结核(肺痨)、肺炎(风热犯肺)、支气管炎(咳嗽、咳喘)、胸膜炎(胸痛、胸痹、悬饮)确有良效;铁破汤除有镇咳、化痰的作用外,还可祛瘀活血,促进血液循环、炎症吸收而起祛瘀生新的作用;铁破汤可在活血、祛瘀、散结的药理作用下促进结核瘤的破裂,并使瘤体内容物溶解、吸收;铁破汤虽有活血祛瘀的作用,但只要掌握好剂量,患肺痨的妊娠妇女仍可应用。

第三节 治病重本，善抓主证分析

一、重四诊，舌脉为要

中医四诊尤长于对"证"的检查。中医对病情的认识，至少包括三个方面，即疾病、患者和环境，各个方面的情况集中而具体地表现在"证"上。如果只看到疾病的发展规律，而忽视其他方面的因素，就难以抓住具体病情的内在本质。中医四诊从不放弃患者的任何症状和体征，认为患者自身主观感觉和客观外在表现都有其一定的内部联系和原因，通过全面系统的调查了解，便可为早期治疗及时地提供可靠的中医诊断依据，从而消灭病变于萌芽状态。医者治病首先要明确疾病的病因病机，所谓"治病必求其本"，只有抓住疾病的本质，对证下药，方有良效。然而治病求本的前提就是中医的诊法，归纳为望、闻、问、切四诊。如果不合理有效地利用中医四诊，我们就很难探求疾病的本质，也就无法明确治疗的理、法、方、药。因为四诊是客观、准确、系统、全面、突出重点地去搜集临床资料的主要方法。诊治疾病过程中，四诊应该缺一不可，否则就容易遗漏重要的信息，影响医者的判断。我们必须四诊合参、四诊并用、四诊并重。

温病学对于舌苔的辨证尤为全面、细致。依据舌苔了解病邪深浅，决定治疗方法，例如依据舌苔颜色、有根无根，决定苦泻法的使用与否；依据舌苔厚薄，辨别病的深浅，如薄者病浅、厚者病深等；依据舌苔润燥，辨别津液的盈亏，如润者津液尚存、燥者津液伤等；依据舌苔厚浊、黏腻，辨别痰湿秽浊等。

脉象方面，就温病学而言，热极则生风，症多见高热、神昏、颈项强直、两目上视及四肢抽搐，甚者出现角弓反张。主要为感受温热之邪后，体内阳热亢盛，故脉多弦数有力。另外，脉之浮数、沉数虽主热，但有表里之分，可作为用药依据；同时数脉之在左在右又分主气主血。

甄氏临证时，重视四诊合参，舌脉为要，尤其是对肺痨脉象特征的总结，是其长期临床实践的结果，可为中医诊断肺痨提供一个比较客观的依据。在痨疾未发现任何症状或仅有轻微咳嗽，食欲减少或正常，面色晦暗，体重减轻，咯血等症状。但无发热、潮热之时，脉象可出现右寸外侧沉弱状似凹陷，反映出寸脉外侧血管张力不足，且欠充盈（因之切诊时脉管不成为半圆形）的特征性变化。

肺痨病位在肺，临证中肺痨常以肺阴亏耗多见，故津血阴液必然亏少；肺主气，血脉赖气推动，血由气所生，由气所行，气阴常耗伤，津血又枯竭，而寸口脉为肺腑经脉的通道，故出现上述的右寸外侧张力不足，充盈失常的肺痨脉象。此脉象不仅可作为辨证依据，也是疾病转归的信号。若张力逐渐增加、凹陷渐复，则显示病经治疗而日趋好转；如经治疗右寸内外两侧无差别，表示病已近痊愈或已愈；若经治疗而脉象不改则应考虑治疗是否恰当。

二、辨八纲，阴阳当先

八纲辨证，即阴、阳、表、里、寒、热、虚、实，是辨证论治的理论基础之一，是辨别疾病内外、病情深浅、疾病性质、人体正气盛衰、邪气消长和阴阳盛衰病理反应的辨证方法，也是临床最基本的辨证方法之一。八纲辨证，是将四诊得来的资料，根据人体正气的盛衰、病邪的性质、疾病所在的部位深浅等情况，进行综合、分析归纳。《黄帝内经》奠定了八纲辨证的基础，张仲景将其更具体地运用于伤寒与杂病的诊疗，《景岳全书》中有《阴阳篇》《六变辨》等篇，对八纲有更进一步的阐发。疾病的临床表现是千变万化、错综复杂的。从八纲辨证来看，任何一种病症都可用阴阳确定类别、用寒热明确性质、用表里反映病位深浅、用虚实体现邪正盛衰。八纲辨证是分析疾病共性的辨证方法，是各种辨证的总纲，在诊断疾病的过程中，有执简驭繁、提纲挈领的作用，适应于临床各科的辨证。具体来说，各科辨证是在八纲辨证的基础上加以深化形成的。八纲中的阴阳可代表任何事物相互对立统一的两个方面，疾病的病因、病性、病位及临床表现，都可按阴阳法则加以分类。因此，阴阳辨证不仅是八纲辨证的组成部分，也是其他六纲乃至所有辨证方法的最高纲领。

生命是一种内稳定状态，这种稳定取决于阴阳的平衡，一旦阴阳失调，平衡被打破，病随之而来。《素问·阴阳应象大论》中说"阴阳者，天地之道也，万物之纲纪，变化之父母，生杀之本始，神明之府也，治病必求于本""生之本，本于阴阳"。如果肝阴不足，肝之阳气就会急剧上升，这时人就会面红耳赤、头胀头痛、急躁易怒，中医称之为肝阳上亢，治疗应以养肝阴、平肝阳为主。《易经》说"一阴一阳谓之道"，就是说万事万物，不管它呈现出什么状态，不管它有多复杂，归根结底，都不过是阴阳的变化，抓住了事物的阴阳，也就抓住了事物的根本。

三、辨证识机，灵活遣方

甄氏擅长治疗疑难杂症，而疑难杂症的病机复杂，让医者难以辨清疾病的源头，如果不能对证下药，疾病便不可能好转；如果不合理用药还容易令病邪入里或者进入其他脏腑。甄氏擅长抓主证，面对复杂的病症能抽丝剥茧，达到了"看山还是山"的境界。所谓临证如迎战，组方如布阵，用药如遣兵，每个病例都是一场战役，马虎不得。要治好一个患者，不仅要辨对证，还要用对药方。用药遣方譬诸行兵，奇正变化，神明莫测，再诡异的病症也能药到病除。

针对发热，应先分外感发热还是内伤发热，若是内伤发热，又当辨明其病机，若审识为虚阳浮越、中气不足、阴精亏损、血虚、气虚等，则以补虚之法治之；若审识为湿热蕴蒸，治以利湿清热；若审识为瘀血内停，则应活血化瘀退热；若审识为肝气郁结，则应疏肝解郁清热。又以疼痛为例，中医辨证就更繁更细，非但不许盲目使用止痛药，而且要详辨病因、脏腑经络、气血津液、阴阳表里、寒热虚实，而最终找到气滞血瘀、肝阳上亢、饮食积滞、肝气郁结、肠胃积热、气机郁滞、肾阳虚弱、风湿热痹、肾阴亏虚等具体病机，根据病机确立治法选方。由此看来，中医诊疗疾病过程中，审识病机乃是关键的一步。

四、同病异治，异病同治

以中医思维看待病证，主要不是着眼于病的异同，而是着眼于证的异同。那么何为证？中医的证是指对机体在疾病发展过程中某一阶段病理反映的概括，包括病变的部位、原因、性质以及邪正关系，反映这一阶段病理变化的本质。就是在疾病过程中，都具有内在联系的一组症状，如高热癫狂、谵语、口渴喜冷饮、腹痛拒按、尿赤少、脉沉数有力、舌苔黄是里热实证。对病变过程中某阶段所表现的证候，通过辨证而确定其病位、病性本质，病与证结合才能正确把握疾病的发展过程。证候是不同症状的综合，但其症状的发生机制及内在关系是一定的，所以相同的证可用相同治法，即异病可同治。反之，若即为同病，但证候不一，那同病也需异治，这正是中医辨证论治的精髓所在。

西关甄氏杂病世家注重于临床中运用同病异治、异病同治的治则，如铁破汤非独用于治疗肺痨，因其润肺除痨、活血祛瘀之功效，亦用于治疗风温犯肺型肺炎、痰瘀互阻型支气管炎及胸膜炎等。又如穿海汤治疗痹病，取其活血祛瘀之功效，不单用于治疗痛风、风湿性关节炎、类风湿性关节炎、腰椎间盘突出等病，还创新性地应用于肝硬化的治疗。在临证过程中不断总结前人及自身的经验，治病重本，善抓主证，注重同病异治、异病同治之治则指导临床实践。"透、利"二法不只可用于温热时病的治疗，在治疗鼻衄、鼻渊、耳鸣等病中同样具有明显疗效。经多年的临床应用证实，其独创治疗痛证、痹病的穿海汤，治疗痨证、痰核瘰疬、癥瘕积聚等病证的铁破汤，疗效显著，更充分体现"通、补"二法的灵活运用。在多年临床实践中逐步形成了"清透、利湿、通瘀、补益"并举为核心的甄氏杂病世家学术观。

岭南中医药精华书系

岭南中医世家传承系列

西关甄氏 杂病世家

第三章 世家秘传

第一节 立"痹痨必瘀，瘀去证消"之论

痹病和痨证在古人眼中皆为顽疾、沉疴，能使之痊愈的医者皆世之能人。甄氏在长期的临床实践中推崇络病学派的理论，在叶天士久病入络、久痛入络等传统理论的基础上，对先人前辈治疗"痹""痨"之经验勤学不殆，结合自身对"痹""痨"诸证之体会而立"痹痨必瘀，瘀去证消"的观点。同时注重攻中有补，攻不伤正，通过在祛瘀通络的基础上加以调补肝肾，临证可收到事半功倍的效果。

一、浅谈叶氏"初病在经，久病入络"

络病理论始于《黄帝内经》，该书首次提出"络"的概念，并奠定了络脉与络病的理论基础。张仲景的《伤寒杂病论》中设立了络脉病专篇，对多种络病的病机以及辨证治疗进行详细论述。至清代叶天士创久病入络、久痛入络等中医治病理论，从全新的角度揭示了一般疾病多属内伤、脏腑病变，由浅入深、由气及血的演变规律，将络病理论发展推向了巅峰。甄氏临证时正确把握络病的内涵与外延，掌握其发病特点、病机变化、临床特征，将络病理论广泛应用于痹病、肺结核、胃脘痛等疾病。

叶天士曾感慨"遍阅医药未尝说及络病"，于《临证指南医案》中提出"初病在经，久痛入络，以经主气，络主血""初为气结在经，久则血伤入络""久病入血络""痛久入血络""久痛在络，营中之气，结聚成瘀"等论点。他还总结出

络病之症多以疼痛为主，而以针刺痛和胀痛为众，病程久，舌质暗红，伴以瘀斑点及舌苔薄黄，脉涩等。叶天士认为络病应分虚实：因邪气阻滞经络，络脉不通，如风、暑、湿、瘀血、痰饮等所致当属实；而因络脉空，脉象失营则当属虚。总以络脉阻滞为特点，其主要病变为络中气滞、血瘀或痰阻。叶天士还创立了疏通经络诸法，使络病学成为一个理法方药俱全的理论体系，如《临证指南医案·积聚门》中载："骑射驰骤，寒暑劳形，皆令阳气受伤，三年来，右胸胁形高微突，初病胀痛无形，久则形坚似梗，是初为气结在经，久则血伤入络……其通络方法，每取虫蚁迅速飞走诸灵，俾飞者升，走者降，血无凝着，气可宣通。"叶氏在治疗上提出辛味通络、虫蚁通络、补虚通络诸法。

二、论"痹"和"痨"

古人对于"痹"和"痨"有着深刻的认识，中医古籍里面也有详尽的记载和描述，对此类疾病的治疗，各个时代、各个医家均有不同的见解。

痹者，即痹阻不通，是指人体肌表经络因感受风、寒、湿、热等引起肢体关节及肌肉酸痛、麻木、重着、屈曲不利，甚或关节肿大等的一类病证。病因总归正虚卫外不固，复感外邪所致，如风、寒、湿、热、痰、瘀等邪气滞留筋脉、关节、肌肉致经脉闭阻。主要病机是气血痹阻不适，筋脉失于濡养。正如《素问·痹论》云："风寒湿三气杂至合而为痹。"痹之为病，其意义有三：一曰"湿病也"（《说文解字·疒部》），说明湿邪侵袭是生痹的主要原因。在岭南地区，湿热致病具有广泛性。内外之湿邪易阻滞气血运行致痹病。二曰"痹者，闭也。五脏六腑，感于邪气，乱于真气，闭而不仁，故曰闭也"（《华氏中藏经·论痹》）。三曰"病在阴者命曰痹"（《灵枢·寿夭刚柔》），似指阴分疾病的泛称，这一看法与"邪入于阴则痹"（《素问·宣明五气》）的观点一致，故可出现"不通则痛""不荣则痛"，治疗当以"祛邪通络""濡养筋脉"为基本原则，分证论治多以分成风寒湿痹、风湿热痹、痰瘀痹阻、肝肾亏虚为主流。

痨病乃结核病的俗称，是一种古老的传染病，其病因不除内外两种，外系痨虫传染，内系正气虚弱，两者互为因果。从元·朱丹溪提倡"痨瘵主乎阴虚"之说，大多医家认为其病理性质主要是阴虚，并可导致气阴两虚，甚则阴损及阳。明·李中梓《医宗必读·痨瘵》又明确指出"补虚以补其元，杀虫以绝其根"，强调杀虫的重要性。从而补虚与杀虫两大治疗原则被确立下来，故而扶正与祛邪成为痨病的总体治则，甄氏一般从肺阴虚损、虚火灼肺、气阴耗伤、阴阳虚损等分证论治。

此外，甄氏认为痹病和痨病均因病程缠绵、久病入络，最终出现一派损伤络脉之象，"血行失度"始终贯穿在其中。所谓"血行失度"即血液运行失去正常的"度"，或血行涩滞，或血壅脉道，或血溢脉外等等。针对血瘀，究其成因，唯一气也。气为血帅，气行则血行，气止则血止，气有一息之不运，则血有一息之不行。其气冲和有力，则能推动血液正常循行。若气郁、气逆、气滞，必致血瘀、血逆、血滞。血和乃指血液冲和，营气充盈，津液调和，其质地不稀不稠，流行不缓不急，无痰浊、湿热等内邪之扰，也无六淫、疫毒诸外邪之侵，其性质无异常，成分无改变。如血和则运行条畅，环流有度，正如《灵枢·本藏》所云"血和则经脉流行"；否则，必致瘀血阻滞，诸病蜂起，如《素问·调经论》所云"血气不和，百病乃变化而生"。唯有气血冲和，无滞无瘀才能康泰无疾。

三、痹、痨与血瘀

痹者何以有瘀？痹乃闭也，痰湿瘀血阻滞、经络不通是各种痹病的共同病机。痹病的基本病机是闭，故祛邪通络、畅达气血是治疗痹病的基本法则。寒凝者温而通之，热郁者凉散而通之，痰湿者化而通之，虚闭者补而通之，实坚者攻而通之。经脉疏通，邪气一去，正气恢复，通则不痛，荣则不痛，痹痛自可缓解。《素问·痹论》云"心痹者，脉不通"，又云"痹在于骨则重，在于脉则血凝而不流"。《素问·平人气象论》云"脉涩曰痹",《灵枢·贼风》亦云"此皆尝有所伤于湿气,藏于血脉之中……饮食不适,寒温不时,腠理闭而不通,其开而遇风寒,则血气凝结,与故邪相袭,则为寒痹"。以上诸多典籍指出血瘀是痹病诸多致病因素中最为重要的一个。

痨病为中医"风、痨、鼓、膈"四大难证之一,病程缠绵,久治难愈。叶天士的"久病必瘀""久病入络"学说是痨病必瘀的理论基础。叶天士主张疾病初期,邪气主要在经,经脉较脏络、腑络分布表浅,形态粗直,此时机体病理损害较轻,故不易形成瘀血阻滞。病久,病邪主要在脏络腑络,位深属里,且形态细微曲折,此时气血津液之病理变化日趋显著,势必造成瘀血阻滞。《仁斋直指方·血滞》云:"人之一身不离乎气血,凡病经多日,疗治不痊,须当为之调血。"此即明示,病经多日而不痊,必有瘀血阻滞。由于病久不愈,必然耗损正气,以致气血亏损,气虚则鼓动无力,血行迟缓;血亏则脉道不利,血流艰涩,均可形成血瘀。肺痨久延而病重者,因精血亏损可以发展到肺、脾、肾三脏俱虚。甚则肺虚不能佐心主治节血脉之运行,而致气虚血瘀、瘀阻肺络、络损不复,以致咯血反复,血出鲜紫相杂,夹有黯块,胸胁刺痛或掣痛。在辨证论治基础上,酌情选用活血化瘀法治疗,对提高肺痨的疗效具有积极意义。

四、治疗痹、痨重通络

甄氏对中医血瘀学说潜心研究,广揽群书,上起《黄帝内经》,下逮明清主要医家有关血瘀理论的论述及治疗用药之经验,无不一一用心。

《素问·针解篇》有云"菀陈则除之者,出恶血也",《素问·阴阳应象大论》曰"血实宜决之",《素问·至真要大论》复云"坚者削之,客者除之……结者散之,留者攻之"……均强调活血化瘀是治疗瘀血证的主要治法。唐荣川的《血证论》把活血化瘀法列为治疗血证的四大方法之一,并指出"如邪气不去而补之,是关门逐贼，瘀血未除而补之，是助贼为殃"。王清任"立活血逐瘀诸汤，按上中下部位，分消瘀血，统治百病，谓瘀血去而诸病自愈，其立言不无偏处，然其大旨则确有主见，是以用其方者亦多效验"。张锡纯勤求古训，师古而不泥古，衷中参西，躬身临床，有法不拘成法，屡起沉疴，对血瘀理论多有创见，尤善化瘀扶正治虚劳、补气通络治痹病……以上医家有关血瘀的论述对甄氏的立法遣方影响颇大。

"通"是治疗痹病总的原则和要求，祛邪可以通痹，活血祛瘀更是疏通经络、流畅气血的重要方法，正所谓"痹症邪阻络不通，祛邪活络痛自宁"。而针对痨病此类久病挟瘀、久病入络者，正如《虚劳体痛候》云"劳伤之人，阴阳俱虚，经络脉涩，血气不利"。适当选用活血化瘀类中药，可以改善微循环，抑制纤维增生，利于药物渗透，促进病变吸收，空洞闭合。治疗宜先活血祛瘀，再行补肺滋阴，瘀血去而气阴易复，气顺血调，营卫通利，痨虫安得稽留。

甄氏在长期临床实践中，基于传统理法之上，用祛瘀通络法治疗痹、痨二症疗效极佳。治疗痹病拟创穿海汤加味，其中之穿破石、海风藤、走马胎、鸡骨香、威灵仙、桑寄生等中药均具活血通络的功效，合而共奏破瘀通络、祛风除湿的作用；对于痨病，采用民间验方铁破汤加味，方用铁包金、穿破石、百部、白及、牛大力、甘草等为基础方，药味不多，但兼具止咳化痰、祛瘀补肺、生肌止痛之效。

第二节　铁破汤的运用心得

铁破汤是岭南地区民间验方，常用于治疗肺结核病，其原方由铁包金、穿破石、当归、苦杏仁、川贝母、白及等药物组成。后世虽有医家在铁破汤基础上加减化裁，用以治疗多种肺系疾病获得良效，如有以铁包金、穿破石、牛大力为方者，亦有以穿破石、铁包金加养肺阴之药组成者，但知者不多，用者更少。甄氏在多年的临床实践中，不断总结创新，除以铁破汤治疗肺结核外，更将其临床应用范围加以扩大，发掘其新的临床效用，如用此方加减治疗肺炎、支气管炎、胸膜炎和痰核瘰疬、癥瘕积聚等疾病，取得满意的疗效，成为甄氏的一个特色方剂。

甄氏铁破汤方药组成如下：

铁包金15克　穿破石10克　百部15克　白及10克
牛大力15克　甘草10克

[**方解**] 方中铁包金味苦性平，穿破石味微苦性平，共收止咳除痰、化瘀止血之功，并为君药。百部入肺经，功擅润肺止咳，无论外感、内伤皆可用之，为治肺痨咳嗽、久咳虚嗽的要药，辅助君药以止咳，为臣药。白及收敛止血、补肺生肌，牛大力补虚润肺，二者均为佐药。甘草清热解毒、祛痰止咳，又可调和诸药为使药。诸药相合，共奏祛瘀止血、润肺止咳之效。

[**方药详解**] 铁包金始载于《岭南采药录》，味苦，性平，入心、脾二经。其具有止血止痛、镇咳、散瘀消滞、祛风湿、消肿毒等功效，用于治疗肺结核咯血、

消化道出血、黄疸型肝炎、风湿骨痛、腹痛、头痛、痈疔疮疖、荨麻疹、颈淋巴结肿大、精神分裂、妇女经痛、牙痛、痔疮、跌打损伤、外伤出血、烫火伤、毒蛇咬伤等。《岭南草药志》中记载铁包金可"除咯血咳血,并有除湿毒定痛功效"。《广东中药》中记载铁包金可治"斑疹大热、新咳肺燥、内伤吐血,清热解毒,为疗肺要药。常与穿破石配伍使用"。铁包金也是广西壮族和西南少数民族地区常用的一味重要的民族药物。现代研究显示,铁包金具有明显抗炎作用,多出现在治疗各类肿瘤的复方制剂中。

穿破石始载于《岭南采药录》,味淡、微苦,性凉,可止咳化痰、祛风利湿、散瘀止痛。其用于治疗肺结核、劳伤咳血、风湿痹痛、跌打损伤、胃和十二指肠溃疡、腮腺炎等。《闽东本草》中记载穿破石能"健脾益胃,舒筋活络,祛风湿,去瘀血"。《本草求原》中记载穿破石能"壮筋骨,活血,理跌打"。现代研究表明,穿破石具有较高的抑菌活性,且具抑菌广谱性。

百部始载于陶弘景《名医别录》,因"山野处处有,根数十相连,似天门冬而苦强"得名。《本草纲目》云:"百部其根多者百十相连属,如步伍然,故以名之。"百部味甘苦,性微温,具有润肺止咳的功效,用于新久咳嗽、顿咳、肺痨咳嗽等。《名医别录》中记载百部"主咳嗽上气"。《本草经集注》中记载百部"疗咳嗽"。现代研究显示,百部具有抗菌、止咳化痰、平喘之效。陶弘景认为"百部火炙酒渍,饮之疗咳嗽"。《现代中药学大辞典》中记载百部"温润肺气,止咳,杀虫。治风寒咳嗽,百日咳,肺结核,老年咳喘……"百部苦而下泄,故善降,肺气升则喘嗽,能散肺热,主润肺,其性长于杀虫,传尸骨蒸劳,往往有虫,故亦主之。疳热有虫,及蛔虫、寸白虫、蛲虫,皆能杀之。

白及味苦甘涩,性微寒,具有收敛止血、补肺生肌消肿之功用,不但能止血而且还能促进病灶愈合。《滇南本草》中记载白及能"治痨伤肺气,补肺虚,止咳嗽,消肺痨咳血,收敛肺气"。白及实能走肺,功专收敛,亦能止血。用于败症溃疡、死肌腐肉,皆能去之。

牛大力又叫山莲藕，味甘，性平，入肺、肾、膀胱经，可补虚润肺。《南宁市药物志》中称牛大力为"地藕"，认为其能"润肺止咳。治喘咳，肺炎，疝气"。广州部队《常用中草药手册》中则称之为"大力薯"，并认为其可"舒筋活络，补虚润肺"。

甘草味甘性平，得中和之性，有调补之功，故毒药得之解其毒，刚药得之和其性，表药得之助其外，下药得之缓其速。具有清热解毒、祛痰止咳、缓急止痛之效，用于治肺失宣降之咳喘，能润肺而祛痰止咳。

据现代药理研究，铁包金、穿破石、百部碱均有抑制结核菌作用，且对金黄色葡萄球菌、溶血性链球菌等有一定抑制作用。百部能降低呼吸中枢的兴奋性，有镇咳作用。白及对人型结核菌有较强的抑制作用，对革兰氏阳性菌也有一定的抑制作用。甘草有抗炎、抗过敏反应作用，能保护发炎的咽喉和气管黏膜，可减轻刺激有助于止咳。

一、肺结核治验

肺结核在祖国医学当属肺痨、劳瘵、虚劳、骨蒸的范畴，是具有传染性的慢性虚弱性疾患，以咳嗽、咳血、潮热、盗汗及身体逐渐消瘦为主要临床特征。对于本病的名称，历代变迁不一，归纳而言，大致有两大类：一类是以其具有传染性而定名，如尸疰、虫疰、传尸、鬼疰等；一类是以其症状特点而定的，如骨蒸、劳嗽、肺痿、伏连、急痨等。肺结核患者在谈话、咳嗽、打喷嚏、打呵欠时，将结核杆菌排出，使被传染者从口鼻吸入而致感染。古代已知此病能辗转传染于人，故有传尸之名，葛洪曾云"传之旁人，乃至灭门"。肺结核起病慢，而病程长，大多呈逐渐加重趋势，病情危笃者，不论急缓，唯早期识病，准确辨证方可图治。

肺痨病变主要在肺，继则脾肾，甚则传遍五脏。此病的症候表现和经过极不一致，多以咳嗽、咳血、潮热、盗汗等为特征。临床上辨证以阴虚者为多见，并可表现气阴亏耗、阴虚火旺等证候。在治疗上，以养阴清火、扶正杀虫为基本原则。自西医发明抗结核药以来，其显著的疗效让大多数人认为中药治疗肺结核似已穷途末路。但采用化学药物联合抗结核的毒副作用以及耐药性也日益明显，中医中药在这一领域尚有发挥的空间。甄梦初老先生经历了西药抗结核从无到有，再到快速发展的阶段，一直坚信中医中药在治结核方面有其独到之处，不可妄言偏废，故多年来对其医理孜孜以求，终有所悟。

（一）肺痨的病因病机

由于肺主呼吸，其气上应于天，禀轻虚之体，行清肃之令，又肺为娇脏，易为邪侵，故肺脏本体虚弱，卫外功能不强，或因其他脏器病变耗伤肺气，导致肺虚，则"瘵虫"极易犯肺，侵蚀肺体，而致成肺痨。肺痨多以七情六欲和六淫之邪为其诱因，如果体健力强，尚能减少其传染。正如朱丹溪所云"劳瘵之病非止一端，其始末有不因身体虚弱劳肾伤心而得之"。另一方面，由于脏腑之间有互相资生、制约的关系，肺脏局部病变，久之也必然会影响到其他脏器和整体，故有"其邪辗转，乘于五脏"之说。所以甄氏认为肺痨之治，首先要识清其始动之因及相传之变。

（二）肺痨的临床分期

肺痨一病临床有咳嗽、咳血、潮热、盗汗等症状。但临证中由于病者体质、反应能力不一。轻者，诸症常不悉具，重者则症状大多呈现，既可先后相继发生，亦可合并出现，故表现颇不一致。临床上常见初起为少许咳嗽，时愈时发；渐则出现背痛胸闷、痰白或微黄或咯脓痰、消瘦、口臭、皮肤干燥、短气、潮热、咳血或吐血、喘息抬肩、心烦口干、盗汗、卧不得寐、皮肤枯燥无华、易怒、表情抑郁、声嘶、下痢等症状。根据肺痨患者不同的症状表现，依其轻重缓急加以归纳，将肺痨的病程分为三期，即所谓的症状分期法，具体如下。

1. 第一期

（1）消瘦：发病初期，身体日渐消瘦，凡饮食如故而体重日减，为本病可疑的症候，尤其好发于青少年患者。

（2）发热：大多数患者均无发热，即使有发热亦甚轻微，发热多见于下午，晨起热退，日以为常，能持续六七个月之久。

（3）贫血貌：面色苍白或㿠白。此期多未显著，只微觉血色减少。

（4）胸痛：许多患者无胸痛，另有若干患者胸旁及胸前疼痛，为本症要征之一。

（5）咳嗽：为本病最重要的症状，但其程度极不一致，相去甚远，主要以清晨、傍晚、夜间较为显著。

（6）痰：初期痰液甚少，多为黏液样，甚似外感咳嗽之痰涎，以后痰量渐多，变为黏液脓性，但不互相粘连。

（7）咳血：呈血丝状而混于痰中，或咳两三口血而量不多。咳出的血缺乏凝固性且往往混有痰的成分。

2. 第二期

在初期如治疗得当，可渐趋痊愈，否则诸症加重而进入本期。进入本期的患者常表现为羸弱甚显，发热增剧，时间亦增长，咳嗽、盗汗增加，痰多色黄或灰白，质黏稠。如痰量增多，体温上升为本病进展现象；痰量减少，体温减退为欲愈之候。咯血亦常增多，每与痰涎满口咯出，色泽鲜红，食欲不振，身体更虚弱，疲倦乏力，面色苍白，颧部潮红，吸气甚短，呼气转长。

3. 第三期

前期经过数月或经数年，进入本期。此期的症状甚为危笃，患者虽能行动自如，呼吸迫促，失眠，时而冷汗，咯痰全呈脓状，发热变为朝升暮降，体温38℃或以上，全身乏力，不能起床，肌肉削落，仅存皮骨，眼眶凹陷，神志清醒，临死不变，呼吸时发出牵锯声。此时并发喉结核或肠结核，喉痛，声嘶，腹部疼痛，夜间或清晨下痢，便后痛如针刺，痛苦万状，全身症状加重，至冷汗淋漓，脉微而虚数，呼吸脱力而病终。

上述症状分期法在当时是一个比较常用的方法，它虽有一定的时代局限性，但对于充分把握肺痨的各个症状特点，指导治疗以及判断预后仍具有相当的意义。

（三）肺痨脉象心得

《素问·脉要精微论》云："……右外以候肺，内以候胸中。"《医宗金鉴》则以右寸候肺、胸。清·费伯雄《医醇滕义·晋卿脉法》讲："右寸为肺，所以通百气，百气上通，呼吸所系。"肺主气，气旺于右，"病生于内，则脉色必现于外。"甄氏认为肺结核病位于肺，中医属"痨"，疾轻，常见咯血等症状，尚无发热、潮热之时，脉象便可出现右寸外侧沉弱状似凹陷，反映出寸脉外侧血管张力不足，且欠充盈（因之切诊时脉管不成为半圆形）的特征性变化。病既成，临证中常以肺阴亏耗为多见，寸口脉为肺脏经脉的通道，肺经最高，百气上通，也为五脏六腑的道路。肺主气，血脉赖气推动，而脉为血之府，血由气所生，血由气所行，"痨"之疾，气阴常耗伤，故津血阴液必然亏少，病在肺脏，清肃肯定失司，痰瘀之邪内阻脉道，因而在气阴耗伤的基础上，复有痰瘀邪阻脉道。是故出现上述之右寸外侧张力不足、充盈失常的肺痨脉象。这种肺痨特有的脉象在长期的临床验证中屡验不爽（这种验证往往在胸透拍片发现之前）。在诊疗过程中，亦常据此观察肺结核的治疗转归：在治疗中如上述寸脉（外部）张力逐渐增加，凹陷渐复，则显示病经治疗而日趋好转；如经治疗，右寸内外两侧比较无所差别，表示病已近痊愈或已愈；若经治而脉象不改，则应考虑治疗是否恰当等问题。另肺痨脉象除上述外，若出现潮热、盗汗、喘息之症，则有脉大而数或按之无力或细数，尺脉浮洪滑而数等脉象，因当时的病势及脏腑的状况而异。故肺痨之脉象虽有大法，但省病问疾时也应该详细考察，以求真脉。

（四）肺痨的治法

《医林绳墨》提出"痨者劳也，劳损气血而为病也"，说明肺痨乃气血亏损之病。本病发病较缓，病程较长，常呈逐渐加重趋势，故肺痨一证，多缠绵难愈，但亦有发病急骤，很快恶化的。其表现症状、病情发展、辨证分型方面也常有异。临床中在论治上以养阴清热（火）、扶正杀虫为基本原则。历代医学先贤虽立法有方，而大都以滋阴润肺为主，但其效力过缓，难收全功，尝见迁延数年，变成劳瘵不起者甚众。

对于肺痨的治疗，甄氏认同"治痨非独滋阴可也"的观点，并立"痨者必瘀，瘀祛证消"之论，主张于养阴清肺之基础上，加以活血祛瘀之药。甄氏尤其擅长采用民间验方铁破汤加减治疗痨疾，对治疗肺痨此等顽疾沉疴，虽不言效如桴鼓，但亦可十之六七得良效。

（五）铁破汤的具体用法

1. 加减方一

铁包金15克　穿破石10克　桑叶15克　白果15克

地骨皮12克　桔梗10克　百部15克　柴胡5克

瓜蒌皮10克　甘草5克

水煎分早晚服用。

适用于肺痨初期若有外感证候，如发热、干咳、胸闷、疲倦者。

[方解]本方具有活血祛瘀、解表、止咳化痰之效。方中铁包金、穿破石有止

咳祛痰、活血通络之效，二者共为君药。桑叶味甘益血，性寒凉血，甘寒相合，故下气而益阴；其性兼燥，故又能除脚气水肿，利大小肠，除风。白果入肺、肾经，《医学入门》中认为白果可"清肺胃浊气，化痰定喘，止咳"。桑叶与白果共为臣药，宣肺降气。地骨皮，外祛无定虚邪，内除有汗骨蒸。润肺下气的百部与宣肺利咽的桔梗，一宣一降。柴胡具有和解表里之效。瓜蒌皮入肺胃经，有清热化痰、理气宽中之效。五者相伍共为佐药具有润肺化痰、利咽止咳、和解表里之效。甘草调和诸药，为使药。

2. 加减方二

铁包金15克　穿破石10克　白及15克　前胡15克
当归5克　　紫菀5克　　桑白皮15克　地骨皮10克
川贝10克　　白果15克　　百部10克　　瓜蒌仁15克
冬瓜仁15克　天冬10克　　饴糖15克

水煎分早晚服用。

适用于肺痨一期、二期羸瘦恶食、痰多、痰中带血丝、午后潮热、胸胁不舒者。

[方解] 本方具有活血祛瘀、滋阴清热、止咳化痰之效。方中铁包金、穿破石共为君药，活血通络、止咳祛痰；白及、前胡、紫菀、川贝、百部、天冬共为臣药，以养阴清热、止咳化痰；当归养血活血，地骨皮清虚热，桑白皮、瓜蒌仁、冬瓜仁降气清肺，此五者共为佐药；饴糖调和诸药，并以补虚养阴，为使药。

（六）铁破汤随症（证）加减

（1）若咳嗽频繁加紫菀、北杏。紫菀，味甘而带苦，性凉而体润，恰合肺部血分，主治肺焦叶举，久嗽痰中带血及肺痿，痰喘，消渴，使肺窍有清凉沛泽之功；北杏微温，归肺、大肠经，具有降气止咳平喘，润肠通便之效。

（2）痰多，脓痰为主者，加冬瓜仁以清肺化痰排脓。

（3）咳而气促者，加蛤蚧、五味子、旋覆花、紫菀以宣肺平喘、止咳化痰。

（4）肺气虚者，加党参，如《纲目拾遗》中提到"治肺虚，益肺气"。

（5）血虚者，加熟地黄、当归。熟地黄味甘，性温，沉也，阴中之阳，无毒，入肝肾二经，生血益精，长骨中脑中之髓；当归有补血活血之效。

（6）咳而痰中带血或咯血者，加仙鹤草、茜草根、侧柏叶等。仙鹤草味苦、涩，性平，为强壮性收敛止血剂，用于肺病咯血、肠出血、胃溃疡出血、子宫出血等症；茜草根味苦寒，入心、肝经，具有行血止血，通经活络，止咳祛痰之效；侧柏叶有凉血止血之效。

（7）肺阴虚者，加百合、天冬、沙参等养阴清热、润肺化痰、益胃生津。

（8）阴虚潮热者，加银柴胡、鳖甲、石斛、生地黄、地骨皮、知母等滋阴清热。

（9）阴虚盗汗者，加牡蛎、龙骨、五味子、熟地黄等滋阴收敛固涩。

（10）食欲不振者，加山药、麦芽、鸡内金等消食化积的药物。

（11）失眠者，加龙骨、牡蛎、酸枣仁等滋阴潜阳、镇静安神。

（12）大便溏薄者，加山药、白术、茯苓等渗湿止泻。

（七）病案举隅

【案一】甄某，男，34岁，开平人。1977年8月5日初诊。

缘患者2周前开始咳嗽，伴口干、少痰、胸闷。在大队医疗站治疗未效，而到县人民医院门诊诊治。胸透加照片发现右上肺锁骨下有小片状密影，确诊为浸润性肺结核。来诊时症见：咳嗽，少痰，口干，查见舌质稍红、苔微黄，脉弦细略数。心肺听诊无发现异常。自诉平素身体健康。拟铁破汤加味治疗，处方如下：

铁包金25克　　穿破石20克　　百部15克　　白及15克
甘草15克　　　沙参15克　　　天冬15克　　北杏10克
蜜枇杷叶15克　瓜蒌皮10克

1977年8月13日二诊：患者服药1周后咳嗽减轻，舌红减，苔转薄白。仍予上方去北杏、蜜枇杷叶、瓜蒌皮，加牛大力15克，补虚润肺，强筋活络。嘱回乡继续服用，每天1剂（再煎）。患者先后共服药2月，症状消失，在当地复查，右上肺病变吸收而愈。

按：肺痨病位在肺，由于肺开窍于鼻，司呼吸，痨虫自鼻吸入，直趋于肺而蚀肺，故临床上多见肺失宣肃而咳；患者证属肺阴虚，因肺阴不足，虚火内生，灼液成痰，胶固难出，故干咳少痰；阴液不足，上不能滋润咽喉则口干、舌红，脉弦细略数。拟以铁破汤加沙参、天冬以养肺阴，北杏、蜜枇杷叶、瓜蒌皮止咳化痰。患者服药仅1周后咳嗽减轻，故去北杏、蜜枇杷叶、瓜蒌皮，加牛大力增强补虚润肺之力。

【案二】苏某，男，44岁。1973年7月9日初诊。

患者于半月前于高空作业，烈日曝晒后，突然出现恶寒、发热、流涕、头痛、口干、咳嗽、两胁抽痛，舌红，脉弦数。服中药2剂后热势可退，但第3天复又恶寒、高热、头痛、咳嗽、右侧胸痛，痰黄并见痰中带血，即到医院急诊，查体未发现阳性体征。胸透结果：右上肺见圆形阴影，直径1.5厘米。诊断为：①肺部炎症？②结核瘤？用青霉素和链霉素治疗。因发热且前症未见改善，遂来我院门诊，予清热化痰利水之药，服药2剂后热退，咳嗽、胸痛减轻。复查胸透提示右上肺第1前肋间有圆形分界清楚的1.5厘米致密影，边缘周围有条索状影，诊断为"结核球可能性大，转结核病院检查"，胸透及照片均认为是结核球，动员行手术摘除。患者因体质较差，不愿接受手术治疗，来我处坚持要求中药治疗。症见：微咳，痰稀白，胸正中部及右胁痛，纳差，疲倦，舌淡红，苔薄黄，脉细弦。结合病史及X线报告，诊为肺痨，予铁破汤加养阴、止咳、化痰、健脾等药物治疗。患者服药5天后，自觉食欲增加，疲倦、干咳较前减轻，到结核病院复查：发现结核瘤的上极包膜破裂，内容物溶解且有渗液浸润。4天后到中山一院会诊，同意上述意见，复查结果为"增殖型肺结核，右上肺空洞灶约1cm×1cm"。继续应用铁破汤加减辨证治疗3个月后，于10月13日复查结果为：右上肺阴影有吸收呈片状影，未见亮区。继用前法治疗至1974年6月11日、6月22日先后两次复查证实右上肺未见明显亮区，全肺阴性；到10月13日除间有少许咳嗽，痰少稀白，偶有胸背隐痛，少许胸闷，无其他不适，照片报告无空洞存在。

按：肺结核瘤又称肺结核球，是肺结核的一种特殊形态，本病发病隐匿，此例肺结核瘤起病见发热、咳嗽、胸痛、痰中带血、口干、脉细弦、舌稍红，苔薄黄，为燥热耗阴伤肺。故以铁破汤加养肺阴之药治疗。其中铁包金、穿破石、百部、白及均起到活血祛瘀、散结止咳化痰的作用。在此药理作用下发生了结核瘤的破裂、浸润，同时出现瘤体内容物的溶解吸收。

二、大叶性肺炎治验

大叶性肺炎属祖国医学之风温肺热病范畴。风温肺热病是由风热病邪犯肺，热壅肺气，肺失清肃所致的急性外感热病。本病四时皆有，而多发于冬春两季。唐·孙思邈在《千金要方》中意识到风温病的季节性问题，提出"宜精察节气，其新故二气相搏，喜成此疾"。本病以发热、咳嗽、咯痰、胸痛、舌红苔白或黄、脉数为主症。其常见证型有邪袭肺卫、痰热壅肺、痰浊阻肺、正虚邪恋。本病如不及时治疗，传变迅速，可出现厥脱等危象。宋·庞安时在《伤寒总病论》中说："患者素伤于风，因复伤于热，风热相搏，则发风温，四肢不收，头痛身热，常自汗出不解。"指出了风温的病因、病机及症状。风温侵袭人体，肺卫首当其冲，

《温热经纬》曰："风温为病,春月与冬季居多,或恶风或不恶风,必身热、咳嗽、烦渴,此风温证之提纲也。"宋·朱肱《类证活人书》认为"风热相搏,即发风温",明确了风热病因。在临床实践中,甄氏以铁破汤去白及、牛大力,加瓜蒌皮、鱼腥草以加强清热化痰解毒之效,治疗风温肺热病中的痰热壅肺、痰热瘀阻等证型,获得满意的疗效。

病案举隅

【病案】梁某,男,37岁。1977年12月22日初诊。

患者因发热、咳嗽7天,伴有胸痛、痰中带血,经当地医院诊治,症状未见缓解而收入我院治疗。当时症见发热(自测体温39℃)、咳嗽、痰黄稠、气促、胸痛。查体:左中肺可闻少许湿性啰音,下肺呼吸音减弱,语颤增强,舌红苔黄,脉弦滑。胸片:两肺肺炎,合并右下胸膜炎。血常规:白细胞10.7×10^9/升,中性杆状核粒细胞16%,中性分叶核粒细胞71%,淋巴细胞12%,大单核细胞1%。入院中医诊断为风温肺热病,西医诊断为肺部感染。入院后用青霉素、链霉素、庆大霉素及中药黄芩、鱼腥草、金银花、苇茎、连翘、瓜蒌仁、北杏、冬瓜仁等清热解毒、宣肺止咳之品治疗3周后,患者咳嗽、气促减轻,但仍有低热37.8℃,查体:肺部湿性啰音不变。1978年1月10日胸片结果:左肺大片模糊病灶同前,未见吸收,右肺门附近病灶仍见,似稍有吸收。血常规:白细胞15.1×10^9/升,中性杆状核粒细胞3%,中性分叶核粒细胞68%,嗜酸性粒细胞1%,淋巴细胞22%,大单核细胞6%。于1月12日邀会诊时症见咳嗽,痰黄稠,稍气促,胸闷微痛,咽部不适,脉弦滑数,舌红,苔白。此为风热犯肺,肺气不宣,故见咳嗽、气促,考虑因热邪壅阻经络,气血不畅,故胸痛。拟以铁破汤加减治之,处方如下:

铁包金30克　穿破石30克　鱼腥草20克　桑白皮15克
瓜蒌皮15克　百部15克　　马兜铃15克　甘草10克

进服4剂后，症状缓解，仍有少许咳嗽。于1月24日共服上药12天后，胸片结果：肺部炎症感染，右侧基本吸收，左侧部分吸收，遗留胸膜增厚。复查血常规：白细胞7.5×10^9/升，中性分叶核粒细胞63%，嗜酸性粒细胞4%，淋巴细胞26%，大单核细胞7%。守上方6剂，患者仅偶有微咳，余无特殊。于2月8日复查胸透提示"两肺炎症已基本吸收，左下肺有少量胸膜增厚"，痊愈而出院。

按：患者用青霉素、链霉素、庆大霉素及中药清热解毒、宣肺止咳治疗3周后仅见咳嗽、气促减少，仍有低热，X线和血常规检查均未见改善，中药改用铁破汤加减服药4剂后症减，服12剂后右侧炎症基本吸收，左侧部分吸收，续用一周后，两肺炎症已基本吸收，可见铁破汤之疗效。方中铁包金、穿破石既可止咳化痰，又可化瘀止痛，以增强肺部血循环，减少炎症渗出，促进炎症吸收；鱼腥草可清热解毒；桑白皮泻肺散热；马兜铃清肺降气，止咳平喘。甄氏认为治疗此类风温肺热病患者应在清肺热的同时重用活血化瘀通络药物，通过祛瘀生新而起推陈出新的作用，从而提高疗效。

三、支气管炎治验

支气管炎在祖国医学属"咳嗽"范畴，是内科最常见的病证之一，发病率甚高，主要因肺失宣肃、肺气上逆冲击气道而成，以咳嗽或伴咯痰为临床特征。甄氏常以铁破汤辨证加减治之：如兼有外感偏寒者，需宣肺散寒，常加入足厥阴经气分、风病要药之荆芥，发散风寒、升发而能散之防风，散寒气、清肺气之紫苏叶等；若偏于热者，则加桑白皮、瓜蒌皮、鱼腥草等清热祛痰止咳之药；若因进肥甘厚腻之物而致久咳不止者，加布渣叶、芒果核以消滞止咳、化痰行气；体虚久咳者，加补气健脾之党参、补心肝肾之圣药菟丝子等以补先天之肾及后天之脾胃。

病案举隅

【病案】 李某，女，成年。1978年2月27日初诊。

患者3周前开始出现咳嗽，痰黄而稠，气促，午后低热，曾经以解表宣肺止咳之中药及消炎止咳之西药治疗，症状未减，遂前来就诊。现仍有咳嗽，痰黄、质黏稠等不适。舌红，苔黄，脉滑细。肺部听诊未闻及明显干湿啰音。胸透未见异常。中医诊断：咳嗽。西医诊断：支气管炎。铁破汤加减，处方如下：

铁包金20克　穿破石15克　北杏10克　瓜蒌皮15克
百部15克　蜜枇杷叶15克　鱼腥草30克　前胡15克
甘草5克

共3剂。

1978年3月1日二诊：咳嗽较前减轻，痰少，仍见气促、低热。舌红，苔微黄，脉滑细。守上方，加桑白皮以清肺热。服用3剂。

1978年3月5日三诊：服上药后症状消失，仅见纳差、口干。

按：此患者因肺失宣降，肺不布津，水液停聚，痰湿阻于肺间，肺气上逆，故咳嗽有痰，痰黏稠；痰湿阻滞气道，肺气不利，则为气促；舌红、苔黄、脉滑细均为痰热内阻之象。证属痰湿内阻、郁而化热，投以铁破汤加宣肺清热止咳之药而收效。《诸病源候论·咳逆短气候》云："肺虚为微寒所伤则咳嗽，嗽则气还于肺间则肺胀，肺胀则气逆，而肺本虚，气为不足，复为邪所乘，壅痞不能宣畅，故咳逆，短气也。"

四、胸膜炎治验

胸膜炎是多种病因导致的胸膜病变，属中医的"胁痛""胸痛""悬饮""胸痹"范畴。胸膜炎早期以少量纤维蛋白渗出为主，待病情进一步发展，大量浆液渗出成为渗出性胸膜炎，也称为胸膜积液。临床上胸膜炎有多种类型，以结核性胸膜炎最为常见。中医学认为胸膜炎是由外邪侵袭，引起气机闭阻、痰热蕴结、郁闭肺气而致胸背部及胁肋部疼痛，久则血随气滞、伤及营络而成。若久病失治或劳倦伤脾致脾肾不足，在胸阳不振的基础上痰聚胸胁则成悬饮。

病案举隅

【病案】叶某，男，30岁，造船厂工人。1977年7月12日初诊。

患者3周前因胸痛伴有咳嗽来我院门诊就诊，当时听诊两肺可闻及散在湿啰音。胸透发现右下肺少许粘连。血常规无特殊。用辛凉解表、清肺止咳化痰药治疗后症状可稍缓解，但仍时有咳嗽。后又辗转于本市其他医疗单位诊治。近3周来见右胸痛，痛连右胁背部，呼吸时尤甚，咳嗽，痰黄稠，头晕、头痛。于是来我门诊就诊，患者来诊时仍有胸痛、咳嗽、咯黄痰等不适，胸痛以右侧为主。查体：舌红、苔薄黄，脉浮弦，右寸细。听诊：右肺呼吸减弱，未闻及干湿性啰音，右胸背的第2肋骨以下密布胸膜摩擦音。实验室检查：血沉58毫米/时，血常规：白细胞6.2×10^9/升，中性粒细胞77%，中性杆状核粒细胞11%，中性分叶核粒细胞67%，嗜酸性粒细胞4%，淋巴细胞19%。胸透见右肋膈角变钝，余肺未见明显病灶，为右下胸膜炎反应。中医诊断为胸痛，西医诊断为纤维素性胸膜炎。处方如下：

铁包金20克　穿破石15克　百部15克　黄柏10克

瓜蒌皮15克　薤白20克　　白芍15克　丝瓜络15克

两面针15克　威灵仙20克

共9剂。

患者服药后，胸痛明显减轻，无咳嗽，痰减，口干苦，大便干结。舌红，苔淡黄，脉同前。听诊：右胸第4肋以下胸膜摩擦音减少。守上方续进6剂后，胸痛基本消除，右背于深呼吸时牵扯样疼痛，舌稍红，苔淡黄，右寸细减。听诊：右肺呼吸音粗糙，右胸第4肋以上胸膜摩擦音显著减少。复查胸透见右肋膈角胸膜增厚、粘连，余无特殊。血沉34毫米/时，血常规：白细胞6.3×10^9/升，中性分叶核粒细胞69%，中性杆状核粒细胞65%，嗜酸性粒细胞5%，淋巴细胞26%。续服上方9剂，背痛甚微，上午有少量白痰，二便稍有热感，舌淡红，苔薄淡黄，脉滑。听诊：右胸摩擦音全部消失。胸透见右下肺右膈角稍粘连，余无特殊。血沉15毫米/时，血常规：白细胞6.5×10^9/升，中性粒细胞74%，淋巴细胞26%，为巩固疗效仍予同方6剂。

按：本病案为纤维素性胸膜炎，患者为年轻男性，因痰浊上贮于肺，肺气壅塞，上逆为咳；痰浊郁而化火，火能炼液灼津而出现痰黄稠；头晕因痰浊阻遏，升降失常，痰火气逆，上犯清窍所致；头痛则因风痰相结，上冲于头所致；胸痛考虑为卫外不固，外邪侵袭，引致痰热蕴结，郁阻肺气，痰涎日久，血随气滞而瘀阻经络所致。治疗上予铁破汤合瓜蒌薤白汤加减，加两面针、威灵仙行气止痛、活血化瘀、祛风通络，薤白滑利通阳，瓜蒌皮润下通阻，以达清热祛痰、活血通络、宽胸理气之效。患者先后共服药3周余而告愈。

第三节 穿海汤在痹病中的运用心得

甄氏治疗痹病的经验和思想主要体现在《痹症治验》及《穿海汤治疗痹症》两篇文章中。此两篇文章均为甄梦初亲自执笔所成,具有较高的学术价值。另有部分论述治疗痹病的文字散在记录于甄梦初的笔记或其他手稿中。通过对这些资料的学习,我们可以了解到甄氏在治疗风湿痹病领域具有独到见解。

一、痹者闭也需识清

对于痹病,甄氏认为首先要对其病机有一个充分的认识。痹乃闭阻不通之意,痹病是因阳气虚弱,不能卫外,腠理空疏,而为风、寒、湿等邪气闭阻经络,影响气血运行,导致肢体筋骨、关节、肌肉等处发生疼痛、重着、酸楚、麻木或关节屈伸不利、僵硬、肿大、变形等症状的一种疾病。痹病轻者病在四肢关节肌肉,重者可内舍于脏。正如《类证治裁·痹证》所言"诸痹……良由营卫先虚,腠理不密,风寒湿乘虚内袭。正气为邪阻,不能宣行,因而留滞,气血凝涩,久而成痹"。故邪气闭阻经脉,经气不利为其发病之根本。

二、致病之因风湿二邪必在

痹病之因不外乎内、外两种,正气虚弱、卫外不固是痹病发生的内在基础,感受外邪是痹病发生的外在条件。风邪为百病之长,其性轻扬开泄,善行数变,故具有发病急、消退快、游走不定的特点。风邪侵袭经络，经气阻滞不通则见麻木、疼痛、屈伸不利等。湿邪，其性重着黏滞，易阻碍气机，损伤阳气，故其病变常缠绵留着，不易驱除。《素问·痹论》曰"风寒湿三气杂至，合而为痹也。其风气胜者为行痹，寒气胜者为痛痹，湿气胜者为著痹也"。风、寒、湿三种邪气乘人体阳气虚弱，腠理疏松，卫外不固之时，侵入机体，流注于肌肤、关节、经络，阻遏血脉而致痹病。隋代巢元方所著《诸病源候论》着重指出人体正气虚弱在痹病发病中的意义："由人体虚，腠理开，故受风邪也。""由气血虚，则受风湿，而成此病。"岭南之人地处海滨，久居湿地，风湿之邪尤易侵犯人体而致痹病，又由于风湿之邪或挟寒或郁而化热，所以痹病可分为风寒湿痹和风热湿痹两大类。

当风、寒、湿邪同时致痹时，由于病邪的偏胜，其症状可有不同。当风邪偏胜时，症见关节游走疼痛，屈伸不利，局部红肿，或兼有发热、恶寒，舌苔薄白，脉多浮弦，此为风痹（行痹）；偏寒者，症见关节掣痛，痛如锥刺，且有定处，痛处皮色不变，扪无热感，遇冷则痛愈甚，舌苔白润，脉弦紧，此为寒痹（痛痹）；偏湿者，症见关节疼痛而重着，痛有定处，活动不利，肌肤麻木，舌苔白腻，脉濡，此为湿痹（着痹）。风湿热痹是因三邪郁而化热所致，症见关节疼痛不可近，红肿灼热，不能活动，常涉及多个关节，或兼有恶寒，发热，舌质红，舌苔黄燥，脉弦数或滑数。

三、重通络以速驱邪

甄氏勤求古训，师古而不泥古，效法而不拘成法，屡起沉疴，对痹病的治疗理论多有创见。古人治痹病，按风寒湿留滞皮肉筋骨之理而立祛风、散寒、除湿之法。化热者，则以祛风、除湿、清热为治。甄氏认为痹病是因风寒湿邪留滞于皮肉筋骨所致，邪之留滞可致气血运行受阻，而气血运行的通道是经络，经络不畅又可导致邪之留滞，难以速除，久而形成痹病。经络具有运行气血、濡养周身的作用。

《灵枢·本藏》篇说："经脉者，所以行气血而营阴阳，濡筋骨，利关节者也。"由于经络能输布营养到周身，因而保证了全身各器官正常的功能活动。所以经络运行气血的功能，保证了全身各组织器官的营养供给，为各组织器官的功能活动提供了必要的物质基础。《灵枢·百病始生》曰"若内伤于忧怒，则气上逆，气上逆则六输不通……凝血蕴里而不散。津液涩渗，着而不去，而积皆成矣。"《素问·缪刺论》谓"今邪客于皮毛，入舍于孙络，留而不去，闭塞不通，不得入于经，流溢于大络，而生奇病也"。以上说明人体病变可通过络脉而达全身，继生百病。由此可以设想，要达到祛除风寒湿等邪之目的，通络法为重要一环。经络通畅，给气血运行提供了必需的条件，也给祛风、散寒、除湿提供了必要的条件。甄氏的祛瘀通络之法是遵从"久病入络"，"络脉以通为用"的观点。痹病因瘀与湿久羁络脉反复作祟，治疗上难度较大。由于邪藏络中，一般之药难以直达病所，即使直达到病所，非一般药所能驱邪而出。因此，治疗痹病如能注重通经络之法，将有利于迅速驱邪而取效。

四、注意酌情调补气血

调气血，即"和其气血，使之顺调"，有调补、和畅之意。《灵枢·本藏》曰"血和则经脉流行，营复阴阳，筋骨劲强，关节清利矣"。这说明气血通畅是关节能屈能伸的基本条件。气血与人体生命活动密切相关，《灵枢·九针论》有"人之所以成生者，血脉也"，说明气血是人生之根本。气有先天和后天之分。先天之气藏于肾，指肾中之真阴真阳，合称为"元气"；后天之气为"水谷之精气"及"自然界之清气"，统称为"宗气"。肾主纳气，故丹田为下气海；肺为气主，故胸中为上气海。肾水为坎中之阳所蒸，则成气，上腾至肺，所谓精化为气，地气上为云。气归于肺，肺布水精，下输膀胱，五经并行。肺司呼吸，"诸气皆属于肺"，上焦开发，宣五谷味，熏肤充身泽毛，若雾露之溉。肺朝百脉而输精于四肢皮毛，主周身之气。血气同源，血气互根，无血则气不生，无气则血不长。水谷之精微化赤而为血，"诸血皆属于心"。心主血脉，循环全身，营养脏腑筋骨四肢百骸，"肝受血而能视，足受血而能步，掌受血而能握，指受血而能摄"。气血充沛调达则人体健康。气血是人体生命活动的物质基础和动力、源泉。《灵枢·平人绝谷》称"五脏安定，血脉和，精神乃居"，反之，"气血不和，百病乃变化而生"，说明任何疾病的发生无不与气血失调有关。气虚则血亏，气郁则血瘀，气滞则血滞，气凝则血聚，气逆行则血上冲等。总之，气血失调，脏器、肌肤失去濡养则致百病丛生。

"血主濡之"，筋脉得血所养，方能屈伸自如。甄氏认为在经络通畅的情况下，也要注意适当和及时地补充体内的基本物质——血，和动力——气，这样才能运行有物，以扶正祛邪。因此在治疗痹病的过程中酌情调气补血也是十分重要的。《张氏医通》云："治痹之法，最宜峻补真阴，使血气流行，则寒邪随去。若过用风、湿、痰、滞等药，而再伤阴气，必反增其病矣。"《类证治裁》中也说："治法总以补助真元，宣通脉络，使气血流畅。"都强调了调补气血的重要性。

《素问·举痛论》曰："经络流行不止，环周不休，寒气入经而稽迟，泣而不行，客于脉外则血少，客于脉中则气不通，故猝然而痛。"由此看出"痛"由邪气痹阻、经络气血"不通"所致，即不通则"痛"。正如《医宗必读·痹》所言："治外者，散邪为亟，治脏者，养正为先。治行痹者，散风为主，御寒利湿仍不可废，大抵参以补血之剂，盖治风先治血，血行风自灭也。治痛痹者，散寒为主，疏风燥湿仍不可缺，大抵参以补火之剂，非大辛大温，不能释其凝寒之害也。治着痹者，利湿为主，祛风解寒亦不可缺，大抵参以补脾补气之剂，盖土强可能胜湿，而气足自无顽麻也。"

痹病从发病到病机的演变、转归、预后，气与血的因素贯穿了整个过程。临床上要明辨气、血与痹病的关系，把握气、血在痹病治疗中所起的作用。

五、创穿海汤一方

甄氏结合岭南一带的本草特色创立了穿海汤一方。临床中，用此方随症加减治疗诸多痹病，多能取得满意疗效。此方立意新颖、配伍精当，乃临床经验的精华所在。

［穿海汤组成］

穿破石20克　海风藤15克　走马胎15克　鸡骨香20克
威灵仙20克　桑寄生10克

［方解］本方具有祛风除湿、通络止痛及调和气血之效。方中以舒筋活络、祛风止痛之穿破石和祛风湿、通经络、止痹痛之海风藤共为君药；鸡骨香苦温芳香，走马胎辛温和主诸风之威灵仙共为臣药；走马胎兼能除湿，又辅助了威灵仙的除湿作用。桑寄生苦平，是祛风湿强筋骨的常用药，兼可调和气血，二者均为佐使药。因此穿海汤具有通络、祛风、除湿及调和气血之功。

［用药详解］穿破石，始载于《岭南采药录》，味淡、微苦，性凉，归心、肝二经，有祛风湿、通经止痛之效。《本草求真》中记载穿破石可"壮筋骨，活血，理跌打"。《闽东本草》则言穿破石能"健脾益胃，舒筋活络，祛风湿，去瘀血"。

海风藤，味辛、苦，性微温，归肝经，能祛风湿，通经络，主要用于治疗风湿痹痛，既善治风寒湿痹之疼痛拘挛或屈伸不利，又可治跌打损伤之瘀血肿痛等。《本草再新》中记载海风藤"行经络、和血脉、宽中理气、下湿除风"。《浙江中药手册》中记载海风藤"宣痹化湿、通络舒筋，治腿膝痿痹、关节疼痛"。

走马胎，始载于《生草药性备要》，性温，味辛，入肝、脾、肾三经，能祛风湿、壮筋骨、活血祛瘀，主要用于治疗风湿筋骨疼痛、四肢疼痛、跌打损伤、产后血瘀等。《本草求真》中记载走马胎能"壮筋骨"。《岭南采药录》中记载走马胎能"治跌打伤，止痛，治四肢疼痛，俱水煎服"。《广西中药志》中记载走马胎能"活血行血，治产后血瘀"。

鸡骨香，味辛、苦、涩，性温，入心、肺、肝、胃、肾五经，有行气止痛、祛风除湿、舒筋活络、消肿解毒之功。《生草药性备要》中记载鸡骨香可"治咽喉肿痛、心气痛"。《本草求原》中记载鸡骨香可"祛风，壮筋骨，消疬"。

威灵仙，味辛、咸，性温，归膀胱经，能祛风湿、通经络、止痹痛，主治风湿痹痛、拘挛麻木等症。《新修本草》中记载威灵仙对于"腰，肾，脚膝，积聚，肠内诸冷病，积年不瘥，服之无不应效"。《药品化义》复言"灵仙，性猛急，善走而不守，宣通十二经络。主治风、湿、痰壅滞经络，致成痛风走注，骨节疼痛，或肿，或麻木"。

桑寄生，味苦、甘，性平，归肝、肾经，有祛风湿之功而治痹痛，能养血、益肝肾而强筋骨、安胎，既善治风湿痹阻之腰膝疼痛，又可治肝肾不足、营血亏虚之腰膝酸软、筋骨无力，若为风湿痹痛与肝肾不足互见者用之尤为适宜。

穿海汤临床辨证加减如下。

1. 行痹

症见：肢体关节、肌肉酸痛，上下、左右关节游走不定，以上肢为多见，以寒痛为多，亦可轻微热痛，或见恶风寒，舌苔薄白或薄腻，脉多浮或浮紧。行痹的治疗以祛风通络、散寒除湿为主。

甄氏在临床上治疗行痹时，常在穿海汤原方的基础上，加桑枝、防风、羌活、当归等药。桑枝有利关节、养津液之功效；防风，为风药之润剂，能行水祛风、散寒、止痛；羌活可发散风寒、风湿，常用于治疗风湿相搏的肢节疼痛；血中之圣药当归，味甘而重，故专能补血，其气轻而辛，故又能行血，补中有动，行中有补，以祛风散寒通络。

2. 痛痹

症见：肢体关节疼痛较剧，甚至关节不可屈伸，遇冷痛甚，得热则减，痛处多固定，亦可游走，皮色不红，触之不热，舌淡红，苔薄白，脉弦紧。痛痹的治疗以温经散寒、祛风除湿为主。

甄氏在临床上治疗痛痹时，常在穿海汤原方的基础上，加独活、细辛、熟附子、桂枝、石楠藤等药。独活气味雄烈、芳香四溢，有宣通百脉、调和经络、通筋骨而利关节的功效；细辛辛温能散，长于引温暖药达下焦；熟附子可祛除在里之冷湿；桂枝可温经通阳；味辛性温之石楠藤能温经散寒通络，可除痹痛、强腰腿等。

3. 着痹

症见：肢体关节疼痛重着、酸楚，或有肿胀，痛有定处，肌肤麻木，肢体困重，活动不便，苔白腻，脉濡缓。着痹的治疗以除湿通络、祛风散寒为主。

甄氏在临床上治疗痛痹时，常在穿海汤原方的基础上，加白术、苍术、陈皮和茯苓等药。白术味辛主散，能散湿除痹；苍术性温而燥，其燥可祛湿；白术守而不走，苍术走而不守，白术善补，苍术善行；陈皮理气健脾、燥湿化痰；茯苓可渗湿利水、益脾和胃。

4. 风湿热痹

症见：肢体关节疼痛，痛处焮红灼热，肿胀疼痛剧烈，得冷则舒，筋脉拘急，日轻夜重，多兼有发热，口渴，烦闷不安，舌质红，苔黄腻或黄燥，脉滑数。风湿热痹的治疗以清热除湿、祛风通络为主。

甄氏在临床上治疗风湿热痹时，常在穿海汤原方的基础上，加祛风湿、通经络之桑枝，性寒、润降、滋阴降火之黄柏，清热解毒、通络之忍冬藤和清热利湿之龙胆草等以达清热祛湿通络之效。

针对痹病（症）日久不愈者，必有血瘀之象，局部关节可见瘀络，多有刺痛，舌质暗红，有瘀斑，治疗时，可酌加赤芍、桃仁、丹参等活血化瘀、行气止痛之品；针对夹有肝肾两虚，出现腰膝酸软、心烦口干、舌质淡红、舌苔少津、脉沉细者，可用狗脊补肝肾、除风湿、利关节，用女贞子、熟地黄等补肾养肝。

六、用药应观其疼痛部位

甄氏在痹病的治疗上，根据疼痛部位随症选加药物，如手关节（臂）、肘关节等上肢关节疼痛喜用桂枝。桂枝，味辛、甘、温，入心、肺、脾、膀胱经，有发汗解肌、温经通阳、气化行水之功效。《本经疏证》概括桂枝功效为"能利关节，温经通脉……其用之道有六曰和营，曰通阳，曰利水，曰下气，曰行瘀，曰补中"。《本草求真》中记载桂枝能"驱风散邪，为解肌第一要药"。《神农本草经》还记载桂枝"主上气咳逆，结气喉痹。吐吸，利关节"。《本草思辨录》云："桂枝所优，为在温通经脉，内外证咸宜。"《用药心得十讲》有记载"桂枝有横通肢节的特点，能引诸药横行至肩、臂、手指，故为上肢病的引经药"。

下肢关节疼痛剧烈者，喜用海桐皮、苍术、生薏苡仁、牛膝等。海桐皮能入肝经血分，祛风除湿，行经络，以达病所；苍术为足阳明经药，气味辛烈，强胃健脾，能径入诸药，疏泄阳明之湿；生薏苡仁，性微降而渗，故能祛湿利水；牛膝，味苦、酸，性平，有补肝肾，强筋骨，活血止痛之效。《本草经疏》中记载"牛膝，走而能补，性善下行，故入肝肾，主寒湿痿痹，四肢拘挛、膝痛不可屈伸者"，其适用于肝脾肾虚，则寒湿之邪客之而成痹，及病四肢拘挛、膝痛不可屈伸者。

人体腰部是足太阳膀胱和督脉循行的通道，若腰部用力过猛，或失当，或腰部屈伸动作不相协调，或长期姿势不正，劳损等，均易使腰络受损，经脉阻塞，气血运行失畅，而产生腰痛。《素问·病能论》中记载"少阴脉贯肾络肺，今得肺脉，肾为之病，故肾为腰痛之病也"。腰部疼痛大抵分为寒湿腰痛、湿热腰痛，其中针对寒湿腰痛者，甄氏擅用独活、秦艽、续断等。独活，味苦、辛，入肾、膀胱经，善行血分，为祛风湿散寒之药。《汤液本草》中记载"独活细而低，治足少阴伏风，而不治太阳，故两足寒湿痹，不能动止，非此不能治"；秦艽，味苦、辛，性微温能汇，能散，又能通利，主治寒湿风痹、肢节痛，可下水、利小便。《本草征要》中记载"秦艽，长于养血，故能退热舒筋，治风先治血，血行风自灭，故疗风无间久新"；续断味苦辛，苦养血脉，辛养皮毛，善理血脉伤损，接续筋骨断折。针对湿热腰痛，甄氏善用黄柏、榕树须、元参等药物。黄柏性寒润降，去火最速，走手厥阴经，且有泻火补阴之功。《广西中药志》中记载榕树须能"祛风湿，活血，止痛，清热，解毒，利尿。治风湿骨痛。"元参别名为玄参、黑参、乌元参，味苦、咸，入肺、肾、胃三经，能强阴益精、补肾明目，其泻中有补，擅治虚火实宜，浮游之火。

此外，背部疼痛加白芷；肩关节疼痛选加姜黄；颈项部疼痛选加钩藤、桂枝、葛根等，尤其重用葛根。葛根，味甘、辛，性凉，有升阳解肌之效，少佐桂枝可获良效；下颌关节痛，加僵蚕、钩藤等。僵蚕为温行血脉之品，钩藤微寒，入肝、心经，能舒筋除湿、下气宽中。久痛加当归、黄芪，其中当归味甘而重，故能补血，其气轻而辛，故又能行血，补中有动，行中有补，血中之气药，亦血中之圣药也。黄芪味甘，性温，入肺、脾经，具有补气固表之效。坐骨神经痛加延胡索、地龙干。手足麻木者加当归补血调血。关节肿大加透骨消、白芍、宽筋藤等祛风除湿、舒筋活络、养血止痛。

痹病日久，其病因病机变得复杂，一般常用的草药力量不易达到病所，而虫类药走窜搜剔，有耕田耙地之功、疏流开渠之效，但甄氏主张不宜用过多的虫类药物，但当使用虫类药物时，要了解和掌握其功效、性能，注意配伍，掌握适当剂量，才能祛邪而不伤正。一般喜用水蛭，水蛭味咸、苦，性平，咸苦入血分，破血逐瘀之力强。用于治疗血瘀之象较显者，如关节肿大、疼痛难忍、屈伸不利、局部皮肤可见瘀络、舌暗红、可见散在瘀点等。

病案举隅

【案一】 何某，男，12岁，学生。

患者1天前开始乍寒乍热，右膝关节游走性疼痛。次晨见红肿，即来就诊。门诊可见双膝肿痛、灼热、屈伸不利，右膝尤甚，舌苔白，脉浮弦。中医诊为行痹。治宜祛风散寒利湿，以穿海汤加减。处方如下：

穿破石15克　海风藤15克　防风15克　羌活15克

鸡骨香20克　防己20克　桑枝20克　威灵仙20克

服药3剂，每天1剂。

二诊：服药后汗出，关节肿痛、灼热剧减，上方去防风、羌活续服4剂，后痊愈。

按：痹病是以肢体经络因感风、寒、湿、热之邪所闭塞，导致气血不通、经络痹阻，引起肌肉、关节筋骨发生疼痛、酸楚、麻木、重着、灼热、屈伸不利，甚或关节肿大等为主要表现的疾病，以潮湿高寒之地或气候变化之时罹患者为多。正如《杂病源流犀烛·诸痹源流》所云"痹者，闭也。三气杂至，壅蔽经络，血气不行，不能随时祛散，故久而为痹"。《素问·痹论》曰："风寒湿三气杂至，合而为痹。""五脏皆有合，病久而不去者，内舍于其合也？所谓痹者，各以其时重感风寒湿之气也。"《类证治裁·痹症》："良由营卫先虚，腠理不密，风寒湿乘虚内袭，正气为邪气所阻，不能宣行，因而留滞，气血凝涩，久而成痹。"本病属中医痹病范畴。患者因风寒湿邪侵袭机体，闭阻经脉出现双膝关节肿痛、灼热。风为阳邪，善行数变，出现膝关节游走性疼痛，风气胜则为行痹。湿伤肾，肾不养肝，肝自生风，遂成风湿，流注四肢筋骨，导致患者屈伸不利。舌苔白，脉浮弦均为风寒湿痹的主要特点。复诊时，患者关节肿痛较前减轻，风寒湿邪由汗而解。故去掉发散风寒湿之邪的羌活、防风二药，以避免升散之力太过，风寒湿邪，乘虚而入，加重病情。针对治疗风寒湿痹，祛湿散寒的同时，要注重通经络，二者相结合才能疏通经络、疏利关节而止痛。

【案二】 陈某，女，41岁，社员。

患者于20年前开始出现双手指疼痛，继而指关节屈伸不利，渐至强直，间或锥刺痛，指尖呈笋尖样，面色㿠白，头晕眼花，口淡多涎，舌质淡白，脉细迟，左寸涩。中医诊为痛痹。且久病体虚，治宜祛风散寒、益气扶正，以穿海汤加减。处方如下：

当归20克　　川芎10克　　黄芪20克　　桂枝10克
细辛5克　　　白术20克　　桑寄生20克　穿破石25克
海风藤30克　鸡骨香15克　炙甘草15克　何首乌15克

服药6剂，每天1剂。

二诊：手足痹痛稍减，头晕减轻，舌质淡，脉细迟。处方如下：

当归20克　　川芎10克　　穿破石25克　走马胎15克
桑寄生20克　桂枝15克　　白术15克　　黄芪20克
海风藤20克　鸡血藤30克　鸡骨香15克

服药6剂，每天1剂。

三诊：面色好转，手指略能活动，关节痹痛较前减轻。舌淡，脉细缓。处方如下：

当归20克　　川芎10克　　桂枝10克　　威灵仙15克
黄芪15克　　络石藤20克　细辛3克　　　鸡骨香15克
穿破石30克　鸡血藤40克　桑寄生30克

服药6剂，每天1剂。并嘱加强手指屈伸锻炼。

四诊：手指关节痹痛大减，屈伸较灵活，头晕已止，舌质淡红薄白，脉细缓。处方如下：

当归20克　　桂枝10克　　威灵仙15克　　白芍15克
茯苓20克　　甘草10克

服药6剂，每天1剂。此后按上方加减治疗1个月余而愈。

按：痛痹是因痹病日久，劳倦损伤脾胃及气血，寒邪侵袭，气虚血行受阻，脉络瘀滞引起。治疗上，前期主要以祛风散寒止痛兼益气扶正为主。体虚感邪是痹病发生的重要因素。痹病多由人体正气先虚，营卫不调，络脉空虚，气血运行不畅，风、寒、湿邪乘虚而入所致。本虚标实，痹久邪伤气血必致气血两亏可损及肝肾，故治疗应在祛邪之中配以益气养血之品，既能扶正以利祛邪，又可先安未受邪之地，使祛邪不伤正。在治疗痹病的过程中，反复强调气血因素始终贯穿其中。此患者，痹病日久，耗伤气血，损及肝肾，肝肾不足，筋脉失于濡养、温煦，出现手指麻木、关节屈伸不利；久病气血虚弱，气虚则清阳不振，血虚则脑失所养，故出现头晕眼花；久病脾胃虚弱，出现口淡多涎；气血两虚不得上荣于面、舌，则见面色㿠白；血虚不能充盈脉络，见脉细迟。调气血前提就是祛风通络，只有先疏通经络才能达到调气血之效,故在第四诊时,治当补气与活血并用,气足则血活(活血),邪去则经络通。《灵枢·本藏》曰"血和则经脉流行,营复阴阳,筋滑劲强,关节清利矣"。故重疏经通络之上,要调气和血。

【案三】王某,男,74岁,干部。1987年1月10日初诊。

患者10年前因受寒后反复出现双膝关节疼痛,偶伴肿胀、双下肢麻木感、抽搐、疼痛等,稍有灼热感,每遇天气变化时发作,关节痛呈游走性,未伴关节畸形,外院诊为风湿性关节炎。曾间断予抗风湿治疗,但疗效欠佳,症状反复。近日受凉后再次出现双膝关节疼痛,伴双下肢麻木感、偶有游走性疼痛、膝关节稍热、口干,无发热,二便正常,舌淡红,苔黄腻,脉弦。查体:双膝关节稍热感,无红肿。中医诊断为风湿热痹,西医诊断为风湿性关节炎。处方如下:

黄柏15克	苍术15克	桑枝15克	桂枝15克
忍冬藤30克	牛膝15克	穿破石20克	海风藤25克
络石藤20克	威灵仙20克	五爪龙30克	鸡血藤30克

服药7剂,每天1剂。

1987年1月17日二诊:双下肢疼痛及热感减轻,双下肢抽搐感稍明显,口干稍减,舌淡红,苔薄黄微腻,脉弦细。守上方,热象已减,故去忍冬藤,加鸡骨香、川木瓜加强舒筋理气止痛之力。

按:患者受凉后因风、寒、湿三气杂至,合而为痹,关节因邪气所犯,气血痹阻不畅,不通则痛,故为痹病。风为阳邪,善行数变,故关节痛呈游走性。风、寒、湿邪郁而化热,故关节疼痛处有热感,热伤津液,故见口干。苔黄腻为湿热内蕴之象,脉弦主痛症。证属风寒湿痹化热,关节气血痹阻,兼气血损伤。治以祛风散寒、除湿通痹,佐以清热治标,兼以补益气血固本。

【案四】欧某，女，27岁，学生。

患者1年前开始出现双膝关节疼痛，间断就诊，治疗后仍反复。现仍有双膝关节重着，关节活动不利，反复发作，发作时屈伸不利，且有肌肤麻木感，面色无华，胃纳差，小便调，大便偏烂，便后肛门坠胀。舌苔白厚腻，脉濡缓。诊断为着痹，因脾虚湿盛所致，治宜健脾祛湿、通经活络。处方如下：

当归10克　　川芎15克　　桑寄生30克　　走马胎15克
穿破石20克　海风藤25克　桂枝5克　　　白术15克
茯苓10克　　陈皮10克

服药5剂，每天1剂。

二诊：服药后关节自觉稍轻松，舌、脉如前。于上方加黄芪15克。

服药3剂，每天1剂。

三诊：面色红润，右膝微有酸痛，舌色正常，苔薄白，脉缓而有力。处方如下：

当归10克　　白术15克　　威灵仙15克　穿破石20克
海风藤25克　鸡骨香15克　桑寄生25克　甘草10克

服药5剂，每天1剂。

四诊：症状消除，续服三诊方7剂以巩固疗效，一年后随访无发作。

按：患者因脾虚湿盛、湿邪留滞、经脉闭阻导致双膝关节活动不利；脾气虚弱，湿邪中阻，湿郁化热，湿热交结，热蒸于内，湿泛肌肤，阻碍经气，气化不利，则为肢体困重，大便偏烂；化源亏乏，气血津液不能输布全身，脏腑功能减退，故出现神疲乏力、面色少华；脾气主升，能升发清阳，脾气虚弱，中气下陷，内脏失于举拖，所以便后肛门坠胀不适；舌苔白厚腻，脉濡缓为脾虚湿盛之象。

第四节 心悸辨治经验之生脉散加味

心悸是指气血阴阳亏虚，或痰饮瘀血阻滞，心失所养，心脉不畅，引起心中急剧跳动，惊慌不安，不能自主为主要表现的一种病证，可作为临床多种病证的症状表现之一。其多因情绪激动或劳累而诱发，发作时常伴有气短、胸闷，甚至眩晕、喘促及晕厥，脉象或数，或迟，或结代等。现代医学的冠状动脉粥样硬化性心脏病、高血压性心脏病、病毒性心肌炎、甲状腺功能亢进症及自主神经功能紊乱等疾病，大多可有心悸症状。甄氏在临床上用益气养阴之代表方生脉散加味治疗心悸疗效显著。

一、古籍对心悸的描述

心悸病名的由来源远流长，经历了错综复杂的过程。《说文解字》释"悸"为"心动也"。《黄帝内经》虽未提心悸病名，但对其症状和脉象做了详细描述。如《素问·举痛论》中记载"惊则心无所依，神无所归，虑无所定，故气乱矣"，认为其病因有宗气外泄、心脉不通、突受惊恐、复感外邪等，并对心悸脉象的变化有深刻认识。《素问·痹论》云"脉痹不已，复感于邪，内舍于心…心痹者，脉不通，烦则心下鼓"，《灵枢·本神》曰"心怵惕思虑则伤神，神伤则恐惧自失"，《灵枢·经脉》曰"心主手厥阴心包络之脉…是动甚则胸胁支满，心中大动"等。上文中所指的"心下鼓""心怵惕"及"心中大动"等都是类似心悸的症状描述。金元之前，心悸多被称为惊悸、惊、悸、忪悸、心忪等，内涵不清，极其混乱。与心悸相关最早的病症名是惊悸。惊悸的病名首先出现于汉代张仲景《金匮要略方论·惊悸吐衄下血胸满瘀血病脉证治第十六》中，该篇论述了惊悸的脉象和治疗方药。而心悸作为病名，首见于唐代孙思邈所著的《千金翼方》中。该书认为心悸是由产后心虚所致，症状为"产后心冲恐悸不定，恍恍惚惚，不自知觉，言语错误，虚烦短气，志意不定"。

二、心悸的传统认识

心悸的病位在心，其发病不仅与肝、胆、胃、肾等脏腑的气血阴阳失调有直接的关系，而且还与天时不正、感受六淫病邪及五志过极等密切相关。对心悸的病因认识总结有宗气外泄、心脉不通，感受惊恐，复感外邪等，如《素问·平人气象论》曰"……左乳下，其动应衣，脉宗气也"。《素问·平人气象论》说"脉绝不至曰死，乍疏乍数曰死"，这是认识到心悸严重时脉率失常与疾病预后关系的最早记载。此外也有一些医学家对心悸的病因病机有不同认识，如成无己《伤寒明理论·悸》说"心悸病不外气虚、痰饮两端"。心悸的病机不外乎气血阴阳亏虚或痰饮瘀血阻滞，心失所养，邪扰心神，心神不宁。治疗需从虚实两个方面进行，虚者为气血阴阳亏虚，使心失所养，而致心悸；实者多由痰火扰心，水饮上凌或心血瘀阻，气血运行不畅所致，并且虚实之间可以相互转化。

三、生脉散加味临床运用

甄氏认为心悸者以气虚为众，其用生脉散辨证加减治疗心悸临床效果显著。中医著名古方生脉散又名生脉饮，《医方考》谓之"一补，一清，一敛，养气之道备也，名曰生脉"。生脉散的毒副作用小，历代临床应用广泛，沿用不衰。其具有益气敛汗、养阴生津之效，可治热伤气阴所致汗出过多，气阴两伤之口干渴、气短、神疲，亦可治肺气不足而出现的久咳、出汗多、疲倦乏力、少痰、短气、自汗等。临床上常以此方加味治疗心神不宁，心血不足，阴虚火旺，心阳不振而引起的心悸、气促和胸痛。据现代研究表明，本方具有强心、改善心肌代谢、调节血压，改善脑、肺、肾、肝和消化系统功能的作用。

生脉散加味组成：

党参20克　麦冬20克　五味子10克　炙甘草10克

白术15克　陈皮5克

服用方法：水煎服，每天1剂，分2次温服。

甄氏使用生脉散加味时常以党参替代原方中的人参。党参补脾肺之气及生津、养血、扶正祛邪等功效与人参基本类似，而价格更实惠；麦冬清热养阴以生津；五味子味酸、甘，性温，归肺、心、肾经，敛肺止汗而生津；炙甘草补脾和胃、益气复脉；白术健脾益气、燥湿利水；陈皮理气燥湿化痰。全方具有补、清、敛、和的作用，有强心滋润而不燥的特点。

病案举隅

【病案】陈某，女，36岁。

患者于1年前开始出现心悸，劳累或情绪激动后加重，时有胸闷，疲倦乏力，口干，气短，纳一般，眠差，大便溏，舌红，苔薄白，脉沉细。中医诊断为心悸，证属气阴亏虚，治以益气养阴为主，处方如下：

党参20克　麦冬20克　　五味子10克　炙甘草10克

桑葚15克　桑寄生15克　女贞子20克　炒白术20克

共服14剂，诸症改善，心悸一直未再发。

生脉散临证加减：心阳不振、气滞血瘀而出现胸闷者，可加瓜蒌皮、枳壳等，清热化痰、宽胸散结、行气消胀；胸痛较甚者，加丹参、延胡索、毛冬青以养血、活血祛瘀、行气止痛；心血不足、体虚者，可加首乌、当归以补血、活血、益精；肾虚不纳气而气促者，可加菟丝子、沙苑子以补益肝肾，并可加化湿开胃、温脾止泻之砂仁以引上焦之气而入下焦，使补益之药补而不腻。

现代药理学表明，生脉散可增加心肌能量供应、扩张冠状动脉、提高缺氧耐受性、增强心肌收缩力、抑制脂质过氧化、降低内分泌因子、抑制钙超载、防止心室重构。西药治疗心悸副作用较多，且疗程比较漫长，停药后易复发，加之患者在认识上的差异而导致依从性差，给心悸的治疗带来了很大困难，而中药治疗心悸疗效肯定，毒副作用小，疗效巩固。

第五节　外感高热经验初探

外感高热见于多种疾病，其病因复杂，往往起病急，来势猛，症状表现剧烈，危害严重。中医认为凡卒感六淫邪毒，疫疬之气，客于肌腠，正邪交争，以发热为主要症状，体温升高达39℃以上者，即称外感高热。初起多见恶寒、口渴、脉数等症状。外感高热在中医文献中称"火热""壮热""身灼热"等。中医治疗外感高热类疾病历史悠久，经验丰富。明朝医家王纶在《明医杂著·医论》中明确指出"外感法仲景，内伤法东垣，热病用河间，杂病用丹溪，一以贯之，斯医道之大全矣"。吴鞠通《温病条辨》中记载"治外感如将，兵贵神速，机圆法活，去邪务尽，善后务细，盖早乎一日，则人少受一日之害"。治疗此类疾病要求医者思维敏捷，胆大心细，果敢审慎，不避峻剂。

一、对外感热病的认识

外感高热病因多源，证候多样，病证多变，病情复杂，在病情演变过程中极易耗伤津气，发生闭证、痉证、血证、脱证等特点，民众为之所苦者多。《素问·异法方宜论》曰："南方者，天地所长养，阳之所盛处也。其地下，水土弱，雾露之所聚也。"岭南地处中国最南端，其地域和气候与中原大部有异，温热时病，终年可见。甄氏认为岭南温热时病特点，多是热气熏蒸，积而暴发，卫分时间较短，或一起即见气分高热，甚至见气营两燔、血分证候，其势焚乱而迅速。由此可见，外感高热多以卒感实邪为致病因素，卫气失固为发病之内因，正邪交争为发热的根本病因，按卫气营血传变，岭南外感高热还常兼挟湿邪。

二、外感热病的证治特点

（一）谨遵"卫气营血"辨证论治

甄氏认为外感高热可遵"卫气营血"辨证，临证所见以卫气同病、气分热盛证为众。治疗岭南温热时病主张以透邪祛实法为主，注意顾护阴液、益气扶正，强调不能逢热病必清热利湿，而忌畏温热之药，临证需识清病机。

外感高热因气候更迭、起居不慎、寒温失调，或者时疫邪毒侵犯人体而致。初期皆是肺卫受邪。正如《素问·调经论》云"阳胜则外热"，客邪犯于体表，则卫外之阳气亢盛于肌表，并起而与邪气抗争，从而引发表现于外的发热症状。叶天士指出："温邪上受，首先犯肺。"乃因肺居胸中，上通咽喉，开窍于鼻，外合皮毛，故外邪侵袭则肺卫首当其冲，卫气郁遏，不得泄越，腠理开合失司，肺气失宣，上扰清窍则出现恶风寒、发热、鼻塞、流涕、咳嗽、咽痛、脉浮数等肺卫见症；若治不及时或正虚邪盛，则邪又易于侵入气分，邪正剧争，热炽津伤，甚者邪入阳明，呈现身热不恶寒、壮热、汗多、口渴欲饮、苔黄干、脉洪数等气分热证；若卫证未罢邪已入气，则又会出现卫气同病之热证。

关于证治，甄氏强调叶天士所谓"在卫汗之可也，到气才可清气……"是必须遵循的大原则。肺卫阶段病情尚轻浅，诸症宜疏风透表，使邪从外解，华岫云言"辛凉开肺便是汗剂，非如伤寒之用麻桂辛温也"，用药宜取辛凉透汗解表之意，忌辛温发汗，以免助火化燥，反生他变。多选桑叶、青蒿、薄荷、柴胡、蝉蜕等清透疏表之属，配以金银花、连翘、芦根、竹叶清气分实热，以防邪热入里，内陷阳明。因热势较高，用药需重，有鲜品者更佳。

卫分温邪内传入里，或邪热犯气分，或伏气温病，邪从气分始发皆可形成气分证。温邪进入气分，全身气机受损，正气奋起抗邪，交争甚剧，肺气壅遏，里热已炽，此时强调一点就是祛邪存正在气分阶段至关重要，把握气分关，是控制病情、防止传变的关键，治疗关键是清气透热、泻火解毒，以防腑实渐成、津亏气损，或邪毒深陷入营血分。药用石膏、青天葵、大青叶、黄芩、栀子、连翘一类。石膏为诸药之首，因其善清气分实热，而无苦寒伤脾胃之弊。《本草经疏》云："石膏，辛能解肌，甘能缓热，大寒而兼辛甘能除大热。"张锡纯曾言："石膏……其性凉而能散，有透表解肌之力，为清阳明胃腑实热之圣药，无论内伤、外感用之皆效，即他脏腑有实热者用之亦效。"又言："以微寒之药，欲用大撮扑灭寒温燎原之热，又何能有大效？是以愚用生石膏以治外感实热，轻证亦必至两许；若实热炽盛，又恒重用至四至五两，或七八两，或单用，或与他药同用，必煎汤三四茶杯，分四五次徐徐温饮下，热退不必尽剂。如此多煎徐服者，欲以免病家之疑惧，且欲其药力常在上焦、中焦，而寒凉不至下侵滑泻也。盖石膏生用以治外感实热，断无伤人之理，且放胆用之，亦断无不退热之理。"这正是石膏的妙处所在。而青天葵可清热解毒、泻心肺之火，且兼能润肺止咳，为岭南一带常用草药，治外感高热其功也擅。大青叶善清热解毒而利咽。黄芩善清上焦之热。栀子泻三焦实火，而合淡竹叶同用使邪热从下焦而出。诸药合用可清解气分实热，抑制邪热深入营血分，共奏清气退热之功。甄氏遣方用药亦不会一味苦寒泻火，会酌加厚朴、紫苏梗之属，意在行气宽胸、条畅气机，使正气抗邪，邪气得退。

（二）注重祛除湿邪

岭南之地，气候潮湿，地势卑下，故湿邪较重，常见"外邪入里，里湿为合"的情况，患者常伴有头重如裹、胸脘痞闷、肢体酸重、舌苔厚腻等湿浊中阻之症。法当兼以化湿醒脾才能全功，如若不然病邪可能留滞，导致疾病缠绵难愈，盖因湿性黏滞使热邪胶着难解，而成湿遏热伏，日久病深。故岭南外感热病的治疗以疏表清气为法，兼以化湿醒脾，达到清解热邪、宣畅气机、开泄湿热疫邪之目的。可选用藿香、白扁豆、薏苡仁、草果等。藿香入肺、脾、胃经，《本草正义》云："藿香，清芬微温，善理中州湿浊痰涎，为醒脾快胃，振动清阳妙品。"白扁豆淡渗利湿，味甘平而不甜，气清香而不窜，性温和而色微黄，与脾性最合；薏苡仁性燥能除湿，味甘能入脾补脾；草果则具有燥湿温中之效。

（三）病案举隅

【病案】刘某，女，33岁，学校老师。1988年3月5日初诊。

患者下午开始出现发热，自测体温39.1℃，咽干、咽痒，无鼻塞流涕，少许咳嗽，头痛，以颠顶为主，疲倦乏力，腰背酸痛，胃纳差，舌红，苔薄白，脉浮。证属风热犯肺，治以疏风清热止咳为主。处方如下：

生石膏30克　知母15克　淡竹叶15克　芦根10克
生地黄15克　前胡15克　紫菀15克　大枣20克
大青叶15克

共4剂，嘱患者多饮温水，禁食辛辣、油腻之物，当晚服1剂，次日早晚各服1剂，第3天晨起服1剂。

1988年3月7日二诊：患者服第1剂药1小时后热势稍退，体温可波动在37.8~38.3℃，少许咳嗽，夜间为主，无鼻塞流涕、胸痛等不适。在原方的基础上去前胡，加青蒿15克、牛蒡子15克、连翘20克，以清热泻火解毒，共4剂。

1988年3月12日三诊：患者服药2剂后测体温37.6℃，偶有咳嗽，少许咽痒，胃纳差。在上方的基础上去紫菀、青蒿、牛蒡子、连翘等清热解毒、止咳除蒸之品，加炒麦芽20克、布渣叶10克、浙贝母20克、玄参10克、土牛膝15克等健脾祛湿、泻火解毒止咳，共服5剂后痊愈。

按：患者因风热之邪侵袭卫表，使腠理开合失常，故见发热；风邪犯肺，肺气失宣，出现咳嗽；风热之邪滞咽，故出现咽痒、咽干、舌红、脉浮等风热犯肺之象。清热解毒药物均为苦寒之品较多，故加以健脾祛湿之品，顾护脾胃，祛邪同时要扶正，以达到祛邪不伤正之效。

有人认为中医是治疗慢性疾病，调理疾病的"慢郎中"，目前中医药治疗外感热病的临床阵地有日渐萎缩的趋势。中医治疗热病的优势在于疗效稳定，不易反复，且有较好改善症状的作用。甄氏在中医药治疗外感高热方面取得了较好的效果，其关键在于根据辨证综合治疗，遵卫气营血辨证，不可囿于一法一方，在岭南地区多有湿邪，故可因地制宜采用疏表清气之法，兼以化湿醒脾，则可收卓效。

第六节　胃脘痛应分清寒热虚实、在气在血

胃脘痛，又称胃痛，是以上腹胃脘部近心窝处经常发生疼痛为主要症状，常伴有上腹痛、嗳气、恶心、呕吐、纳呆等，是临床上一种常见病、多发病。如《素问·六元正纪大论篇》谓："木郁之发……民病胃脘当心而痛，上支两胁，膈咽不痛，食饮不下。"《景岳全书·心腹痛》："胃脘痛证，多有因食、因寒、因气不顺者，然因食，因寒，亦无不皆关于气。盖食停则气滞，寒留则气凝。所以治痛之要，但察其果属实邪，皆当以理气为主。"胃为阳土，喜润恶燥，为五脏六腑之大源，主受纳、腐熟水谷，其气以和降为顺，不宜郁滞。胃脘痛病机为胃气阻滞、胃失和降、不通则痛。《医学真传·心腹痛》指出要从辨证理解和运用"通则不痛"之法，书中记载："夫通者不痛，理也。但通之之法，各有不同。调气以和血，调血以和气，通也；下逆者使之上行，中结者使之旁达，亦通也；虚者助之使通，寒者温之使通，无非通之之法也……"甄氏认为胃痛之治当以"理气和胃止痛"为大法，但在临床上应详辨其寒热虚实，在气在血，而后方能审证求因，辨证施治。

一、胃热痛与胃寒痛

（一）胃热痛

临床症状：胃脘灼痛，痛势急迫，遇热则痛甚，得寒则痛减，得凉则舒，心烦易怒，泛酸嘈杂，口干口苦，舌红少苔，脉弦数。

胃热痛的治疗主要以泻热和中止痛为主。喜用救必应、蒲公英、白花蛇舌草等清热解毒、行气止痛的药物治疗胃热痛。救必应，味苦，性寒，有泻火解毒、清热燥湿、行气止痛的作用；蒲公英，味苦、甘，性寒，入胃、肝经，其气甚平，既能泻火，又不损土，可以长服久服而无碍；白花蛇舌草，其性寒，味甘、苦，入胃、大肠、小肠经，有清热解毒消痈的作用。《闽南民间草药》中记载："白花舌蛇草能清热解毒，消炎止痛。"现代医学提示，其具有抗菌、抗炎的作用。

（二）胃寒痛

临床症状：胃痛暴作，甚则拘急作痛，胃痛遇寒则加重，得温则痛减，口淡不渴，或喜热饮，苔薄白，脉弦紧。

胃寒痛主要以温胃散寒止痛为主。喜用鸡骨香、樟木子、毛麝香、高良姜等温胃散寒、理气止痛的药物治疗。鸡骨香，味微苦，性温，气香，长于温通行气止痛、祛风消肿，入心、肺、肝、胃经，常用于治疗脾胃气滞而致的脘腹胀痛；樟木子，味辛，性温，善散脾胃之寒邪，气芳香，善行气止痛，故常用于畏寒、脾胃气滞或虚寒凝滞所致的脘腹冷痛或胀痛；毛麝香，味辛，性温，善治气痛，可治疗胃寒疼痛；高良姜，味辛，性温，入脾、胃经，善温中散寒而止痛、止呕，常用于治胃寒呕吐。

二、胃痛在气

临床症状：胃脘痞满闷塞，脘腹不舒，胸膈胀满，心烦易怒，善太息，恶心嗳气，大便不爽，常因情志因素而加重，苔薄白，脉弦。

甄氏认为胃胀痛者，其病在气为主，即所谓的胃痛在气，又称为胃痞病，其症状主要有胃脘部胀满痞闷不舒，触之无形，按之不痛，与饮食、情志、起居、冷暖等诱因有关，主要因中焦气机阻滞，升降失调所致，尤其与情志因素密切相关，忧思恼怒，伤肝损脾，肝失疏泄，横逆犯胃，脾失健运，胃气阻滞，而发胃痛。

正如《杂病源流犀烛·胃痛》所说"胃痛，邪干胃脘病也……惟肝气相乘为尤甚，以木性暴且正克也"。其病因主要为中焦气机运行失调，脾胃气机壅滞，一旦气滞于中，则必使开合失利，上下失通，枢机失调，痞满之症从生。肝主疏泄，一旦肝失疏泄，必定导致中焦气机升降失调。临证多以辛散或辛苦之品为主，认为"辛以散之，苦以泄之"，辛散有助于行气，调畅气机，以利于脾胃功能的恢复，气行则湿易化，辛散行气还有助于化湿。苦味药可以燥湿，燥湿是治疗中焦脾胃湿邪的主要方法，寒湿用苦温之品，湿热用苦寒之品。因此，辛苦并用对于调整脾胃升降、祛除湿邪是十分有益的。在具体治疗过程中根据中医辨证，灵活选择用药，临床疗效颇佳。本病虽有虚实之分，但临床以虚实夹杂多见。根据"虚则补之，实则泻之"的原则，在治疗上应分清主次，消补兼施，主要以疏肝解郁，理气消痞为主。甄氏平素喜用黄皮寄生、佛手、茉莉花、玫瑰花、素馨花等疏肝理气止痛的药物治疗胃胀痛。黄皮寄生可行气祛风，化湿止痛；佛手味辛、苦，性温，清香浓郁，归肝、脾、胃、肺经，善于疏解肝气之郁结，有行气止痛、和胃健脾之功效，故常用于肝郁气滞、肝胃不和及脾胃气滞等诸证所致的胃脘胀痛，且治肝可以安胃；茉莉花味辛、甘，性温，具有理气止痛、辟秽开郁之效；玫瑰花性温，味甘、微苦，有理气解郁、和血散瘀之功；素馨花味苦，性平，具有行气止痛、清热散结之效，《岭南采药录》中曾记载素馨花能"解心气郁痛，止下痢腹痛"。

病案举隅

【病案】詹某，女，45岁。1982年5月7日初诊。

反复胃胀痛2年余，时有胸胁胀满，嗳气反酸，善太息，夜眠差，大便干，3天一行。舌淡暗，边有瘀斑，苔白，脉弦。外院查胃镜提示：慢性浅表性胃炎。

中医诊断为胃痛，证属肝郁气滞。西医诊断为慢性胃炎。处方如下：

蒲公英15克	白花蛇舌草20克	救必应15克	厚朴15克
佛手15克	苍术15克	香附10克	延胡索10克
法半夏10克	海螵蛸15克	浙贝母15克	甘草10克

共7剂。

患者服用7剂药后随访，胃胀痛明显缓解，无嗳气反酸等不适。

按：胃胀痛，胃痛且胀，以胀为主，痛无定处，时痛时止，常由情志不舒引起，多属病在气。此患者因肝气郁结，肝郁化火，横逆犯胃，肝胃气滞，则胃脘部胀痛；胃失和降，气机上逆，故嗳气；肝胃气火内郁，可见反酸；肝气郁结，而表现为善太息；舌淡暗、边有瘀斑、苔白、脉弦为肝郁气滞之象。

胃脘痛临证加减：胃热之胃脘痛者，可加白茅根、竹茹、金银花等药物以清胃热，止呕止痛；寒滞气痛者，可加高良姜、广木香、樟木子等。高良姜为大辛大温之品，具有散寒行气止痛之效，广木香善于行脾胃大肠滞气，樟木子为辛温之品，具有温胃和中，祛风散寒之效；脾气虚者，可加党参、茯苓等补气健脾之药；出血较多者，可加仙鹤草、紫珠草以收敛止血，必要时可加用田七以加强活血祛瘀止血、止痛之效。

三、胃痛在血

胃痛日久，久治不愈则胃痛在血，病程日久，久病伤胃络，多为虚实夹杂。《临证指南医案·胃脘痛》中指出胃脘痛"初病在经，久痛入络，以经主气，络主血，则可知其治气治血之当然也，凡气既久阻，血亦应病，循行之脉络自痹，而辛香理气、辛柔和血之法，实为对待必然之理"。

临床症状：胃痛如针刺，痛有定处，按之痛甚，疼痛持久，饮食后加重，入夜尤甚，舌暗红或有瘀斑，脉涩。

治疗上多以活血化瘀通胃络法为主，甄氏喜用蛇泡簕单味药物，蛇泡簕药性微寒，味淡、涩，既能活血祛瘀又有消肿止痛之效，适用于气滞日久或久痛入络，气机壅塞，久之胃络瘀阻、胃失和降而出现的胃痛。

鱼白甘汤是甄氏在长期的临床实践中治疗慢性胃痛常用方子，灵活运用鱼白甘汤辨证加减治疗胃痛在血之证，疗效显著。

鱼白甘汤组成：

鱼古20克　浙贝母20克　白及15克　炙甘草12克

本方具有制酸和胃、活血止痛之效，方中鱼古（海螵蛸）咸涩微温，入肝经走血分，有制酸止痛、止血、生肌散结之效，为君药。现代研究显示，鱼古有中和胃酸、促进溃疡愈合的作用。浙贝母味苦性寒，有清热化痰、制酸散结、解毒之功，现代医学研究，本品能制酸解痉，为臣药。二者一收一散，一温一寒，清热制酸，和胃止痛。白及质黏收涩，入血分以泻热，以守为主，有收敛止血、生肌之功效，对溃疡病不仅有良好的止血效果，而且有促进病灶缩小及愈合的作用，为佐药。炙甘草性微温，其补脾益气作用强于生甘草，故为使药。

四、养胃护胃，饮食调护为先

"胃司受纳，故为五谷之府"，饮食入口，经过食道，容纳并暂存于胃，这一过程称之为受纳，称胃为太仓、水谷之海。"人之所受气者，谷也，谷之所注者，胃也。胃者水谷之海也"。胃主受纳功能是胃主腐熟功能的基础，也是整个消化功能的基础。若胃有病变，就会影响胃的受纳功能，而出现纳呆、厌食、胃脘胀满等症状。胃主受纳功能的强弱，取决于胃气的盛衰，反映于能食与不能食。能食，则胃的受纳功能强；不能食，则胃的受纳功能弱。胃主腐熟指胃将食物消化为食糜的作用。"中焦者，在胃中脘，不上不下，主腐熟水谷"（《难经·三十一难》）。脾胃密切合作，"胃司受纳，脾司运化，一纳一运"（《景岳全书·饮食》），才能使水谷化为精微，以化生气血津液，供养全身，故脾胃合称为后天之本，气血生化之源。饮食营养和脾胃的消化功能，对人体生命和健康至关重要。所以说"人以水谷为本，故人绝水谷则死"（《素问·平人气象论》）。早在《素问·痹论》中即指出"饮食自倍，肠胃及伤"。宋·严用和在《济生方·宿食门》中说："善摄生者，谨于和调，使一饮一食，入于胃中，随消随化，则无滞留之患；若禀受怯弱，饥饱失时，或过餐五味、鱼腥、乳酪，强食生冷果菜，停蓄胃脘。遂成宿滞。轻则吞酸呕恶，胸满噫嗳，或泄或利；久则积聚。结为癥瘕，面黄羸瘦，此皆宿食不消而主病焉。"饮食不节易导致胃肠病，饥饿失宜是导致胃痛的重要因素。过食辛辣生冷，肥甘厚味，则易生热、生湿、生痰，过食生冷则常损及脾胃阳气。暴饮暴食，常成食滞，使脾胃失运，出现食伤脾胃之症；偏食或营养摄入不足，常可引起气血不足，胃失濡养，发为胃痛。故临证处方用药应切记"勿伤胃气"，否则胃气一败，百药难施，故平素饮食禁食油腻、辛辣之品。

第七节　慢性肝炎以养阴柔肝为主治

慢性肝炎的病程一般多在半年乃至数年不等，肝功能损害情况轻重不等，常见症状为疲倦乏力，纳食欠佳，腹胀或轻或重，大便或结或溏，肝区疼痛，肝脏肿大，期间出现肝功能受损。患者自觉症状之轻重程度常有很大差别，轻者可无症状，仅于检查时发现肝脏肿大，压痛亦轻，谷丙转氨酶（ALT）偶可轻度增高；重者肝区疼痛并压痛明显，伴厌食，腹胀，恶心，甚至胸闷，气短，夜卧不安。慢性肝炎属于中医"黄疸""胁痛""肝瘟""虚劳""郁证"等范畴。主要因体内湿热之邪逗留，久病体虚，正虚邪恋导致气血不畅，淤积而成。《金匮翼·胁痛统论》云："肝虚者，肝阴虚也。阴虚则脉细急，肝之脉贯隔布胁肋，阴虚血燥则经脉失养而痛。"临床上以肝阴不足及气滞血瘀、脾胃失调为多见。

肝炎早期正盛邪实，湿热疫毒羁留，表现为气滞血瘀、湿热内蕴等证候，病情发展，以至肝、脾、肾三脏俱损，出现虚实夹杂证候。而在虚实夹杂中以阴虚为本。究其原因可能因邪留日久，必伤阴液；肝郁化火，耗血劫阴；过用苦寒辛燥之品，阴津暗耗；或素体阴虚，感湿热之邪易化火灼阴。

慢性肝炎的病程较长，病因复杂，症状多变，其临床表现不明显，主要表现为全身疲乏无力，腹胀，腹痛，肝脏部位隐痛感，肝脏肿大，局部按压痛等，肝为木脏，性喜条达，肝气不舒，横逆侵犯脾胃，上扰颠顶，可见胸胁胀痛，头晕肢麻，食欲不振，口苦，脉弦等。

肝阳有余，多因肝体不足而致，故治以酸味药敛阴泻热，此所谓"逆其性者泻"也。酸味药可敛其横逆之势，临床上多与苦味药配伍，但甄氏主张使用小剂量的苦味药，认为慢性肝炎是肝气虚弱、病邪伤正而致，临床上大多投以苦寒药，恣意攻伐，导致肝体损伤，伤及元气。肝病日久，屡治不佳以致肝体受损，气阴两伤，一派正虚之象。故苦味药亦以小剂量配伍为宜。

一、养阴与柔肝

肝体阴而用阳，性刚而喜柔，肝之体以阴为养，以柔为生，在变化中常以阴血亏虚较多，故治疗慢性肝炎时以养阴柔肝为主。"养"有保养，补养之意，养阴又称为补阴、滋阴、育阴、益阴。肝藏血，血为阴，肝体为阴；肝主疏泄，宜舒畅调达，如春阳升发之象；内寄相火，易动风化火，肝又主筋；肝的这些功能、作用，偏于动、偏于热，属阳，故肝体阴而用阳。肝体为阴，重滋养，肝体失养就会出现肝阴血不足的征象，如眩晕、消瘦、四肢乏力、面色苍白、视物昏花、眼差等。

肝主疏泄，为将军之官，故又有肝性刚直之说，但肝又主生发、生血、藏血，肝血有赖于肾水的滋养，故肝用为阳而性刚，肝体为阴而喜柔。"柔"有抚摸之意，肝脏受到外邪侵袭，会引起肝阳亢奋，此时宜用柔肝之法，使肝阳归于平静，使外邪不易入侵。此外，"柔"还有以柔克刚之意，肝体阴而用阳，受外邪侵犯后常表现为肝阴不足而阳亢之象。慢性肝炎日久，外邪入侵较深，客邪久留，容易造成肝脏之损害或形成硬化，此时宜用"以柔克刚"之法治之。

二、养肝方的临床应用

甄氏治疗慢性肝炎，多以养阴柔肝兼以活血化瘀为主，其方药组成如下：

白芍15克　女贞子20克　旱莲草20克　生地黄20克
丹参15克　玉竹15克

方中白芍归肝、脾经，有养阴柔肝之效，为君药。女贞子味苦、甘，性平，气味俱阴，入肾经，为除热、补精之要品，肾得补，则五脏自安，精神自足，百病除；旱莲草，味甘、酸，性凉，入肝、肾经，具有补肾益阴之效。女贞子与旱莲草相须为用，互相促进，补肝肾、强筋骨，共为臣药。生地黄滋阴养血；丹参味苦性微温，有活血祛瘀之效；玉竹味甘，为柔润之品，有养阴润燥、除烦止渴、补中健脾之效。三者均为佐使药。

病案举隅

【病案】林某，男，48岁。1979年4月11日初诊。

患者1年前开始出现胁肋部疼痛，未予重视，自诉近半年来工作压力较大，胁肋部隐痛加重，劳累后尤甚，伴口干咽燥，心中烦热，头晕目眩，舌红少苔，脉弦细。中医诊断为胁痛，证属肝络失养，治疗以养阴柔肝为主，方以养肝方加减，处方如下：

旱莲草20克　女贞子20克　生地黄20克　丹参15克
玉竹15克　　白芍15克　　麦芽30克　　黄精15克
麦冬15克　　生地黄15克

共服10剂，胁肋部疼痛明显消失，口干咽燥、心中烦热及头晕目眩等不适明显缓解。

按：胁痛是指以一侧或两侧胁肋部疼痛为主要表现的病证，胁痛病位主要在肝胆，与肺脾肾有关。肝居胁下，经脉布于两胁，胆附于肝，二者相表里，其脉亦循于胁，故胁痛之病，首当责之肝胆。肝乃将军之官，性喜条达恶抑郁，情志不遂，肝气不疏，气机不利，气阻脉络而致胁痛。现代人生活节奏紧张，工作压力大，环境人际关系失调，情志不畅时易发生。此患者出现胁肋部隐痛，主要因肝气不舒，肝络失养，肝肾阴亏，精血耗伤所致。肝阴不足，不能上滋头目，则头晕耳鸣；阴液亏虚不能上润，则见口咽干燥。舌红少苔，脉弦细均为肝络失养之象。

养肝方临证加减：眠差者，可加远志、石菖蒲。远志辛温行散，补养心血，利九窍，益智慧，宁心安神，散郁化痰；石菖蒲辛散温通，通九窍，明耳目，理气化痰。远志通于肾交于心，石菖蒲开窍启闭宁神，二药合用，开心窍、通络、交心肾，益肾健脑，开窍启闭宁神之力增强。大便秘结者加瓜蒌仁。胁胀痛甚，按之硬，加醋鳖甲软坚散结。烦热而口渴，加知母、石膏，以滋阴降火。腹痛者，加甘草，增大芍药用量，以缓急止痛。口苦咽干者，加炒黄连以清热燥湿、泻火解毒。湿热驻留者，加绵茵陈以清热利湿。肝肿者可用白背叶根、射干以清热解毒、疏肝、活血，并促进转氨酶恢复正常。转氨酶高者可加用板蓝根、人参叶等药物，可清热解毒、生津止渴，加速转氨酶恢复正常。体虚者可加党参、岗梅根，以补中益气。

第八节　高血压病辨治经验

原发性高血压属中医"眩晕""头痛"和"中风"等范畴。早期多无症状，体检时发现血压增高，或在精神紧张、情绪激动或劳累后头晕、头痛、眼花、耳鸣、失眠、乏力、注意力不集中等症状，随着病程的进展血压持续升高，其他脏器受累。

甄氏认为高血压病病位以肝为核心，累及心、脾、肾，以肝之阴虚阳亢为病理基础，应从肝论治，认为肝在高血压病机中占有特别重要的地位。正如《黄帝内经》所言："诸风掉眩，皆属于肝。"如情志失调，尤其是忧思恼怒则伤肝，肝气郁结，横逆犯脾，脾失健运则聚湿化痰，流于血脉则痰瘀互阻而见头晕，头痛，头重如裹，胸闷，心悸失眠，胃纳差，脉涩或滑，舌暗红，苔厚腻等症；肝气郁久化火，肝火上炎则见头痛，头胀，头面烘热而赤，眼睛干涩，口苦口干，耳鸣，舌红苔黄，脉数等症；肝火过盛则可使肝阳暴亢于上而见头晕耳鸣，头痛，急躁易怒，口干口苦，大便干，舌红，苔黄腻，脉弦数等症；"乙癸同源"，肝阴虚久，累及肾阴，则肾阴亦亏，水不涵木，肝阳亦亢，阴虚阳亢则见眩晕、头痛、腰膝酸软、五心烦热、心悸失眠，舌红少苔，脉弦细而数等症；肝阳亢而无制则化火动风上扰头目，甚则挟痰瘀之邪阻于脑脉，清窍失养而发眩晕或中风，可见头晕，头痛，腰膝酸软，肢体麻木，舌红，苔黄或苔少，脉弦而长等症。

高血压不同程度地涉及了肝气、肝郁、肝火、肝阳等肝脏病理的诸多方面，甄氏在多年的临床实践中，运用自拟潜阳方治疗肝阳上亢型高血压具有显著的临床疗效。

潜阳方的临床应用

高血压（肝阳上亢型）临床症状：眩晕、头痛、急躁易怒、腰膝酸软、耳鸣、心悸、少寐、头重脚轻、四肢麻木、面红、目赤、口干、口苦、舌红少苔、脉弦有力。

潜阳方组成：

决明子15克　地龙20克　钩藤15克　夏枯草10克

白芍15克　牡蛎20克（先煎）　五味子10克

生地黄15克　杭菊15克　牛膝15克

方中的决明子味甘、苦，性微寒，入肝、肾、大肠经，清肝热，兼益肾阴，能清热而平肝；钩藤，平肝风，祛风化痰；牡蛎味咸平，气微寒，无毒，入足少阴、厥阴、少阳经，专治肝胆二经病变，重镇潜阳，三者为君药，具有平肝风、潜阳补阴之效。夏枯草有清肝散结之效，地龙归肝、脾、膀胱经，具有清热止痉、平肝息风、通经活络、平喘利尿之功效，二者共为臣药。生地黄乃补肾之要药，益阴血之上品，白芍性凉、味苦酸，具有补血养血、平抑肝阳、柔肝止痛之效，杭菊专制风木，故为祛风之要药，诸风掉眩，皆属肝木，风药先入肝，三者为佐药。五味子收敛固涩，益气生津，补肾宁心，牛膝引诸药下行，二者为使药。全方具有平肝潜阳，祛风通络之效。

病案举隅

【病案】陈某，女，75岁。1986年11月3日初诊。

患者既往有高血压病史10余年，自诉平素未规律服用降压药物，1个月前开始出现头晕头痛，易烦躁，时有胸闷，胁肋部少许疼痛，以胀痛为主，颈肩部僵硬，伴有手足麻木，胃纳一般，眠尚可。舌红，苔薄黄，脉弦。测血压为158/100毫米汞柱。中医诊断为头痛，证属肝阳上亢型，治疗以平肝清热息风为主，处方如下：

决明子15克　天麻20克　钩藤15克　夏枯草10克
牛膝15克　　白芍20克　五味子10克　杜仲15克
杭菊15克

患者共服上药10剂后头痛消失，但时有头晕，血压降为130/90毫米汞柱，余症同前，继续服上方5剂后诸症悉平。

按：甄氏认为，老年性高血压病多属本虚标实之证，病机为阴阳失调，以肝、肾为本，以风、火、痰、瘀等内生之邪为标，阴亏于下，阳亢于上，火越于外，风动于内，瘀阻于脉，痰淫于络，全身上下内外，无处不致，诸变生焉，应注意标本兼顾，辨明轻重，灵活治疗。患者为老年女性，年过七旬，肝肾日渐亏虚，肝肾阴亏，阴不制阳，阳亢化风，故头晕头痛；肝阳化风，风动筋脉挛急，阴亏筋脉失养，则出现颈部僵硬、手足麻木；舌红、苔薄黄、脉弦为肝阳上亢之象。

甄氏喜用岭南本草，如猪笼草、决明子、豨莶草、钩藤、地龙等药物治疗肝阳上亢型高血压。猪笼草味甘、淡，性凉，入肺、胆、胃经，具有清热利湿、化痰止咳之效；决明子清热平肝降压；豨莶草归肝、肾经，具有祛风湿、利关节之效；钩藤、地龙清热平肝息风、通经活络。

此外，擅用中医外治法配合汤药内服，内外兼治以治疗高血压病，具有显著临床疗效。主要使用中药熏洗、穴位贴敷药等外治法，方法简单，疗效确切，操作安全无副作用，能明显降低患者的血压，同时能改善患者的临床症状。甄氏平时喜用牛膝30克、川芎30克、天麻30克、钩藤30克，水煎煮，嘱患者每晚临睡前熏洗约20分钟，水温不宜过高，本方具有平肝潜阳，引火下行之效。尤其适用于肝阳上亢而出现的头晕头痛、眼睛干涩、烦躁易怒、口干口苦等。中医外治法联合西药降压，能使药物直驱病所，达到最佳降压作用，从而减少西药用量，避免药物副作用，是体弱多病不宜多服降压药或久服耐药患者的最佳选择。

第九节　不寐辨证治验

一、古籍对不寐的论述

不寐亦称目不瞑、不得卧或不得眠，临床表现为轻者不易入睡或睡后易醒，多梦，醒后入睡困难；严重者彻夜难眠，日间常伴有头痛、头昏、心悸、健忘、焦虑、抑郁、易激惹等。《难经》最早提出不寐这一病名，《难经·四十六难》认为不寐的病机为"血气衰，肌肉不滑，荣卫之道涩，故昼日不能精，夜不得寐也"。《黄帝内经》中认为不寐主要原因有两种，一是其他病证影响，如咳嗽、呕吐、腹满等使人不得安卧；二是气血阴阳失和，使人不能寐。如《素问·病能论》曰："人有卧而有所不安者何也？藏有所伤及，精有所寄则安，故人不能悬其病也。"《素问·逆调论》还记载有"胃不和则卧不安""阳明逆不得从其道""逆气不得卧，而息有音者"，后世医家延伸为凡脾胃不和，痰湿、食滞内扰，以致寐寝不安者均属于此。汉代张仲景在《伤寒论》及《金匮要略》中记载了用黄连阿胶汤及酸枣仁汤治疗失眠，至今临床仍有应用价值。《古今医统大全·不得卧》较详细地分析了不寐的病因病机，并对其临床表现及其治疗原则做了较为详细的论述。张景岳在《景岳全书·不寐》中较全面地归纳和总结了不寐的病因病机及其辨证施治方法，"寐本乎阴，神其主也，神安则寐，神不安则不寐。其所以不安者，一由邪气之扰，一由营气之不足耳"，还认为"饮浓茶则不寐，心有事亦不寐者，以心气之被伐也。"《灵枢·口问》曰："卫气昼日行于阳，夜半则行于阴。阴者主夜，夜者卧……阳气尽，阴气盛则目瞑；阴气尽而阳气盛，则寤矣。"中医认为正常生理状态下，卫气昼日常行于阳，夜行于阴，阳气尽则卧，阴气尽则不寐，各种致病因素导致阴阳平衡失调，气血失和以致心神失养或心神不安，即发为不寐。《灵枢·大惑论》中提到"卫气不得入于阴，常留于阳，留于阳则阳气满，阳气满则阳跷盛，不得入于阴则阴气虚，故目不瞑矣"。

二、从心、肝、肾论治

甄氏认为不寐主要从心、肝、肾论治，认为心为五脏之首，主血脉、神志。不寐的病位在心，常累及肝、肾，其治疗应注重调整脏腑阴阳气血。由于不寐主要因脏腑阴阳失调、气血失和，以致心神不宁，所以首先应从本而治，着重调治所病脏腑及其气血阴阳，以"补其不足、泻其有余、调其虚实"为总则，应用养心安神、滋阴降火、交通心肾、疏肝养血、和胃化滞、活血通络等法，由此使气血和调、阴阳平衡、脏腑功能恢复正常。

三、中药沐足治疗不寐

甄氏喜用沐足治疗不寐，认为中药沐足是治疗失眠首选且安全有效的方法。中药沐足主要通过温热刺激，使足部毛孔开放，药液直接透皮毛而入穴，进入组织、经脉、体循环而输布全身，发挥药理效应，或直接作用于穴位、经络等起到整体效应，发挥其药物的归经功效。正如吴师机云："外治之理，即内治之理，外治之药，亦即内治之药，所异者法耳"。因此，中药沐足同中药内服一样，通过辨证施治，调节脏腑功能，使机体内、外环境趋向平衡，阴阳调和，则神安而眠。

病案举隅

【病案】陈某，男，52岁。1986年10月27日初诊。

患者3年前开始出现失眠，甚至彻夜难眠，不易入睡，夜梦多，自服安定类药物后可入睡，多次就诊于外院，经中西医治疗后好转，但易反复。现患者仍有入睡难，易惊醒，梦多，日间疲倦乏力，伴腰膝酸软，大便偏烂。舌暗红，苔薄黄，脉弦细。患者长期口服西药及中药，现要求采用中医外治法。中医诊断为不寐，综合分析，考虑此患者证属心脾两虚、肾精不足，治疗以养心安神、补肾益精为主。

中药熏洗方组成：

五味子20克　当归20克　远志15克　合欢皮20克

共20剂，每晚临睡前，将1剂药放入5碗水中一起煎煮至约1碗水，再加入温开水5升，倒入浴足盆中，浸泡双足，水温不宜过高，根据自己耐受程度水温一般控制在40～50℃，水浸泡双足30分钟，经随访，外用10剂后患者失眠有明显改善，故嘱患者续用上方。

中药沐足可促进血液循环，促进新陈代谢，消除疲劳，改善睡眠。足部有丰富的神经末梢和毛细血管，用热水泡脚对神经和毛细血管有温和良好的刺激作用。这种温热刺激反射到大脑皮层，对大脑皮层起到抑制作用，使兴奋的交感神经顺利的与副交感神经转换，副交感神经兴奋可使人处于安静休息状态，从而改善睡眠。

第十节 妇女郁证治验

郁证病名首见于《医学正传》，古谓之"懋"，主要是由于情志不舒，气机郁滞所引起的气滞、痰结、食积、火郁乃至脏腑不和的一类病证。郁者，滞而不通之意，临床主要表现有心情抑郁，情绪不宁，胸部满闷，胁肋胀痛，或心烦易怒、悲忧善哭，或自觉咽中有异物梗阻、失眠等各种复杂症状。

一、妇女郁证的病因病机

情志不遂，或郁怒伤肝，肝气郁结则出现气郁，经络被阻，清阳不升，浊阴不降，脏腑功能失调，心神被扰，脑神失养，皆因气郁这一重要环节导致。郁证除了与患者受外界的精神刺激强度以及持续时间的长短相关之外，也与患者机体本身有极为密切的关系。正如《杂病源流犀烛·诸郁源流》说："诸郁，脏气病也，其原本由于思虑过深，更兼脏气弱，故六郁之病生焉。"说明机体的脏气弱是郁病发病的内在因素。甄氏认为，妇女郁证关键在于痰，以气血失调为基础，气血失调则易生痰，初期气机阻滞，痰郁渐生，中后期则气郁愈重，痰郁亦重，因此，痰邪贯穿于妇女郁证始终。

同时，妇女以血为本。此论来源于《灵枢·五音五味》所说"妇人之生，有余于气，不足于血，以其数脱血也"。《圣济总录》设"血气统论"，已提出"妇人纯阴，以血为本，以气为用"的学术观点。妇女每一生理过程都以血为用，并消耗一定的气血才能完成。肝为血脏，以阴血为本，肝又主疏泄，调畅气机，调畅情志。肝疏泄功能正常，气机调畅，气血调和，人的心情就开朗。反之，妇女阴血不足，外界的刺激致肝之疏泄功能失职，则气机郁滞不畅，气血失调而发为郁证。

清代名医张石顽将妇女郁证之病因病机归纳为以下三种：一则肝气郁结，气机不畅，出现胸胁、乳房、少腹胀痛，以及痛经、经闭等症；二则木郁不达出现木克脾土，脾气不升，胃气失降，成肝胃不和之证，临证可见纳少、呃逆、嗳气、吞酸、腹胀、肠鸣、便溏、胃脘胀痛等症；三则气滞血瘀，水液代谢失常，痰浊内生，可见胁肋胀痛或有痞块，或见咽中异物梗阻，甚则精神恍惚，惊悸不安。

二、妇女郁证的治疗

妇女郁证的病程一般较长，用药不宜峻猛。在实证的治疗中，应注意理气而不耗气，活血而不伤血，清热而不败胃，祛痰而不伤正；在虚证的治疗中，应注意补益心脾而不过燥，滋养肝肾而不过腻。治疗上主张以理气开郁、调畅气机、养阴柔肝兼养心安神为原则治疗妇女郁证。

病案举隅

【病案】唐某，女，48岁。1987年6月5日初诊。

2年前开始出现精神抑郁，常感觉咽中不适如有物梗阻、吞之不下、吐之不出，未予重视，近半个月来上述症状加重，就诊于多家医院，经治疗后未见缓解。现自觉咽中有异物感，胸闷，胁肋部胀满，口苦，胃纳差，眠差，二便调。舌红，苔薄黄、微腻，脉弦细。证属痰气郁结，治疗以行气开郁、化痰散结为主。处方如下：

法半夏15克　厚朴15克　茯苓15克　炒麦芽20克
柴胡10克　佛手10克　炒黄连5克　何首乌15克
浮小麦30克

共7剂，水煎服，每天1剂，分2次服。

1987年6月13日二诊：服药后患者情绪有所好转，胸闷、胁肋部胀满、咽部异物感等症状较前明显改善，已无口苦等不适，故去炒黄连、柴胡，加陈皮15克、大枣20克、女贞子15克、旱莲草15克，以理气健脾、燥湿化痰、补中益气、滋养肝肾、养血安神，续服7剂，后患者诸症痊愈。

按：郁证，初病多实，此患者因情志不舒而导致肝气郁结，出现胸胁部胀满；肝郁及脾，脾失健运，蕴湿生痰，则导致气郁痰凝，阻滞胸咽，而出现胸闷、咽喉有异物感；气郁伤脾，饮食减少，生化无源，则气血不足，心失所养，神失所藏，出现胃纳差、眠差；舌红，苔薄黄、微腻，脉弦细，为痰气郁结之象。气血失调是妇女郁证的主要病机，治疗妇女郁证应以疏肝理气、调和气血，兼养肝阴、柔肝阳、滋补肝肾为基本的原则。

三、移情易性为重

《素问·举痛论》说："思则心有所存，神有所归，正气留而不行，故气结矣。"《灵枢·本神》说："愁忧者，气闭塞而不行。"情志不畅为引起郁证的重要病因，移情易性即能使气机通畅，缓解郁证。正如《临证指南医案·郁证》所说"郁证全在病者能移情易性"。所以医者应关心患者的疾苦，做好心理工作，充分调动患者的积极性，正确对待客观事物，合理饮食，增强体质，解除思想顾虑，保持乐观的生活态度，树立战胜疾病的信心，才能有助于疗效的提高，远离郁证。

此外，还可采用音乐疗法治疗郁证。音乐疗法是运用医学心理学的理论和方法，通过音乐旋律、节奏、和声、调、拍子、音的强弱及其组合来治疗疾病，以达到消除心理障碍，恢复或增进心身健康的目的。利用音乐治疗疾病早在中医学经典著作《黄帝内经》中就有所论及。中医认为，五音的特性与人体脾、肺、肝、心、肾五脏相对应，直接或间接影响人的情绪和脏腑功能，临床可根据这五种调式音乐的特性与五脏五行的关系及患者的不同心理状态来选定曲目治疗疾病，重要的一点是要根据患者的特点和爱好选择不同乐曲，同时，配合气功、导引、太极拳等治疗效果更佳。甄氏认为针对妇女郁证，采用移情易性的辅助治疗，会得到事半功倍的疗效。

第十一节 特发性肺纤维化辨治治验

特发性肺纤维化是指原因不明并以普通型间质性肺炎为特征性病理改变的一种慢性炎症性间质性肺疾病。近年来发病率及病死率不断上升，但发病机制迄今不明，多数学者认为本病系自身免疫性疾病，可能与遗传因素有关。特发性肺纤维化主要的临床表现为干咳、进行性呼吸困难、活动后加重等。目前西医治疗首选药物为糖皮质激素，免疫抑制剂也有一定疗效，但效果均不理想，长期使用副作用多，会增加继发感染、呼吸衰竭的风险。近几年的研究发现，中医药在治疗肺纤维化方面取得了较为明显的疗效，逐渐引起人们的重视。该病基本属于中医的"咳嗽""喘证""痰饮""肺痿""肺胀"等范畴。

一、对本病病机特点的认识

本病初起在气，久则气阴两虚，气虚不运，痰饮凝滞；气虚血瘀，痰瘀互结，病情复杂，但本病以虚为本，属本虚标实之证。初期病变在肺，肺开窍于鼻，外合皮毛，主气司呼吸，主宣发肃降。外邪由口鼻、皮毛入侵，首先犯肺，肺宣降失常，上逆作咳。肺为娇脏，本不耐寒热。若反复感受外邪，再加之饮食不节、情志内伤或他脏疾病传变，反复损伤肺气，病情不断进展，致肺气日虚，肺病日久，子耗母气，致脾失转输，脾胃生成的水谷精津不能上灌四旁周身，痰饮内生，上贮于肺；"肺为水之上源"，肺气久虚，水道不通，水精不布，津聚成痰，日久则痰饮深伏于肺。"气为血之帅""肺朝百脉"，肺气不利则血行不畅，肺络血脉瘀滞。

病理因素之间相互影响，痰瘀并见，最终痰饮、血瘀错杂为患，瘀血与痰饮共同形成痹阻于肺络间的浊邪，进一步影响肺的宣降功能。

本病病情反复或日久迁延，最终累及于肾。肺司呼吸，肾主纳气，《难经·四难》云："呼出心与肺，吸入肾与肝。"《类证治裁》云："肺为气之主，肾为气之根，肺主出气，肾主纳气，阴阳相交，呼吸乃和。"肺病日久必伤及肾气，清气之吸入者少降，浊气之呼出者受阻，气无所司，壅塞于肺叶，肾不纳气则为喘促，动则尤甚，故本病的后期以肺肾两虚为主。

二、辨证论治

（一）急性期首辨邪正盛衰

在本病急性期，临床症状多表现为刺激性干咳或有少量黏痰，常伴低热、乏力、关节疼痛。由于该病病程较长，多数患者有肺肾两虚或肺脾两虚的基础，而复感外邪，宣解不彻，邪气郁肺，或反复感邪，肺气先伤，日久则累及脾肾或外感六淫之邪，肺失宣降，气血随之涩滞瘀阻，且温热毒邪犯肺，势必导致肺之津气损伤，这些都是引发本病的重要原因。究其病机以外邪犯肺、络脉瘀阻、气血不畅为主，此阶段中医辨证以邪实为主。外邪侵袭，以解表达邪为先，根据患者症状表现针对性给予清热解表、散寒解表、益气解表、滋阴解表、温阳解表等。表证不明显者，则要注意痰、热、瘀、虚夹杂及相互转化。早期常见证型有痰热阻肺，治以泻肺化痰平喘，方用桑白皮汤加苇茎、鱼腥草、瓜蒌皮、葶苈子、海蛤壳等；痰瘀阻肺，治以理气化痰行瘀，方用二陈汤加丹参、旋覆花、茜草等；气虚风寒犯肺，治宜疏风散寒，宣肺平喘，方用玉屏风散合三子养亲汤加前胡、紫菀、炙百部、蜜枇杷叶等，兼有水饮、咳痰清稀、多泡沫者，可用小青龙汤加减，散寒蠲饮；阴虚燥热伤肺，治宜清肺化痰，疏风润燥，方用清燥救肺汤加用沙参、玉竹、百合、浙贝母等。

（二）慢性迁延期补虚泻实

随着病情的进展，肺络不通，肺气受损，患者会表现出由实致虚，虚实夹杂的病理特点，本虚为肺脾肾亏虚，标实为痰浊血瘀凝结于肺，但以本虚为主。本阶段的治疗目的是延缓病情进展，提高患者生存质量。此时若重于攻伐祛邪，则会使正气愈伤，病情愈重。具体临证时，在调补肺肾、扶正固本基础上，适当加用一些化痰祛瘀之品。调补肺肾是根据"金水相生"理论，母病及子，通过补子以达"金能生水，水能润金"之效，方用平喘固本汤加减。兼血瘀者，合桃红四物汤加减；若喘不能卧，便秘者，加大黄、葶苈子；气虚瘀阻，面唇紫绀明显者，加丹参；兼痰热者，合苇茎汤加减，痰有腥臭，可加鱼腥草、金荞麦、桑白皮清化痰热，痰多黏稠者，加海蛤壳；痰浊壅盛者，合三子养亲汤加减；若寒痰较重，痰黏白如沫，畏寒肢冷，加干姜、细辛、橘红温肺化痰。

（三）久病宜活血通络

病初在气分，日久则累及血分，因气能生血化津，肺肾气虚，津血生化乏力，久则阴液亦随之而亏，无以润肺养身，则出现干咳、咽干、低热、消瘦等阴液亏虚之象。肾虚与血瘀亦密切相关，肾虚元气不足，无力推动血行，可致气虚血瘀；肾阳不足不能温养血脉，可致血寒而凝；肾阴不足、虚火炼液，可致血黏而滞。络脉是人体气血运行的通路，久病必入络。气虚阳虚、阴液不足，则络脉不充，复加痰浊血瘀则见痹阻之症。肺络病久，气血瘀痹，气病及血，血病及气，两者互为因果，故治疗方面行气与活血不可截然分开，宜通补荣养。在辨证治疗时可选用丹参、白芍、铁包金、当归、郁金、地龙、赤芍、路路通、丝瓜络等活血通络之品，并常加入枳壳、苏梗等理气之品以助血行。

总而言之，特发性肺间质纤维化的病机演变及治疗过程，虚、热、痰、瘀四种致病因素在疾病的发生发展过程中均起着重要作用，气虚血瘀、肺虚络痹存在于整个病程当中，因而益气活血、利肺通络法亦应贯穿于整个治疗过程始终。

病案举隅

【病案】赵某，男，62岁。2005年10月15日初诊。

患者反复咳嗽、气喘10余年，加重3周。患者近10年来反复出现咳嗽，咳痰稀薄、色白、多泡沫，气喘，活动后加重，在广州某三甲医院住院期间确诊为特发性肺纤维化，长期服用激素治疗。经治疗后咳嗽较前稍好转，但仍有活动后气喘。近3周来，气喘逐渐加重，活动后尤甚。症见：气喘，活动时加重，咳嗽，咳痰黄白相间、量少，乏力，口干，汗出多，纳可，舌质暗红，苔薄黄腻，脉沉细。查体：眼睑、面部轻度浮肿，口唇紫绀，杵状指，呼吸频率30次/分，双肺呼吸音粗糙，双下肺可闻及少许湿啰音，双下肢轻度凹陷性水肿。胸部CT片显示：双下肺野弥漫性网状、斑点状阴影。中医诊断：喘证，证属肺肾亏虚、瘀血阻络，西医诊断：特发性肺纤维化。治以补肺益肾、活血化瘀通络为主。处方如下：

黄芪15克　五爪龙20克　白术10克　桑寄生20克
苏子10克　五味子5克　葶苈子20克　桔梗10克
丹参20克　枳壳10克

水煎服，每天1剂，连服14剂。

2005年11月1日二诊：服上药后咳嗽气促均有所减轻，汗多、头面部及下肢水肿稍减轻，纳可，舌红，苔黄，脉沉细。处方如下：

太子参30克　蜜枇杷叶15克　浙贝母15克　浮小麦20克
煅龙骨20克（先煎）　　　煅牡蛎20克（先煎）

五味子10克　乌梅15克　　丝瓜络15克　丹参15克

铁包金20克　路路通15克　薏苡仁20克　茯苓20克

布渣叶15克　炒麦芽20克

续服14剂。服药后症状进一步好转。后随症加减，调治半年余，活动后气喘明显减轻，头面部及下肢浮肿消失，紫绀减轻，无咳嗽、咯痰等症，可以参加一般性体力活动。

按：此为肺纤维化慢性迁延期，病久则肺肾亏虚，肺失宣降，肾不纳气，故出现气喘、咳嗽；病程日久，久病入络，瘀阻经络，津液不布，则出现紫绀、水肿、口干等；病以虚为本，卫表不固，则出现汗出多，舌质暗红，苔薄黄腻、脉沉细均为肺肾亏虚、瘀血阻络之象。虚、痰、瘀是本病的病理关键，肺肾亏虚为病之本，气阴不足为"虚"的一面；痰瘀阻络为"实"的一面，气阴两虚加之痰瘀阻络，则肺失濡润，痿弱不用。痰浊、瘀血既是病理产物又是病情加重的因素，久之虚者更虚，实者更实，交互错杂，恶性循环，渐进加重。甄氏喜用活血化瘀药，认为部分活血药有抗纤维化作用，如丹参有活血祛瘀、除烦安神、凉血消痈作用。现代研究表明丹参有扩张肺小动脉、降低肺动脉压、改善微循环、清除氧自由基的作用。特发性肺间质纤维化是疑难病症，目前，中药已经日益广泛地应用于此类患者的治疗中，而且也取得了一定的疗效。但是中药研究仍需多层次、多环节、更加细致地进行，力争发挥其应有的价值，进一步提高患者的生存质量。

第十二节　慢性嗜酸性粒细胞性肺炎治验

慢性嗜酸性粒细胞性肺炎（chronic eosinophilicpneumonia，CEP），为肺嗜酸性粒细胞浸润症中的一种，以气道或肺实质嗜酸性粒细胞浸润为特征，主要临床表现为外周或组织中的嗜酸性粒细胞增多，伴肺部体征或胸部影像学异常。本病在我国属少见病，目前西医治疗以糖皮质激素（OCST）为主，虽大多数患者对OCST反应良好，但部分患者存在症状反复，难以停药、停药后易复发，以及长期应用激素带来副作用等相关问题。

慢性嗜酸性粒细胞性肺炎的病因尚不明了，可能是一种自身免疫性疾病，也有学者认为可能与寄生虫（钩虫、蛔虫等）及药物所致的变态反应有关，其主要病理特点为肺泡腔及间质内有不同程度的炎性细胞浸润，其中含有大量的嗜酸性粒细胞。本病临床表现无特异性，起病常隐匿，主要症状为咳嗽、呼吸困难、发热、盗汗、中度体重下降等。西医治疗主要是应用OCST，根据马楠等对1995～2005年Medline 收录的有关CEP 的文献报道（共125例患者）进行的综合分析，73.6%的患者在停用OCST 或减量时疾病复发，停药至复发的平均时间为71±115周。多数患者在OCST 减量至每天10毫克时复发，复发后应用OCST 仍然有效。对47例患者进行1年以上的随访，32例（68.1%）患者在最后一次随访时仍需服用OCST。

慢性嗜酸性粒细胞性肺炎在中医学属内伤咳嗽、喘证范畴。甄氏认为，与外感咳嗽不同，此类疾病常为咳嗽日久，损伤肺气，迁延不愈，累及他脏，最终导致肺脾肾三脏功能失调。"肺为气之主，肾为气之根"，肺主呼气，肾主纳气，肺肾共主呼吸，若肺气亏耗日久及肾，则见肾不纳气而喘；肺通调水道，为水之上源，脾主运化水液，肾主水，若肺脾肾三焦气化失司，清气不升，浊阴不降，清浊相干，水湿内停，聚而变生痰浊，因"肺为贮痰之器"，故见痰浊阻肺之象。治应肺脾肾三脏同调，以培土固本法为治疗大法，调脾补肾以正本清源。

病案举隅

【病案】邢某，男，74岁。2013年11月19日初诊。

患者反复咳嗽、咯痰2年余。患者2年前无明显诱因出现咳嗽、咯白痰、流清涕，咳甚伴喘憋感，咳嗽以睡前及晨起较重，日间较轻，曾于协和医院就诊，行胸部CT提示双肺散在多发斑片影，予抗感染、止咳化痰等对症处理后症状未见好转。2012年9月于北京大学人民医院住院，行纤维支气管镜及肺活检检查，诊断：嗜酸性粒细胞性肺炎，慢性阻塞性肺疾病，支气管扩张症。给予醋酸泼尼松，每天30毫克口服治疗。患者坚持服用醋酸泼尼松1年余，定期门诊复查血常规，嗜酸性粒细胞计数及百分比反复波动，口服OCST剂量随之加减，最大剂量每天30毫克，最小剂量每天7.5毫克，咳嗽、咯痰症状未见好转，为求中医治疗遂前往就诊。症见：咳嗽，咯黄色黏痰，胸闷，时有喘憋感，以夜间为要，不能平卧，需保持坐位方可入睡，自觉疲倦乏力、怕冷，纳眠差，面色晦暗，两颧红，舌黯、苔黄腻，脉弦滑浮，沉取无力。服用醋酸泼尼松，每天10毫克。2012年9月北京大学人民医院全血细胞分析：白细胞（WBC）：6.48×10^9/升，中性粒细胞百分比（NEUT%）：44.97，中性粒细胞绝对值（NEUT）：2.91×10^9/升，嗜酸性粒细胞百分比（EOSIN%）：16.76，嗜酸性粒细胞绝对值（EOSIN）：1.09×10^9/升，血红蛋白含量（Hb）：130.6克/升，血小板计数（BPC）：216.2×10^9/升；血清总IgE：2500单位/毫升；烟曲霉菌IgE检测：350单位/升；支气管灌洗液细胞计数及分类检查：巨噬细胞70%，分叶核细胞2%，嗜酸性粒细胞（百分比）14%，细胞总数0.13×10^6/毫升；胸部CT提示：慢性支气管炎、支气管扩张，肺气肿，双肺感染；纵隔多发肿大淋巴结；右侧胸膜肥厚。2013年11月12日，本院全血细胞分析：WBC 9.41×10^9/升，NEUT% 46.6，NEUT 4.38×10^9/升，EOSIN% 5.6，EOSIN 0.53×10^9/升，Hb 175克/升，BPC 176×10^9/升。西医诊断：慢性嗜酸性粒细胞性肺炎，慢性阻塞性肺疾病，支气管扩张症。中医诊断：咳嗽，证属肺脾肾虚、痰浊中阻。治法：健脾补肾，润肺化痰。处方如下：

五指毛桃30克　浙贝母20克　炒麦芽20克　桑葚20克
黄精15克　　　牛膝15克　　蜜枇杷叶15克　太子参10克
补骨脂10克　　白芍10克　　炒黄连3克

共7剂，水煎服，每天1剂，继续服用醋酸泼尼松，每天10毫克。

2013年11月26日二诊：咳嗽咯痰明显减少，夜间喘憋感消失，可平卧入睡，食欲较前好转，舌象基本同前，脉中浮象有所收敛。当天复查血常规：WBC 8.55×10^9/升，NEUT% 78.4，NEUT 6.70×10^9/升，EOSIN% 2.7，EOSIN 0.23×10^9/升，Hb 183克/升，BPC 189×10^9/升。处方如下：

浙贝母20克　炒麦芽20克　桑葚20克　　石斛20克
太子参15克　蜜枇杷叶15克　布渣叶10克　补骨脂10克
紫河车10克　法半夏10克　炒黄连3克

共7剂，水煎服，每天1剂。继续维持OCST用量。

2013年12月3日三诊：白天基本不咳，每晚睡前咳嗽咯痰，痰色黄白，量较多，咳后可安睡整晚，无胸闷喘憋，精神好转，食欲改善，观其面部已有光润之色，颧红转淡，舌质转润，腻苔有所减退，脉象弦滑略浮。处方如下：

炒薏苡仁30克　浙贝母20克　炒白术20克　补骨脂15克

桑葚15克　　蜜枇杷叶15克　法半夏15克　前胡15克
紫菀15克　　当归10克　　　射干10克

共14剂，水煎服，每天1剂。OCST用量同前。其后维持上述治疗原则不变，随症加减。

门诊随访：2014年1月16日复查血常规EOSIN%及EOSIN均正常，OCST减量为每天5毫克，至2014年3月18日停用，至今未见复发。

按：由于此类患者往往病程日久，脾肾亏虚，身体羸弱，多虚不受补；滋肾之品恐滋腻碍胃，温肾之品又恐刚燥耗气，且常痰湿困阻中焦而为标实，故先调脾胃，以醒脾、健脾、补脾三步为法，使中焦土运，枢机得复。如魏荔彤《金匮要略本义》云："盖人之元气在肺，元阳在肾，既剥削则难于遽复矣，全赖后天之谷气资益其生。是营卫非脾胃不能宣通，而气血非饮食无由平复也。"醒脾者，清脾开窍，使之苏醒也。李时珍《本草纲目》云："甘松芳香能开脾郁，少加入脾胃药中，甚醒脾气。"认为芳香药物具有醒脾开郁的作用。五指毛桃、布渣叶均为岭南习用草药。五指毛桃生长于深山隐谷处，味甘，性质温和，香气四溢，既能芳香化湿、开胃消滞，又具有清热滋阴、益气生津润肺的作用。布渣叶正如清·何克谏所著《生草药性备要》中载："味酸，性平，无毒，解一切蛊胀，清黄气，清热毒。作茶饮，去食积。"二者均可芳香化湿，清热生津而醒脾。脾既醒，清阳之气得升，再继之以健脾之品利水祛湿，斡旋中州。因湿为阴邪，阻遏脾之气机，而脾属太阴之土，喜燥恶湿，故健脾当以除湿为主，且脾主升清，胃主降浊，醒脾健脾同时应注意和胃消积，使胃气得降，方能使中土斡旋，枢机复运，以炒薏苡仁淡渗利湿，法半夏燥湿化痰、和胃降气，炒麦芽消食化积。最后再以补益脾气之品强健脾胃，巩固疗效，选用太子参益气健脾、生津润肺，炒白术补气健脾、燥湿化痰。脾土既得运化，便可更进一步固本培元，以补肾之品，充实下焦，纳气归真。CEP患者往往有长期服用OCST的情况，中医认为，激素是外源性的"纯阳""邪热"之品，长期作用于人体会导致肾之阴阳失衡，初始阴精内敛，滋养之性被遏，出现肾阴虚表现，而当激素撤减时，肾阴封蛰日久，阴液渐亏至阴损及阳，使肾阳不振，肾之动态平衡失调，由肾阴虚导致肾阳虚，最终肾精亏损，阴阳两虚。故补肾当根据肾虚之阴阳偏颇，在有所侧重的情况下，阴阳并补，以取阴中求阳、阳中育阴之意，正合张介宾《景岳全书》之语："善补阳者，必于阴中求阳，则阳得阴助而生化无穷；善补阴者，必于阳中求阴，则阴得阳升而泉源不竭。"以桑葚、黄精、紫河车滋肾益精，再以补骨脂温肾助阳，牛膝滋补肝肾，并引诸药下行。考虑到该患者有颧红、脉浮等虚阳外越之象，以炒黄连3克小量引火归元，使阳气复归于肾。另，此病虽以正虚为主，然亦有痰浊、血瘀等邪实之象。治疗上应标本兼顾，攻补兼施，以蜜枇杷叶、浙贝母、前胡、紫菀、射干等物宣肺平喘、止咳化痰；当归活血补血，白芍养血柔肝、祛瘀而不伤正。本案患者仅服药7剂，EOSIN%及EOSIN即降至正常，后随访复查未见升高，且OCST可逐渐减量直至停用，说明中医药在清除肺部炎症细胞及抑制炎症介质释放等方面疗效肯定，可尝试推广应用于其他由炎症细胞浸润而导致的肺部疾病。

第十三节 脓毒症辨治治验

脓毒症是指由感染引起的全身炎症反应综合征（SIRS），是创伤、烧伤、休克、大手术等临床急危重患者的严重并发症之一，也是诱发脓毒症休克、多器官功能障碍综合征的重要因素。脓毒症是临床ICU患者死亡的主要原因，其研究已成为危重病急救医学界的前沿领域之一，积极探索中医药干预治疗有着非常重要的现实意义。

一、中医学对脓毒症的认识

古代中医文献中无"脓毒症"病名的记载，但《伤寒论》中所论述的伤寒热病的急性发病以及六经中不同的传变机制与现代医学的脓毒症相似，其中的太阳蓄血证与脓毒症序贯性损伤密切相关。《伤寒论》第106条云："太阳病不解，热结膀胱，其人如狂，血自下，下者愈。其外不解者，尚未可攻，当先解其外。外已解，但少腹急结者，乃可攻之，宜桃核承气汤。"可见太阳表证不解，邪热随经入腑，热结于下焦血分，下焦气血凝滞不通，腑气不能下降，邪热上扰心神，则会出现"如狂"之精神症状。此条文之病机就在于热毒内陷，腑气不通、气血凝滞，上扰心神。现代医学已经证实，肠道可能为脓毒症肠源性感染，内毒素血症的启动器官，而凝血系统异常也在脓毒症发生、发展过程中具有重要作用。太阳蓄血证的病机与脓毒症的发病机制存在一致性。温病学说在《伤寒论》的基础上有所发展，补充了《伤寒论》的不足，因此，脓毒症的中医治疗多以伤寒、温病为基础，以六经辨证、卫气营血辨证为基本辨证体系。

二、热毒内蕴、内陷营血、腑气不通是脓毒症主要病理基础

脓毒症的病因虽繁，但概而言之，不外内外二因。外者乃六淫毒邪、疫疠之气，内者乃内生毒、瘀、痰、热，更有意外损伤、失治误治者。在脓毒症的发病中，外来之毒邪扰乱机体正常代谢及功能，入里化热，变生热毒（刺激机体产生大量自由基及细胞因子等），热毒煎熬血液，加之气虚无以行血，则血行瘀滞，津液停聚化为痰浊（组织水肿等）。热、毒、痰、瘀既为脓毒症之病理产物，又为脓毒症之致病因素。内外之毒邪相互蕴结，阻遏三焦气机，灼伤气阴及脉络，脏真受损，机体阴阳气血逆乱，生成更多的毒邪，形成恶性循环。毒邪外受，始发肺卫，肺为娇脏，其位最高，开窍于鼻，正如叶天士所言"温邪上受，首先犯肺"。肺主治节，主气的宣发肃降，通过肺脏，人体的清气与天地之清气相合。毒邪内侵使肺失肃降则清气难以敷布全身，各脏腑缺乏清气的滋养，脏真受损；肺失宣发则内外毒邪难以排出体外。肺与大肠相表里，无肺气之肃降，大肠难以推动浊邪自肠道排出；大量毒邪聚于肠中，损伤肠道，又成为毒邪入侵的新途径。在脓毒症的病变中，肠道既是易受毒邪攻袭之地，又为毒邪蕴生之所。肺朝百脉，毒邪大量积聚于肺中，则可直接深入经络，内陷营血。邪入营分和血分是温热病发展最深重的阶段。营热阴伤、扰神窜络，症见高热口干、烦躁谵语、斑疹隐隐；邪热到达血分，则可动血耗血、痰热扰心，症见身热躁扰、神昏谵狂、吐血、便血、尿血、斑疹密布；甚则邪热猖獗，脏腑经络严重受损，瘀热煎灼，迫血妄行，精血耗竭殆尽，脏器衰竭而亡。

机体最大的细菌及毒素贮库——肠道可能是原因不明感染的"策源地"，肠道细菌或（和）内毒素移位所致的肠源性感染与严重创伤、休克、外科大手术等应激后发生的脓毒症、多器官功能障碍综合征（MODS）密切相关。临床资料显示，大

面积烧伤患者血浆内毒素水平增高，而早期烧伤创面是无菌的，体内并未找到明确感染灶，因此早期内毒素血症可能是由于肠道细菌或（和）内毒素移位所致。现代医学关于其发病机制与热毒内蕴、内陷营血、腑气不通的脓毒症病理基础相似。

三、瘀血阻络贯穿脓毒症始终

叶天士认为："凡大寒大热病后，脉络之中必有推荡不尽之瘀血。"在脓毒症的发展过程中，无论是瘀热阻络，还是血虚夹瘀，或气虚无力运血，或气滞不能行血，均可导致气血失调、血流瘀滞、瘀血阻滞脉道。瘀血既可作为病理产物，又可作为致病因素，客于络脉，致络脉运行气血的功能受到严重影响，甚则阻塞不通，脏真受损，多个脏器依次出现功能障碍。有形之邪阻于络中，形成"势不能出于络外，故经盛入络，络盛返经，流连不已"的恶性循环，令病势缠绵难愈，出现多脏腑变证。

现代医学研究证实，凝血系统异常在脓毒症的发生、发展过程中具有重要作用，脓毒症时凝血系统活化，并促进炎症的进一步发展；炎症也可引起凝血系统活化，二者相互影响，共同促进脓毒症的恶化。脓毒症患者常伴有凝血通路和纤维蛋白溶解异常，凝血系统激活的重要标志物纤维蛋白原降解产物D-二聚体升高，活化蛋白C（APC）等抗凝物质下降，纤维蛋白溶解系统在脓毒症过程中直接受到影响，最终受到抑制，可引起多种细胞因子的一系列反应，导致器官功能损害和脓毒症发生、发展。

四、脓毒症的基本治法与方药

热毒内蕴、内陷营血、腑气不通是脓毒症的主要病理基础，瘀血阻络贯穿脓毒症始终。针对此病机特点，可采用通腑活血法治疗脓毒症，以泻热存阴、化瘀通络。桃核承气汤在《伤寒论》中为蓄血证而设，病机乃瘀热互结于下焦，与脓毒症的中医病机相吻合。方中以大黄、芒硝通腑攻下，急下以存阴，给邪气以出路；桃仁活血化瘀，桂枝活血通络，同时桃仁、桂枝共引药性入营血；甘草顾护中焦胃气，补后天之本。全方攻补兼施，共奏通腑攻下、泻热存阴、活血化瘀之功。临床可根据辨证进行加减：如脾胃虚弱，可加用四君子汤；痰浊较盛者，加厚朴、法半夏或合用二陈汤、温胆汤；实热较盛者，可加石膏、知母或合用白虎加人参汤；阴津亏损者，可加天花粉、生地黄、玄参等药物；阳气不足者，可加用附子或合用四逆汤等。

现代实验研究证明，桃核承气汤能改善异常血液流变学，促进机体血液循环，调理机体内环境的稳定性，增强免疫功能低下小鼠体液免疫及细胞免疫功能，并能促进细胞因子干扰素-γ（IFN-γ）的产生。此外，桃核承气汤能够有效降低血清中丙二醛（MDA）的含量、提高血清超氧化物歧化酶（SOD）的活力，对内毒素血症大鼠血管内皮细胞损伤有明显的保护作用。

病案举隅

【病案】王某，男，42岁。2008年3月21日初诊。

患者发热伴咳嗽5天，气促2天伴意识障碍2小时。患者于3月16日受凉后出现发热、咳嗽、痰多色黄，体温持续在39℃以上，在当地医院治疗未见明显好转。3月19日出现气促，21日出现意识障碍，遂来急诊。症见：高热，神昏，烦躁，大便4日未解，气促，自汗出；舌质紫暗，苔黄厚，脉沉实而涩。体温39.6℃，呼吸30次/分，脉搏120次/分，血压85/65毫米汞柱，昏迷状态，颈软，双肺呼吸音粗，右下肺闻及大量湿啰音，心率120次/分，律齐。血常规：WBC 21.4×10^9/升，NE 92.1%；PLT 101×10^9/升。血糖：12.1毫摩尔/升，Cr 146毫摩尔/升。血气：pH 7.28，SaO_2 82%，PO_2 45.6毫米汞柱，PT 18秒，APTT 62秒，D-二聚体729微克/升。胸片示：右中下肺大片阴影。中医诊断为神昏，证属瘀热互结、腑气不通。西医诊断为重症肺炎、脓毒症、脓毒症休克。治疗上，西医给予积极液体复苏及抗生素、糖皮质激素、多巴胺治疗，积极给予生命支持、控制血糖等。中医以通腑泄热化瘀为基本治则，给予桃核承气汤加减，处方如下：

桃仁20克　桂枝10克　大黄20克　芒硝10克（冲服）
甘草10克　石膏30克　知母10克　生地黄20克
党参20克

煎液300毫升，胃管注入，分3次服用。治疗4小时后，患者神志转清，气促稍缓解。3日后，大便得通，气促好转，无发热。7天后神志清，无咳嗽，无痰，大便正常，无气促，各项检查指标正常，舌淡红，苔薄白稍少津，脉平缓。患者好转出院，继续给予生津养阴药以善后，西药未再服用。出院后2周随访，患者如常人，无诉不适。

按： 患者感受外邪，邪气入侵肺卫后，迅速逆传心包，内陷营血，而致神昏，见舌质紫暗，脉涩。腑气不通，热毒内蕴，故高热、大便不通、舌苔黄厚、脉沉实。热毒内蕴，迫汗外出，故自汗。肺与大肠相表里，热毒内蕴，腑气不通，热毒转而上逆迫肺，而致气促。故治以泄热通腑生津、活血化瘀通络，给予桃核承气汤加减。桃仁活血化瘀，桂枝活血通络，共引药物入营血；大黄、芒硝通腑泄热，急下以存阴；石膏、知母、党参取白虎加人参汤之义，泄阳明之热兼益气养阴，生地黄养阴生津。诸药配合，通腑泄热，存阴生津，活血通络。

第四章 世家验案

岭南中医药精华书系
岭南中医世家传承系列

西关甄氏 杂病世家

第一节 咳嗽

【案一】张某,男,42岁。1987年5月4日初诊。

[病况摘要]患者反复咳嗽2年余。每因工作及生活压力大时加重,于多家医院治疗后仍经常复发,遂前来就诊。现症见:阵发性咳嗽,有痰质黏,不易咯出,平素性情急躁,时有胁肋部胀痛,善太息,少许咽痛,口苦,纳可,二便调。舌红,苔薄黄,脉弦数。

[诊断]中医诊断为咳嗽。西医诊断为支气管炎。

[辨证治疗]考虑此患者肝气郁结,气郁化火,木旺侮金,肺络损伤,肺气上逆而致咳嗽阵作,咯痰不爽;气机郁结,肝失条达而出现胸胁胀痛、善太息,急躁易怒、口苦。舌红、苔黄、脉弦数均为肝气犯肺之象。证属肝气犯肺。治宜清肝泻火,化痰止咳。处方如下:

桑白皮15克 地骨皮15克 青皮15克 陈皮15克

五味子15克 郁金15克 茯苓15克 海蛤壳20克

甘草10克

水煎服,每天1剂,服7剂而痊愈。

肺为金,居上焦,司呼吸,其气以肃降为顺;肝为木,属下焦,主疏泄,其气以升发为顺。肝气若要升发而不郁,需赖肺气之肃降以为辅;肺气若要肃降而不密,需赖肝气升发为助。两脏互助,一升一降,则人体气血升降有序,气机正常。

若肝气升发太过，或肝火太盛，上逆侮肺，肺失肃降，以致气逆作咳，咳则连声。本病病位在肺、肝，病性为实证，病因病机为脏腑功能失调，肝失条达，肝郁化火，木火刑金，肺气失于清肃，导致咳嗽。在临床中由于肝气郁结、化火犯肺引起的咳嗽并不少见，此类病证大多先见痰热壅肺之证，由于肺气被遏，不能制肝，肝火偏亢，久之引起胸胁疼痛、烦躁易怒、面红目赤、头晕目眩等症状。故本类病证的治疗，不能只着眼于肺，还应该重视肝对肺的影响。

【案二】谢某，女，50岁。1988年10月10日初诊。

[病况摘要] 患者反复咳嗽1年余。半年前在外院行肺功能检查（具体不详）诊断为咳嗽变异性哮喘。每遇天气变化及闻及油烟等刺激性气味时加重，平素间断口服支气管扩张剂及吸入激素等药物治疗，控制一般。1周前患者因受冻开始出现咳嗽加重，以干咳为主，自觉气紧，呼吸不畅，时有胸闷不适，咽痛，口干，纳差，眠尚可，小便调，大便偏烂。舌红，苔黄，脉浮而数。

[诊断] 中医诊断为咳嗽。西医诊断为咳嗽变异性哮喘。

[辨证治疗] 患者因秋季感受风燥之气，炎暑未消、气候干燥，燥热迫于肺里，燥气伤肺，耗津灼液，肺失宣降，出现干咳无痰、口干、咽喉干痛；因吸入烟尘、异味气体，使肺气郁闭，天气冷热失常、气候突变的情况下会诱发咳嗽，燥邪犯肺，肺失宣降，故出现气紧、呼吸不畅。舌红、苔黄、脉浮而数，均为燥热犯肺之象。证属风燥伤肺，治以养阴润肺、止咳化痰。处方如下：

苦杏仁10克　桔梗10克　浙贝母20克　麦冬10克
桑叶15克　　前胡15克　紫菀15克　　北沙参15克
金荞麦20克

共5剂。

1988年10月16日二诊：咳嗽较前缓解，少许咽干，无胸闷等不适，但怕冷，自觉后背部发凉，大便偏烂，考虑患者素体阳虚，中焦脾胃运化失司，兼夹寒湿之邪，在原方的基础上加党参、黄芪益气扶正健脾，加干姜温中散寒、温肺化饮，加桂枝温经散寒、调和营卫，后服7剂痊愈。

【案三】王某，男，33岁。2000年9月11日初诊。

[病况摘要] 患者反复咳嗽5年余。曾到多家医院就诊，查肺功能，提示支气管激发试验阳性，胸片及血常规检查均未发现异常，诊断为咳嗽变异性哮喘，服用抗生素及止咳药，并吸入小剂量糖皮质激素联合支气管扩张剂治疗后未见明显改善，现已停用。3个月前因不慎着凉后开始咳嗽加重，就诊于多家医院，经治疗后未见明显好转，遂来就诊，现症见：咳嗽，以干咳为主，夜间尤甚，咽痒即咳，自觉气紧，时有呼吸不畅，伴有胸闷，无心慌、胸痛等不适，畏寒，纳一般，眠尚可，二便调。舌淡红，苔薄白，脉弦滑。

[诊断] 中医诊断为咳嗽。西医诊断为咳嗽变异性哮喘。

[辨证治疗] 此患者因不慎着凉后感受风寒之邪而出现咳嗽加重，风寒之邪侵犯肺卫，而以风为先导，风寒束肺，肺气壅塞不得宣通，清肃之令不行，气道挛急而发咳嗽、气紧、呼吸不畅、胸闷等；反复咳嗽多年，耗伤阳气，阳气不足，卫阳不固，则出现畏寒，解表不彻、其邪未尽而出现咽痒；舌淡红，苔薄白，脉弦滑均为风寒外束之象。证属风寒外束、肺失宣降。故治以祛风散寒、温肺止咳。处方如下：

前胡15克　蜜麻黄5克　　细辛3克　　　麦冬15克
紫菀15克　法半夏10克　蜜枇杷叶15克　桑葚20克
麦芽20克　淫羊藿15克　炒白术20克

共7剂。

2000年9月17日二诊：咳嗽较前有所好转，痰色白质黏，不易咯出，自觉咽干，吞咽时少许咽痛，纳眠尚可，二便调，舌淡红，苔白，脉弦细。在原方的基础上去细辛、淫羊藿等温肺温肾阳之品及炒白术、麦芽等健脾消食之品，加苦杏仁10克、桔梗10克以宣肺降气，加射干15克以清利咽喉，加百合20克以补虚润肺，法半夏加至15克以温化寒痰，共7剂。1个月后随访，诸症悉平。

【案四】孟某，女，51岁。2003年11月13日初诊。

［病况摘要］患者反复咳嗽8月余。患者8个月前开始出现咳嗽，当地医院给予口服头孢哌酮、左氧氟沙星抗感染未见好转，遂前来就诊，现症见：咳嗽，阵发性干咳，时有气紧，伴有胸胁胀闷，心烦，无发热恶寒，无鼻塞流涕，口干口苦，双目干涩，胃脘部胀满，眠一般。舌红，苔薄白，脉弦细。查胸片：双肺纹理增粗。肺功能检查：第一秒用力呼气容积（FEV1）66%，最大呼气峰流量（PEF）76%，PEF变异率34%，支气管舒张试验阴性。

［诊断］中医诊断为咳嗽。西医诊断为咳嗽变异性哮喘。

［辨证治疗］咳嗽变异性哮喘发病后常常由于误诊误治而经久不愈，性情郁闷，肝气郁结，加之大量、长期应用抗生素，损伤脾胃，脾虚运化失职，聚湿生痰，痰阻于内，气机不畅，使肝郁更甚，致使肝郁痰滞反复交织，肺气壅滞，气逆于上而出现咳嗽；肝失调达，肝郁气滞，则出现胸胁胀满、心烦、口干口苦等症；舌红、苔薄白、脉弦细均为肝郁气滞之象。证属肝郁气滞，治疗以养阴润燥、疏肝降逆止咳为法。处方如下：

柴胡15克　　黄芩10克　　厚朴15克　　枳实15克
苦杏仁10克　浙贝母15克　郁金10克　　防风15克
乌梅20克　　五味子10克

2003年11月18日二诊：患者咳嗽较前明显缓解，故予续服前方共4剂，1周后随访，咳嗽、胸胁胀满感消失，胃纳尚可，二便调。

【案五】 李某，男，42岁。2004年2月10日初诊。

[病况摘要] 患者咳嗽1月余。患者1个月前出现咳嗽、咳痰黏稠，发热，最高体温38.2℃，头痛，经西医治疗热退，但仍咳嗽不止，无痰，咽痒、咽干，胸憋不舒，夜间咳甚，剧咳时有遗尿。曾服用先锋霉素、阿米卡星、强力枇杷露等，未见好转。现症见：咳嗽，咽干，声音嘶哑，无咽痛，无鼻塞流涕，气紧，时有胸闷，疲倦，咳甚则遗尿，腰酸，胃纳尚可，夜尿多，大便偏烂，舌淡红，苔薄白，脉沉细。查体：体温37℃，听诊两肺呼吸音增粗，未闻及干、湿性啰音及哮鸣音。血常规正常，X线胸片提示：双侧肺纹理稍增粗。肺功能检查：支气管激发试验阳性。

[诊断] 中医诊断为咳嗽。西医诊断为咳嗽变异性哮喘。

[辨证治疗]《仁斋直指方》(《医贯》) 云："肺出气也，肾纳气也，肺为气之主，肾为气之本。"，古人云"久咳必虚""久咳伤肾""咳嗽日久，久咳不止，咳则遗尿"。在治疗此类咳嗽变异性哮喘患者时要特别注意肺肾的关系。肺主气，肾纳气，肾主要摄纳肺吸入之气而调节呼吸。虽肺主一身之气，但吸入之气，必须下归于肾，由肾气为之摄纳，呼吸才能通畅、调匀。《医碥》云："气根于肾，亦归于肾，故曰肾纳气，其息深深。"此患者因肺气不足，肾虚摄纳无权，气不归元而出现咳嗽、气紧、咳甚则遗尿、腰酸；肾气不足，久延伤阴，津不上承，则咽干；喉为肺系，肾脉循喉，肺肾阴亏，喉失滋养兼虚火熏灼会厌，则声音嘶哑；肺肾不足，气少不足以息，则疲倦乏力，时有胸闷；舌质淡红，苔薄白，脉沉细均为肺肾不足之象。证属肺肾不足。治疗以调理肺肾、纳气止咳为主。处方如下：

前胡15克　　紫苏叶15克　　百部15克　　紫菀15克

　　　　五味子10克　　枳壳15克　　菟丝子15克　　牛膝15克
　　　　山茱萸15克

共5剂。

2004年2月15日二诊：咳嗽、咽干、胸闷等较前好转，纳增寐安，精神好转，再加减原方服用7剂后，诸症痊愈。

【案六】焦某，男，51岁。2006年10月17日初诊。

[病况摘要] 患者2年前开始出现咳嗽，曾辗转多家医院就诊，诊断为咳嗽变异性哮喘。服用各种抗生素及止咳药物，症状未见明显缓解，自诉遇油烟等刺激性气味或冷空气时加重。现症见：咳嗽，以夜间为主，痰少色白，时有咽痒，无咽痛，平素怕冷，易打喷嚏，无鼻塞流涕，偶有气喘，胃纳一般，眠差，二便调。舌淡红，苔薄白，脉弦细。

[诊断] 中医诊断为咳嗽。西医诊断为咳嗽变异性哮喘。

[辨证治疗] 风性轻扬，善客上焦，故用药宜"轻"，不仅药量宜轻，而且药质宜轻，因药性轻扬，宣泄上焦，才能起到祛风止咳之功，此所谓"治上焦如羽，非轻不举"。此患者因感受风寒之邪，肺卫首当其冲，风寒束肺，肺气壅塞不得宣通，清肃之令不行，气道挛急而发咳嗽、咯痰色白、气促，夹肾中阳气不足，则咳嗽以夜间为主；舌淡红、苔薄白、脉弦细均为风寒束肺之象。证属风寒束肺。治疗以祛风散寒、宣肺止咳，兼温补肾阳为原则。处方如下：

　　　　苦杏仁10克　　桔梗10克　　荆芥15克　　补骨脂15克
　　　　紫苏子15克　　浙贝母20克　　五味子10克　　炙麻黄5克
　　　　巴戟天15克　　茯苓15克

共7剂。

2006年10月24日二诊：在原方的基础上去苦杏仁、桔梗、炙麻黄等宣肺降气、止咳化痰之品，加炒白术、党参以补气健脾。共7剂。前后间断服用中药共2个月余后，已无咳嗽、咯痰、气喘等不适。

【案七】曾某，女，57岁。2014年2月25日初诊。

[病况摘要] 主诉为反复咳嗽2个月余。患者2个月前感冒后出现咳嗽，在外院查胸片提示：支气管炎。服药后效果不明显，遂来求诊。现症见：时有咳嗽，痰多，色黄灰，鼻塞，自觉有鼻涕倒流，偶有胸闷呼吸不畅感，无气促，无咽痒咽痛，无发热，无恶寒，胃纳一般，睡眠尚可。舌质淡红，苔白，脉弦滑。

[诊断] 中医诊断为咳嗽。西医诊断为支气管炎。

[辨证治疗]《素问·五常政大论》云："必先岁气，无伐天和。"冬者，多风寒之气。此患者为冬季受寒感冒后咳嗽，盖为风寒之邪犯肺所致，肺气受阻，宣肃不行，津液不化，凝聚成饮，匿伏于肺而致久咳。患者虽痰多色黄灰，然观其舌脉，热象不显，而痰饮之象更盛，故此为寒饮闭郁日久，而渐化热，亦即寒包热，非痰热壅肺之咳嗽，故治当温化寒痰中少佐清热之品，同时配伍健脾行气之品，肺脾同治，则化痰之力更佳。切记不宜过用寒凉之品，致气机凝滞，饮邪更重，咳嗽更甚。寒饮伏肺，肺失宣肃，故见鼻塞、鼻涕倒流及胸闷不畅之感。舌质淡红、苔白、脉弦滑为痰饮内停之象。证属寒饮停肺，兼有郁而化热之迹。治疗上，以温肺化饮，健脾行气，兼以清热。处方如下：

蜜麻黄10克	桂枝10克	赤芍10克	干姜10克
细辛10克	五味子10克	法半夏10克	炙甘草10克
射干10克	蝉蜕10克	茯苓15克	陈皮10克
蜜枇杷叶15克			

共6剂。

2014年3月4日二诊：咳嗽好转，痰减少，无鼻塞，鼻涕倒流至咽喉次数减少，胸闷缓解，胃纳差，眠尚可。舌质淡红，舌苔薄白，脉弦滑。治宜和中益气，加强温中之力以温化寒痰，处方如下：

柴胡15克　　黄芩10克　　党参15克　　法半夏15克

炙甘草10克　大枣20克　　干姜10克　　五味子10克

共6剂，服而愈。

【案八】张某，女，48岁。2014年6月24日初诊。

[病况摘要] 主诉为反复咳嗽半年余。患者于半年前受寒后开始出现咳嗽，干咳无痰，曾在多间医院就诊，疗效不佳，病情反复，现来求诊。现症见：咳嗽，痰多色白，呈泡沫状，气逆而咳，遇冷则咳嗽加重，时有气促，无咽痒咽干，无发热恶寒，无头晕恶心，胃纳一般，眠尚可。舌质淡红，舌苔薄白，脉浮紧。

[诊断] 中医诊断为咳嗽。西医诊断为咳嗽。

[辨证治疗] 本病属于中医的"咳嗽"范畴。咳嗽者，当首辨外感内伤。肺居胸中，肺主气，主宣发肃降。其外感者，乃六淫之邪，外犯肺脏，致肺气不清，失于宣肃，故气上逆而咳嗽也。内伤者，多为痰邪或火邪，隐伏脏腑，内干清肃，有失降下之令，肺气上逆，迫于气道，发为咳嗽。然咳嗽虽有外感内伤之辨，但临证之际，外感和内伤多互为影响。盖外感咳嗽若失治误治，日久则伤肺气，正虚则咳嗽频，发为内伤咳嗽。若肺卫不固，则气候多变之时，多有外邪侵袭，内外交困，咳嗽更甚。此患者因感受风寒之邪，经久不愈，加之曾在外院服用苦寒清热解毒之品，耗散肺气，卫阳不固，故出现咳嗽，遇冷加重，气逆而咳，时有气促等；内有伏饮，复感寒邪，引动水饮上逆而致肺气宣降失常，则出现痰多色白，呈泡沫状；

舌质淡红、舌苔薄白、脉浮紧均为寒饮伏肺之象。综观整个病程，外感者，虽责之于六淫邪气，但以风寒多见。内伤者，虽责之于痰、火之邪，但需明辨痰有寒热，火分虚实，痰可郁而化热，火可炼液为痰，此患者痰多而白，加之整体寒象明显，无化热之兆，可辨为寒痰。四诊合参，辨证为寒饮伏肺。治以温肺化饮，降逆止咳。处方如下：

蜜麻黄10克　桂枝10克　赤芍10克　干姜10克
细辛10克　　五味子10克　法半夏10克　炙甘草10克
射干10克　　蝉蜕10克　枳壳10克　紫苏梗15克

共6剂。

2014年7月1日二诊：咳嗽明显减少，气逆好转。舌质淡红，舌苔白，脉弦。守上方，6剂而愈。

【案九】陈某，男，31岁。2015年1月13日初诊。

[病况摘要] 主诉为反复咳嗽3个月。患者3个月前受寒后开始出现咳嗽，咳痰，痰量不多，今来求诊。现症见：咳嗽，有痰不易咯出，咳甚则欲呕，无气紧，无咽痒咽干，无发热恶寒，无头痛头晕，胃纳尚可，睡眠一般，小便正常，大便偏烂。舌质红，舌苔微黄，脉弦细。

[诊断] 中医诊断为咳嗽。西医诊断为咳嗽。

[辨证治疗] 患者受寒后寒饮宿肺，肺失宣降，发为咳嗽。肺者，权衡治理，主一身之气。肺气失调日久，易致全身气机不利，脾失健运，痰饮内生，阻滞气机，寒饮难除。此例患者伏肺之寒饮，乃无形之痰饮，故虽反复咳嗽，但痰量不多。气机不利，脾胃湿困，胃气上逆，则咳甚时可有欲呕之感。舌红、苔薄黄，为寒饮宿肺日久，郁而化热之象。脉弦细，乃脾失健运、内有痰饮的表现。证属寒饮

内伏，兼以脾虚湿盛，治以温肺化饮、健脾利湿。处方如下：

蜜麻黄10克　桂枝10克　赤芍10克　干姜10克
细辛10克　　五味子10克　法半夏10克　炙甘草10克
茯苓15克　　陈皮10克　　白术15克　　泽泻15克

共7剂。

2015年1月20日二诊：服上方后，患者咳嗽明显减少，少痰，咳甚时欲呕感减轻。舌质红，苔薄白，脉弦细。守上方，继续温肺化饮，健脾利水，去白术、泽泻，加枳壳10克、紫苏梗15克，以加强行气降气之力，降逆止呕。服6剂而愈。

第二节 肺胀

【案一】张某,男,72岁。1978年11月14日初诊。

[病况摘要] 主诉为咳嗽、咯痰、气促10年,加重5天。患者10年前开始出现气促,活动后加重,时有咳嗽,痰少色白,无下肢浮肿,无胸闷、心悸,感冒后容易诱发,住院时胸片提示肺气肿,诊断为慢性阻塞性肺疾病,治疗好转后出院。5天前因受寒,再次出现气促加重。症见:气促,咳嗽,痰多色白呈泡沫状,流清涕,汗出多,无发热,大便偏干,2~3天一行,胃纳一般。舌暗红,苔白腻,脉沉。个人史:吸烟20年,每日约1包,戒烟5年。

[诊断] 中医诊断为肺胀。西医诊断为慢性阻塞性肺疾病。

[辨证治疗] 慢性阻塞性肺疾病是一种气流受限为特征的可以预防和治疗的疾病,气流受限不完全可逆,呈进行性发展,与肺部对有害气体或有害颗粒的异常炎症反应有关。根据其临床证候,可归属于中医肺胀范畴。

患者为老年男性,因肺气虚衰,不能肃降致气促、咳嗽;素体虚弱,加之外感风寒之邪侵袭,营卫失和,卫表不固,故出现流涕、汗多;脾虚运化推动无力,故出现大便干;舌暗、苔白腻、痰液多为痰浊内蕴之象。结合病史,考虑患者为肺脾气虚、痰浊内蕴,外感诱发故而加重。证属肺脾两虚、痰浊阻肺,治以疏风宣肺、益气健脾、温阳化痰为主,处方组成主要以定喘汤加减。处方如下:

紫苏子15克　法半夏15克　厚朴15克　橘红15克
细辛5克　　苦杏仁15克　射干15克　蜜枇杷叶15克

茯苓20克　　黄芪20克　　紫苏叶15克　　防风15克
枳实15克　　桃仁15克　　蜜麻黄10克　　金荞麦30克

共6剂。

1978年11月21日二诊：患者气促明显缓解，咳嗽较前好转，痰液减少，流涕、汗出消失，大便每日一行，质软，舌暗红，苔白，脉沉。考虑外邪已解，喘病久而及肾，肾不纳气，肺肾两虚，所致气促明显，治法调整为调补肺肾、温阳健脾，原方去紫苏叶、防风，蜜麻黄减量为5克，大便情况好转，去枳实。咳嗽缓解，少痰，色白质稀，去射干，金荞麦减量为10克，加山茱萸15克、巴戟天15克、淫羊藿15克补肾阳、涩精气。共服10剂。

1978年12月2日三诊：患者活动后稍气促，静息下不显，无明显咳嗽，偶见少量白痰，大便基本正常，舌暗红，苔薄白，脉弦。考虑久病存瘀，前方加当归10克。治法仍以调补肺肾为主，合以益气健脾、活血化瘀，继服14剂。

【案二】丁某，男，72岁。2006年3月15日初诊。

[病况摘要] 主诉为反复咳嗽咯痰10余年。10年前开始出现气促，活动后加重，可平卧，在外院查肺功能提示重度阻塞性通气功能障碍。既往有胃食管反流病史。近来上述症状加重，遂于我门诊就诊。症见：咳嗽，痰多色白量多，气促，活动后加重，流清涕，胃脘部胀满，时有反酸、嗳气，无恶心欲呕，胃纳差，眠一般。舌暗红，苔薄白，脉细。

[诊断] 中医诊断为肺胀。西医诊断为慢性阻塞性肺疾病。

[辨证治疗] 本病多因积渐而成，病程缠绵，经常反复发作，本虚标实者为多。此患者病程日久，肺之宣降功能不利，肺气壅滞，不能敛降而出现咳嗽、咯痰、气促；肺病及脾，子盗母气，脾失健运，肺脾两虚，则出现胃脘部胀满，时有反酸、嗳气；肾为气之根，患者气促日久，必然耗伤肾气，致肺脾肾三脏俱虚，舌

暗红、苔薄白、脉细均为肺脾肾不足之象。证属肺脾气虚，肾阳亏虚，治以温肺散寒、补气健脾、温补肾阳。处方如下：

熟附子15克　山茱萸20克　党参20克　泽泻30克
丹参20克　　蜜麻黄10克　紫苏子15克　薏苡仁30克
苦杏仁15克　射干15克　　桂枝10克　　补骨脂20克

共7剂。

2006年3月22日二诊：患者气促较前好转，余症状无明显改善，在原方基础上，加用防风，增强祛风解表之效；加用茯苓、白术、炒六神曲以健脾消食，补后天之本，则气血得生。

2006年3月29日三诊：患者咳嗽、咯痰有所好转，气促改善明显，仍时有胃胀、反酸、嗳气，续用宣肺平喘化痰之药，去健脾胃诸药，加用旋覆花、代赭石、煅瓦楞子、法半夏之类以降气平逆，制酸止痛，使中焦得通，则五脏六腑之不调自复。

【案三】李某，男，65岁。2010年10月8日初诊。

［病况摘要］主诉为反复咳嗽、气促10年余，加重1周。患者10年前开始出现咳嗽、咯痰，劳累后气喘，每因天气变化受凉后加重，曾多次住院治疗，间断用氨茶碱、舒利迭等控制，但症状仍反复出现。1周前受凉后上述症状加重，咳嗽，咯痰量多，色黄质黏，气促，活动后加重，不得平卧，时有胸闷，双下肢轻度浮肿，出汗多，胃纳差，睡眠一般，小便调，大便偏干。舌暗红，苔黄厚微腻，脉沉细。查体：口唇轻度紫绀，咽稍充血，扁桃体不大，桶状胸，呼吸运动减弱，语颤减弱，听诊呼吸音减弱，呼气延长，两肺可闻及散在的干、湿啰音。

［诊断］中医诊断为肺胀。西医诊断为慢性阻塞性肺疾病。

[辨证治疗]患者为老年男性,病程日久,且易反复,主要因肺气郁滞,脾失健运,津液不归正化而成;渐因肺虚不能化津,脾虚不能转输,肾虚不能蒸化,痰浊内蕴,郁而化热,痰热壅肺,则出现咳嗽、咯痰,量多色黄质黏;久病肺虚及肾,金不生水,致肾气衰惫则出现气促、胸闷;痰浊阻肺,肺虚不能治理调节心血的运行,无力推动血脉,血行不畅,故出现口唇紫绀;气不化津,饮溢于肌肤,则出现双下肢水肿;舌暗红、苔黄厚微腻、脉沉细均为痰热郁肺之象。考虑痰热之象偏重,伴气虚汗出,治疗不宜补之过早,应以祛邪为主,兼顾扶正;因肺为贮痰之器,故加清肺化痰之品,诸如浙贝母、前胡、龙脷叶;脾为生痰之源,脾气健运,则痰无由生,故加麦芽以健脾;气行则痰化,故加橘红以理气化痰。证属痰热郁肺,治以清热化痰,宣降肺气为主。处方如下:

法半夏15克　蜜枇杷叶15克　麦芽30克　紫菀15克
前胡15克　射干15克　浙贝母20克　细辛3克
蜜麻黄10克　橘红10克　龙脷叶15克

共7剂。

2010年10月15日二诊:咳嗽、气促、胸闷均较前好转,仍有痰难咯,汗出,无发热恶寒,胃纳一般,二便调。舌暗红,苔薄黄,脉弦滑。在原方的基础上去紫菀、细辛、龙脷叶,加党参、炒白术、麦冬、布渣叶以补气健脾、消食清肺化痰,加淫羊藿、巴戟天以温补肾阳,共服14剂。1个月后随访,未见复发。

第三节　哮证

【案一】李某，男，63岁。1977年8月2日初诊。

[病况摘要] 患者5年前开始出现气喘，活动后加重，遂到当地医院就诊，查肺功能提示支气管哮喘，给予激素抗炎、解痉平喘等对症治疗，好转后间断使用吸入剂治疗，气喘控制一般，遂于我院就诊。症见：呼吸困难，晨起及夜间为主，气喘，动则尤甚，少许咳嗽，有痰色白呈泡沫状，咽干，耳鸣无耳聋，伴腰膝酸软，平素畏寒，胃纳尚可，眠差。舌暗红，少苔，脉沉细。

[诊断] 中医诊断为哮证。西医诊断为支气管哮喘。

[辨证治疗] 此患者为老年男性，哮病日久，精气亏乏，肺肾摄纳失常，气不归原，津凝为痰，故出现气喘、呼吸困难、痰多；肾气亏虚，肾气不固，骨骼失之温养，故出现腰膝酸软；肾气不足，久延伤阴，阴虚生内热，虚火上炎，故咽干；耳为肾窍，脑为髓海，精少髓亏，脑海空虚，故见耳鸣；舌暗红、少苔、脉沉细均为肺肾两虚之象。证属肺肾两虚，治以补肺益肾、降气平喘为主。处方如下：

蜜麻黄10克　紫苏子15克　蜜枇杷叶15克　地龙10克

莱菔子15克　巴戟天15克　淫羊藿15克　补骨脂15克

黄芪30克　当归10克　党参15克　丹参10克

共7剂。每天1剂，分2次服用。

1977年8月10日二诊：服药后患者气促明显缓解，咳少许白痰，易咯出，无呼吸困难等不适，伴有耳鸣，腰膝酸软，纳差。舌红，苔薄黄，脉细。原方去地龙、蜜麻黄、当归，加炒白术、炒六神曲，以补脾益肺、健脾和胃消食。共服7剂，患者痊愈。1年后随访未复发。

哮喘缓解期以肺肾两虚、痰瘀阻肺为主要病因病机，以清热化痰、活血祛瘀、补肺益肾为治法，通过清热化痰，宣发肺气，通行血脉，促进血行，达到祛瘀行滞、活血生新的目的，可使血行痰消，气血调畅，以除喘息之标。通过补肺固卫，使肺虚得补，卫气得充，以绝诱发之因；通过补肾摄纳，使肾精充盛，气有所根，以固喘息之本，标本兼治，则喘息可平。叶天士认为本病"在肺为实，在肾为虚"，故补肾为咳喘病治本之法。《临证指南医案》云："若夫哮症，亦由初感外邪，失于表散，邪伏于里，留于肺俞，故频发频止，淹缠岁月……先生之治法，大概以温通肺脏，下摄肾真为主，久发中虚，又必补益中气……此可谓治病必求其本者矣。"

【案二】陈某，女，33岁。2006年1月6日。

[病况摘要]主诉为发热伴气喘、咳嗽1周。患者既往有支气管哮喘病史。1周前患者出现发热，最高体温39℃，伴有气喘、咳嗽来我院就诊，诊断为"急性上呼吸道感染、支气管哮喘"，经抗感染、解痉平喘等对症治疗后，发热已退，咳嗽较前缓解，但活动后气喘加重，遂来求诊。症见：气喘，活动后加重，咳嗽，痰白量多，少许鼻塞流涕，口干，无口苦，无发热恶寒，胃纳一般，睡眠尚可，二便调。舌淡红，苔白稍厚，脉沉。

[诊断]中医诊断为哮证。西医诊断为支气管哮喘。

[辨证治疗]本例患者因风寒之邪外袭肺脏而发病，经治疗后，表证十去八九，何以仍气喘、咳嗽不止？实为患者使用抗生素后，正气受损，又因此前发热汗出，阴津不足，故病程虽短，但病邪早已由表及里。而肺气失清肃，气机不利，痰饮内生，故症见气喘、咳嗽；肺气虚弱，风寒之邪侵袭，壅塞鼻窍，可见鼻塞流

涕；痰饮内停肺中，致水液运化失常，故表现为口干。舌淡红、苔稍白厚、脉沉为风寒外束、饮邪内停之象。证属外有风寒、内有痰饮，治疗上当以温肺散寒化饮、敛肺降气平喘为主。处方如下：

蜜麻黄10克　桂枝10克　　赤芍10克　　干姜10克
细辛10克　　五味子10克　法半夏10克　炙甘草10克
射干10克　　蝉蜕10克　　蜜百部15克　蜜枇杷叶15克
紫菀15克　　款冬花15克　地龙15克

共6剂。

2006年1月14日次诊：患者气喘、咳嗽明显减少，无鼻塞流涕。舌淡红，苔白，脉沉。守上方，6剂而痊愈。

【案三】刘某，女，52岁。2010年5月18日初诊。

[病况摘要]患者10年前开始出现咳嗽、气喘，当地医院诊断为支气管哮喘，给予西药治疗后症状改善，未规律治疗。感冒后经常出现咳嗽、气喘，活动后加重，胸部有憋闷感，肺功能检查提示：1秒用力呼气容积（FEV1）：76.6%，舒张后87.7%，舒张试验阳性。症见：咳嗽，咯痰，气紧，气喘，吸入油烟等刺激性气味时加重，晨起偶打喷嚏，疲倦乏力，平素易感冒，夜间汗多，口干舌燥，夜眠欠佳，纳尚可，夜尿多，大便调。舌淡红，苔薄白，脉弦。

[诊断]中医诊断为哮证。西医诊断为支气管哮喘。

[辨证治疗]此患者哮喘日久，反复发作，寒痰伏痰阻碍于肺，痰随气升，壅塞气道，肺失宣降，则出现咳嗽、咯痰、气喘；寒痰伤及肺肾之气，由实转虚，多表现为肺、脾、肾等脏气虚弱，肺气虚弱，不能主气，脾虚健运无权，肾虚精气亏乏，摄纳失常，气不归原，津凝成痰，则出现疲倦乏力，夜间汗多，夜尿多；舌淡

红、苔薄白、脉弦均为脾肾亏虚之象。证属脾肾亏虚，痰湿阻肺，治以健脾补肾，化痰止咳。处方如下：

淫羊藿15克　熟地黄15克　麦芽20克　紫菀15克
黄芪20克　　蜜麻黄5克　　炒白术20克　党参15克
桑葚20克　　煅龙骨30克（先煎）　　鸡内金10克
煅牡蛎30克（先煎）

共7剂。

2010年5月24日二诊：患者咳嗽缓解，但气促明显，为哮证之急性发作期，当以清热化痰平喘为治疗大法。故治疗上以蜜麻黄、射干、桑白皮等清热平喘，紫苏子、前胡、紫菀等降气化痰，以枳壳行气化痰，共7剂。服药2周后随访，诸症悉平。

【案四】吴某，女，45岁。2014年5月6日初诊。

[病况摘要] 主诉为反复咳嗽、气喘20年，加重2天。患者于20年前开始出现咳嗽、气喘，反复到当地医院就诊，确诊为支气管哮喘，经治疗后好转。2天前，患者因天气突发变冷，再发气喘加重，遂来就诊。症见：气喘，喉中痰鸣，少许咳嗽，咯痰色白质稀，鼻塞流涕，无发热恶寒，汗出多，易感冒，胃纳一般，口淡，二便调。舌淡，苔薄白，脉沉。

[诊断] 中医诊断为哮证。西医诊断为支气管哮喘。

[辨证治疗] 本病属于中医"哮证"的范畴。《类证治裁·喘症论治》有言："肺为气之主，肾为气之根，肺主出气，肾主纳气，阴阳相交，呼吸乃和。若出纳升降失常，斯喘作焉。"此患者因寒痰伏肺，故出现咯白稀痰；遇感触发，痰升气阻，肺失宣降，则气喘、咳嗽；感受风寒之邪，卫外不固，故易受外感，易出汗；

舌淡、苔薄白、脉沉均为风寒袭肺之象。四诊合参，辨证为风寒外感，邪实于肺，兼有卫气不固，治疗当以治标为先，以解表散寒，止咳平喘，兼以润肺下气。处方如下：

蜜麻黄10克　桂枝10克　赤芍10克　干姜10克
细辛10克　　五味子10克　法半夏10克　炙甘草10克
射干10克　　紫菀15克　款冬花15克　大枣20克

共5剂。

2014年5月13日二诊：气喘较前稍好转，偶有咳嗽、咳泡沫痰、恶心等症状，均为寒饮停伏肺脏所致，治以温肺散寒，加强温中健脾化痰之力。故治疗上，去射干、款冬花、大枣，加紫苏子15克、陈皮10克、白术15克。共5剂，服后患者气喘缓解，咳痰消失。

第四节 肺络张

【案一】黎某,男,40岁。1992年11月2日初诊。

[病况摘要]患者反复咳嗽,伴有咯血5年余,曾就诊于外院。行胸部CT提示:右下肺支气管扩张,口服抗感染及止血药后症状可缓解。每次发作即就诊于门诊,间断使用西药治疗。近3天再次出现咳嗽、咯血,遂于我院就诊。症见:咳嗽、咯痰,痰多色白,泡沫状,咯血,色鲜红,约2毫升/次,2~3次/天,口干、口苦,胁肋部胀满不舒,无发热恶寒,胃纳欠佳,二便调,形体消瘦,嘴唇红。舌红,苔薄黄,脉弦细。

[诊断]中医诊断为肺络张。西医诊断为支气管扩张症。

[辨证治疗]支气管扩张症是一种常见的慢性支气管化脓性炎症疾病,是支气管及其周围肺组织的慢性炎症损坏管壁,以致形成不可逆的支气管扩张变形,可归属中医学"咳嗽""咯血""肺络张"等范畴。其病位主要在肺、脾、肝。西医临床上分为急性发作期和慢性迁延期。急性期多为火热灼伤肺络,血溢脉外所致,正如《济生方·吐衄》指出"血之妄行也,未有不因热之所发,盖血得热则淖溢,血气俱热,血随气上,乃吐衄也",此宜急治其标,总的治法当泻火清热、凉血止血,在清热的同时要注意泻肝火。此患者因病程日久,肺阴素亏,复因肝郁化火,肝火犯肺,灼伤肺络,而出现咳嗽、咯血、痰多;肝火犯肺,灼伤肺津,则出现口干、口苦、胸胁胀满不舒、嘴唇红;舌质红、苔薄黄、脉弦细均为肝火犯肺之象。证属肝火犯肺,治以清肝泻肺、凉血止血。处方如下:

藕节40克　　仙鹤草30克　　白及30克　　生地黄30克

鱼腥草30克　　紫珠30克　　白芍15克　　台乌15克

郁金15克　　佛手10克　　牡丹皮20克　　甘草10克

共5剂。

1992年11月8日二诊：服药后咳嗽较前减轻，无咯血，无胸胁胀满等不适，但自觉喉中有痰，色黄而稠，不易咯出，伴胃脘胀闷不适。在原方基础上去藕节、仙鹤草、鱼腥草、紫珠等寒凉之品，加前胡15克、紫菀15克等降气润肺止咳，加炒白术15克、砂仁10克（后下）、木香10克（后下）健脾行气和胃，再进5剂，诸症悉除。

【案二】黄某，男，58岁。2002年10月30日初诊。

[病况摘要] 反复咳嗽、咳痰10余年，加重3天。患者10年前因反复咳嗽、咳痰，伴有胸闷，就诊于当地医院诊断为支气管扩张症，给予西药抗感染及清热泻肺类中药治疗后症状可缓解，但易反复，自诉每因天气变化而加重。3天前因不慎感寒，再发咳嗽、咳痰，遂来就诊，症见：咳嗽，咯痰，痰多色白，易咯出，痰中无血丝，自觉气紧，活动后有呼吸不畅感，无心慌心悸，胃纳欠佳，眠一般，二便调。舌暗淡，苔微白腻，脉弦滑。

[诊断] 中医诊断为肺络张。西医诊断为支气管扩张症。

[辨证治疗] 支气管扩张症是一种常见的慢性呼吸道疾病，该病迁延缠绵，且易反复发作，病变不可逆转，可因反复感染而致肺组织和功能严重受损，而影响患者的生活质量。西医治疗常以抗生素控制感染及相关对症处理为主，但长期使用抗生素会出现腹胀、胃纳差等不适，故祛邪的同时，应顾护中焦脾胃为本。清·汪昂《医方集解》称"肺为水之上源"，肺主行水，参与调节全身的水液代谢，此患者病程日久，邪伤肺气，肺失宣发肃降，肺主行水功能失司，致痰饮伏于肺中，则出

现咳嗽；动则气耗，故活动后有呼吸不畅感，咳嗽日久，加之大量使用抗生素及具有清热泻肺止咳之效的中药，易伤中焦脾胃，久则脾虚，脾虚生痰，痰饮伏肺，则痰多；肺气亏虚，日久累及脾脏，脾虚运化失常，故出现胃纳差；舌暗淡、苔微白腻、脉弦滑均为肺气不足、痰饮伏肺之象。证属肺气亏虚，痰饮伏肺，治疗当以补益肺气，化痰止咳为法。处方如下：

五味子10克　党参15克　炒白术20克　浙贝母20克
黄芪15克　黄精20克　蜜麻黄10克　射干15克
厚朴10克　陈皮10克　炒麦芽20克

共14剂。

此后随症加减治疗2个月余，半年后随访未复发。

【案三】李某，女，21岁。2005年3月15日初诊。

[病况摘要] 患者因反复咳嗽、咳痰7年余，就诊于我院门诊，间断服用中药治疗。1年前因咳嗽、咯痰，痰中带血丝就诊于我院，查胸部CT提示：左肺下叶支气管狭窄，左肺下叶不张，右肺中叶中度扩张，右肺上叶后段、中叶及左肺上叶散在炎症，诊断为支气管扩张并感染，经抗感染治疗后好转。1周前不慎着凉后再次出现咳嗽加重，遂于我处就诊，症见：咳嗽，痰多，色黄脓，质黏不易咳出，时有胸闷，无发热恶寒，无鼻塞流涕，无咯血，无胸闷气促，纳眠一般，二便调。舌红，苔薄白，脉沉细。

[诊断] 中医诊断为肺络张。西医诊断为支气管扩张症。

[辨证治疗] 患者因年幼发病，先天不足，肺脾两虚，肺宣发肃降和通调水道功能失调，气不布津，津凝为痰。脾为中土，乃气血生化之源，气机升降之枢纽，肺病及脾，子病及母，脾失于运化而津液输布不能，内生痰湿，上贮于肺，即"脾

为生痰之源，肺为贮痰之器"，故见咳嗽、咳痰；痰气互结，郁而化热，阻于肺系而现咳黄脓痰，质黏不易咳出；舌红、苔薄白、脉沉细为痰热阻肺之象。证属肺气虚，痰热阻肺，治疗以补益肺气、润肺止咳为主，兼以清化痰热。处方如下：

蜜枇杷叶15克　浙贝母20克　金荞麦15克　黄精10克
太子参10克　　前胡15克　　紫菀15克　　苦杏仁10克
桔梗10克　　　麦冬10克

共14剂。

2个月后随诊，咳嗽咳痰较前明显缓解，后间断在我门诊治疗3个月余，至今未复发。

【案四】杨某，女，37岁。2010年7月6日初诊。

[病况摘要]主诉为反复咳嗽、咳痰4年余。支气管扩张症病史4年余，平素间断使用西药抗感染治疗，症状可缓解，但发作频繁，疲倦乏力，胃纳差，平素易感冒，5天前开始出现咳嗽、咳痰，伴有右侧胸部隐痛，遂就诊于我门诊。症见：咳嗽，咽痒即咳，咳痰色白量多，右侧胸部疼痛，以隐痛为主，出汗多，时有潮热，无发热，平素怕冷，少许鼻塞流涕，无咯血，无气促，纳差，眠差，小便调，大便偏烂。舌暗红，苔薄白，边有齿印，脉弦细。

[诊断]中医诊断为肺络张。西医诊断为支气管扩张症。

[辨证治疗]患者病位在肺，肺之宣发肃降协调，则"水津四布，五经并行"；同时肺在体合皮，其华在毛，皮毛包括皮肤、汗腺、毫毛是一身之表，《黄帝内经》把汗孔称为"玄府"，可排泄汗液、进行体内外气体交换，其受邪会内合于肺。久咳耗气，肺气本虚，则卫气亦虚，每因天气变化，则风寒之邪经玄府合于肺而发咳嗽、咳痰、鼻塞流涕；久病入络，久病必瘀，加之肺虚不能佐心治节血脉

之运行,而致气虚血瘀,出现右侧胸部隐痛;阴伤气耗,肺脾两虚,肺气不清,脾虚不健,出现纳差;病邪久郁化热,内热不退,耗损津液,故出现潮热;舌暗红、苔薄白、边有齿印,脉弦细均为气阴两伤,夹有肺脾两虚之象。辨证为气阴两伤,夹有肺脾两虚,治疗当以养阴润肺、补气健脾为法。处方如下:

蜜枇杷叶15克　浙贝母20克　白及20克　金荞麦20克
枳壳10克　　　紫菀15克　　丹参10克　麦芽20克
玉竹15克　　　炒白术20克　太子参15克

共14剂。

服药后第7天随访,咳嗽、咯痰等较前有所缓解。一年后随访未复发。

第五节　肺痿

【案一】周某，男，79岁。2011年5月11日初诊。

[病况摘要] 患者3年前开始出现咳嗽、气促等不适，就诊于当地医院，查胸部CT提示双肺广泛纤维化病变，肺气肿，支气管炎，诊断为特发性肺纤维化，曾多次住院治疗，使用泼尼松、氨溴索、布地奈德等疗效不佳。患者近1个月来反复出现低热，患者及家属要求中药治疗，遂于我门诊就诊。症见：咳嗽，痰多色白，易咳出，呈泡沫状，时有气促，低热，体温波动于37.4～37.6℃，少许咽痛，出汗多，平素怕冷，胃纳差，小便调，大便稀烂。舌淡暗，苔黄微腻，脉细。

[诊断] 中医诊断为肺痿。西医诊断为特发性肺间质纤维化。

[辨证治疗] 特发性肺纤维化可归属中医"肺痿"范畴，《金匮要略·肺痿肺痈咳嗽上气病脉证并治》谓："痿者萎也，如草木之萎而不荣。""寸口脉数，其人咳口中反有浊唾吐涎沫者何？师曰：为肺痿之病。"特发性肺纤维化病理过程为慢性损伤和纤维增生，后期可发展为弥漫性肺纤维化、肺功能受损，最终发展为呼吸衰竭和肺心病，主要表现为呼吸困难和劳力性气促。此患者因肺脏虚损，津气大伤，失于濡养以致肺叶枯萎，肺气虚冷，不能温化、固摄津液，则出现咳嗽、咳痰、气促；脾气虚弱，无以生化则出现胃纳差，大便偏烂；夹有虚热，热在上焦，消亡津液，阴虚生内热，则出现低热、咽痛；肺气虚弱，卫外不固，则出现出汗多，平素怕冷；舌淡暗、苔黄微腻、脉细均为肺脾虚寒兼有虚火之象。四诊合参，证属肺脾虚寒、虚火上浮。治疗以温肺益气健脾、滋阴润燥。方中法半夏、蜜枇杷叶、前胡、紫菀温化寒痰，降逆止咳；冬瓜仁清肺化痰，消痈排脓；麦芽、白术

均为健脾之品，炒制后更加强益脾之功，痰湿渐除，脾阳渐振，气机升降渐复；党参、桂枝固护卫外，麦冬养阴润肺，牛膝可引火下行。处方如下：

蜜枇杷叶15克　前胡15克　　紫菀15克　　白术20克
冬瓜仁15克　　麦芽20克　　党参15克　　桂枝15克
大枣20克　　　法半夏15克　牛膝15克　　麦冬15克

共14剂。

服药后随访，咳嗽、咯痰、气促等症状较前明显缓解。

【案二】金某，女，74岁。2011年5月19日初诊。

[病况摘要]患者于5年前无明显诱因出现活动后呼吸困难，曾就诊于某三甲医院，诊断为特发性肺纤维化，给予激素及免疫抑制剂治疗后症状可缓解，但仍有进行性加重，每年反复多次住院。近2周以来呼吸困难逐渐加重，稍活动则喘促气短，伴咳嗽、咳痰，患者及家属要求中药治疗，遂于我门诊就诊。症见：气促，呼吸困难，活动后加重，可平卧，咳嗽，痰多色黄，口干，疲倦乏力，胃纳尚可，小便调，大便偏干，面色晦暗，口唇轻度紫绀。舌暗红，苔黄腻，脉滑数。外院查肺部CT片提示：双肺弥漫性网状改变。肺功能检查示：通气功能障碍，弥散功能下降。

[诊断]中医诊断为肺痿。西医诊断为特发性肺间质纤维化。

[辨证治疗]肺痿为本虚标实之证，气虚、阴虚、阳虚为本，痰、热、瘀为标，病位初起在肺，久则伤及脾肾。治疗原则为"补虚"和"祛邪"，补虚以养阴、益气、温肺、健脾补肾等，祛邪以清热、祛痰、祛瘀等为法。此患者肺气亏虚为本，主要因肺气虚弱，肺主宣发肃降、通调水道功能异常，水湿内停，聚湿成痰，痰浊壅肺，则出现气促、呼吸困难、咳嗽、咳痰；另因病情缠绵，久病入络，

可出现瘀血阻滞，气机不畅，面色晦暗，口唇轻度紫绀；舌质暗红、苔黄腻、脉滑数均为肺肾不足，夹有痰瘀互阻之象。治以补肺益肾、化痰通络。此类患者在进行补益的时候，一是必须根据疾病属性的不同，分别采取益气、养血、滋阴、温阳的治疗方药；二是要密切结合五脏病位的不同而选方用药，以加强治疗的针对性。方中蜜枇杷叶、前胡、紫菀温化寒痰、降逆止咳；麦芽、白术均为健脾之品，可使痰湿渐除、脾阳渐振、气机升降渐复；黄精、淫羊藿可补肾润肺、补脾益气等。诸药合用，肺脾肾三脏得以兼顾，气机调畅，咳嗽自除。处方如下：

蜜枇杷叶15克　前胡15克　　紫菀15克　　白术15克
桃仁15克　　　黄精15克　　丹参10克　　麦芽30克
淫羊藿15克　　冬瓜子15克　炙甘草10克

共7剂。

2011年5月26日二诊：患者气促、呼吸困难较前有所缓解，但仍有疲倦乏力、大便偏干等不适，考虑脾虚之象仍明显，故在上方的基础上加用太子参15克、山药15克加强补气健脾，共7剂。

2011年6月10日三诊：患者时有气促，少许咳嗽，有痰色黄质黏，胃纳尚可，二便调。舌暗红，苔薄黄，脉沉细。目前以脾虚痰湿内阻为主，在上方基础上去蜜枇杷叶、冬瓜子、麦芽，加法半夏15克、茯苓10克、陈皮10克，以燥湿化痰渗湿健脾。共服14剂，2个月后随访，病情较稳定。

第六节 鼻渊

【案一】梁某,女,47岁。2001年12月6日初诊。

[病况摘要] 患者2年前开始出现鼻塞、流脓涕,伴有头痛,未予重视。但近来鼻塞易反复,每遇到冷空气或感冒后鼻塞、流脓涕加重,晨起打喷嚏,遂于我门诊就诊。症见:鼻塞,流涕多,色黄,嗅觉差,自觉呼吸不畅,前额痛,偶有头胀,眠差,平素疲倦乏力,畏寒,胃纳差,小便调,大便偏烂。舌淡红,苔薄黄,脉细。

[诊断] 中医诊断为鼻渊。西医诊断为慢性鼻炎。

[辨证治疗] 鼻渊首见于《素问·气厥论篇》:"鼻渊者,浊涕下不止也。"以鼻流浊涕、量多不止为主要临床特征,常伴有头痛、鼻塞、嗅觉减退等症状。其发病除肺脏外,与脾肾密切相关。脾位于中焦属土,为后天之本,主司运化水谷精微,协助肺脏输布灌溉上焦津液,脾气不足,则津液失于输布,肺气不利,母病及子,可致发病。此患者因鼻渊日久,脾虚运化无力,气血生化之源不足,则鼻失养而嗅觉失灵;脾虚湿盛,湿浊阻滞于中焦,湿浊上蒸,蒙蔽空清之窍则出现鼻塞流涕;素体虚弱,易感受邪气,风邪外袭,循经上扰头部,阻遏清阳之气,故见头痛、头胀;脾虚湿困,故出现胃纳差、大便偏烂;脾主四肢肌肉,脾气虚弱,则疲倦乏力。脾虚运化水湿不利,湿邪阻遏体内阳气,则出现畏寒;舌淡红、苔薄黄、脉弦细均为肺气虚弱、脾阳不足之象。证属肺气虚弱、脾阳不足,治以宣通鼻窍,健脾益气,佐以温阳。处方如下:

炒麦芽20克　干姜10克　白芷15克　蜜麻黄5克
当归10克　黄芪15克　桑葚20克　大枣20克
淫羊藿15克　党参15克　炒白术15克

共7剂。

半年后随访，未复发。

【案二】 邱某，女，34岁。2006年4月11日初诊。

[病况摘要] 患者诉1年来，每日晨起时即打喷嚏、流清涕不止，鼻痒鼻塞，下午稍减，就诊于某医院诊断为变应性鼻炎。给予滴鼻液，滴鼻时稍有缓解，但未能根治，遂于我门诊就诊。症见：打喷嚏，流清涕，伴有间歇性鼻塞，自觉鼻部痒，晨起或遇冷空气时加重，口淡，声音嘶哑，偶有咳嗽，少痰，自觉喉中有异物，无发热恶寒，胃纳差，眠尚可，二便调。舌淡红，舌体胖大，苔白腻，脉弦。

[诊断] 中医诊断为鼻渊。西医诊断为变应性鼻炎。

[辨证治疗] 变应性鼻炎是由易感个体接触致敏变应原后导致炎症介质释放和多种免疫活性细胞、细胞因子参与的鼻黏膜慢性炎症疾病，可归属于中医鼻渊范畴。鼻渊有实证与虚证之分。实证多由外邪侵袭，导致肺、脾胃、肝胆的病变而发病；虚证多因肺脾气虚，邪毒久困，凝聚鼻窍而致。此患者主要因肺脾气虚，肺失宣降，脾主运化失常，卫阳不固，则出现打喷嚏、鼻塞、流涕；肺脾气虚，易感外邪，邪袭清窍则出现鼻部痒；脾气不足则出现口淡、胃纳差；脾虚不运，痰湿内蕴，则出现有痰，喉中有异物；舌淡红、舌体胖大、苔白腻、脉弦均为肺脾气虚之象。证属肺脾气虚，治以补肺健脾，佐以疏风清热通窍。方中党参、炒白术、茯苓、薏苡仁等补气健脾利湿；木蝴蝶、玄参清热利咽，养阴生津；防风、蒺藜祛风散寒止痒；柴胡和解表里；前胡降气祛痰之效。处方如下：

炒白术15克　党参15克　茯苓10克　木蝴蝶5克
玄参10克　　防风15克　蕨藜15克　柴胡15克
薏苡仁30克　前胡15克　炙甘草10克

共10剂。

服药后第7天随访，打喷嚏、鼻塞、流涕等症状较前明显缓解，嘱患者服用10剂后，每换季之时，服用上方3剂，一年后随访，未复发。

【案三】 李某，男，11岁。2009年12月5日初诊。

[**病况摘要**] 患儿半年前开始出现鼻塞流涕，曾就诊于当地医院诊断为过敏性鼻炎，间断门诊给予滴鼻液及口服中药治疗，但未见明显好转。3天前开始鼻塞流涕加重，遂于我门诊就诊。症见：鼻流浊涕，黏稠而味臭，晨起喷嚏频作，伴有头痛，口苦，少许咳嗽，自觉鼻部瘙痒，胃纳差，眠差，小便黄，大便黏腻。舌红，苔黄，脉弦数。

[**诊断**] 中医诊断为鼻渊。西医诊断为过敏性鼻炎。

[**辨证治疗**] 小儿肺常不足，腠理疏松，易为外邪所扰，风为百病之长，易夹寒邪或热邪合而伤人，"外邪上受，首先犯肺"。此患儿因起居不慎，外感风热之邪，肺失通调，而致津液输布失常，风热之邪上扰清窍，鼻为肺窍，故而出现鼻塞、流涕；风者善行，风盛则痒，则见鼻痒；正气欲驱邪外出，可见患儿喷嚏阵作；小儿为纯阳之体，外感之邪，极易从阳化热而入里，热传胆经，正如《素问·气厥论》所云："胆移热于脑，则辛䪼鼻渊。鼻渊者，浊涕下不止也。"所说，胆经郁热，郁久化火，上犯于鼻，蒸灼头脑，则出现鼻流浊涕、口苦、头痛；胆热犯胃，运化失职，湿热内生，则出现大便黏腻、胃纳差；舌红、苔黄、脉弦数均为胆经郁热，外感风热之象。证属风热郁肺、肝胆湿热，治以疏风宣透鼻窍，清泻肝胆。处方如下：

柴胡10克　辛夷10克　苍耳子10克　荆芥6克

羌活6克　黄芩10克　炒麦芽15克　蔓荆子10克

甘草3克

共7剂。

患者服药3剂后随访，流涕较前有所缓解，时有打喷嚏，二便调，无头痛，无口苦等不适；服药7剂后随访，诸症悉平。鼻渊日久，其病机多向正虚邪滞演变，正如张景岳所云："凡鼻渊脑漏，虽为热证，然流渗既久者，即火邪已去，流亦不止，以液道不能扃固也。"

【案四】陈某，女，8岁。2013年11月7日初诊。

[病况摘要]近2年因反复出现鼻塞流涕，时有打喷嚏，曾就诊于五官科，诊断为鼻炎，给予外用滴鼻剂未见明显好转，未予重视。1周前患儿感冒引起鼻流清涕，后转为浊涕，遂于我门诊就诊。症见：鼻流浊涕，黏稠而味臭，打喷嚏，晨起尤甚，偶有咳嗽，痰少，时有头痛，纳差，眠一般，二便调。舌红，苔白，脉细数。

[诊断]中医诊断为鼻渊。西医诊断为慢性鼻炎。

[辨证治疗]鼻渊又称脑漏，因其鼻窍不断流涕，或如黄水，点点滴滴，长湿无干，有如泉水，故名鼻渊，本病相当于现代医学的急慢性鼻炎或鼻窦炎。由于小儿生理特点是脏腑娇嫩，形气未充，抗御邪气之力差，易感受外邪，而肺开窍于鼻，一旦着凉后，极易引发鼻塞流涕等鼻部疾患。此患儿主要因肺虚清肃不力，脾虚清阳不升，窦窍肌膜失养，抗邪无力，故致邪毒浸淫滞留，出现鼻塞流浊涕；肺气虚弱，肺失宣降则出现咳嗽、咳痰等；脾虚则清阳不升，则出现头痛；舌红、苔白、脉细数均为肺脾气虚之象。证属肺脾气虚，治以调脾补肺。处方如下：

炒麦芽10克　陈皮5克　　法半夏5克　白术10克

桑葚10克　　浙贝母10克　淫羊藿5克　太子参10克

防风8克　　苍耳子10克

共5剂。

2013年11月15日二诊：自诉服药后第二天，鼻塞流涕较前减轻，就诊时鼻塞流涕较前明显减轻，偶有打喷嚏，无头痛，汗出多，纳眠尚可，二便调。舌红，苔白，脉细。在原方的基础上去陈皮、法半夏、白术健脾燥湿化痰之品，加蜜枇杷叶清肺，辛夷花祛风通窍、清利头目，炒麦芽消食和胃，共服5剂。1个月后随访，未见复发。

第七节　胃痛

【案一】冯某，女，32岁。1979年1月17日初诊。

[病况摘要]主诉为胃脘部胀痛半年。患者于半年前开始出现胃脘部胀痛，伴嗳气、反酸，进食后腹胀明显，时有烧灼感，心烦易怒，口干口苦，大便偏干。舌红，苔黄腻，脉弦。

[诊断]中医诊为胃痛。西医诊为慢性胃炎。

[辨证治疗]此患者由肝郁日久、郁而化火生热，邪热犯胃，导致肝胃郁热而腹胀痛伴有烧灼感；胃火炽盛，胃液上逆，故见反酸；火盛津亏则大便秘结；热邪熏蒸，津不上承，故出现口干口苦；舌红、苔黄腻、脉弦皆为热盛之象。证属肝胃郁热，治宜疏肝理气、泄热和中。处方如下：

蒲公英15克　　白花蛇舌草20克　　救必应15克　　川厚朴15克
佛手15克　　　延胡索15克　　　　砂仁10克（后下）
木香10克　　　法半夏10克　　　　海螵蛸15克　　浙贝母15克
甘草5克

共7剂。

1979年1月24日二诊：胃痛减轻，嗳气、反酸减少，纳好转，口干，偶有黑便。舌淡红，苔薄黄，脉弦细。考虑黑便为胃热伤络，血随大便溢下，口干、脉细为阴伤，原方去救必应，加侧柏叶凉血止血，加天花粉生津。服药后随访，患者胃痛明显缓解，未见复发。

【案二】 张某，女，48岁。1985年4月3日初诊。

[病况摘要] 反复胃脘痛1个月余。患者于1个月前因工作原因导致饮食不规律，自诉生冷饮食后开始出现胃脘痛，嗳腐吞酸，时有呕吐胃内容物，在当地医院就诊，诊断为胃炎，予奥美拉唑口服抑酸护胃等治疗，服药时胃痛较前有所缓解，停药症状反复，患者要求中药治疗，遂来我门诊就诊。症见：胃脘胀痛，胀满拒按，反酸，纳差，小便调，大便难，两天一行。舌淡暗、苔黄厚微腻，脉滑。

[诊断] 中医诊断为胃痛。西医诊断为慢性胃炎。

[辨证治疗] 患者多因生冷过量，饥饱无常，嗜酒无度，导致胃纳腐熟水谷功能减弱，食积胃脘，停滞不化而致胃脘疼痛、胀满拒按、大便难；舌淡暗、苔黄厚微腻，脉滑均为饮食积滞之象。证属饮食伤胃，治以消食化积，清胃通腑。胃乃实而不满之腑，如痞满积滞，则所纳水谷不得正常腐熟，故以通为用，胃痛即愈。方以通为顺，处方如下：

炒山楂20克　炒六神曲30克　枳实15克　砂仁15克
法半夏15克　陈皮10克　茯苓15克　大黄5克
甘草10克

共7剂。

服药后胃脘痛较前明显改善。五味过极，辛辣无度，肥甘厚腻，饮酒如浆，则出现湿蕴化热，伤脾碍胃，气机壅滞。如《医学正传·胃脘痛》说："致病之由，多由纵恣口腹，喜好辛酸，恣饮热酒……复餐寒凉生冷，朝伤暮损，日积月深……故胃脘疼痛。"故要养成有规律的饮食与生活习惯，忌暴饮暴食、饥饱不均。

【案三】 高某，女，37岁。1983年3月12日初诊。

[病况摘要] 主诉为反复胃胀痛3年余。每遇烦恼则痛甚，胃脘胀痛，攻撑作痛，脘疼连胁，常因情志变化烦恼郁怒而脘痛作，善叹息，心烦易怒，嘈杂吐酸，口干口苦。舌红，苔黄，脉弦数。

[诊断] 中医诊断为胃痛。西医诊断为慢性胃炎。

[辨证治疗] 胃属阳为腑，在五行属土，为"太仓"，是多气多血之腑，性喜濡润而主收纳，以通为用，传化物而不藏。如气机升降失常，胃气不降，则气滞而作胀痛。此患者肝气郁结、肝失调达，横逆犯胃而出现胃胀痛；肝木郁滞，气机不畅而出现善太息、疼痛连及胁肋部、心烦易怒、口干口苦；舌红、苔黄、脉弦数均为肝气犯胃之象。证属肝气犯胃，治疗以疏肝解郁、理气止痛为主。处方如下：

柴胡10克　香附15克　枳壳10克　川芎10克
陈皮10克　白芍15克　郁金15克　佛手10克
甘草10克

共7剂。

服药后患者胃脘痛痊愈。

第八节　胆结石

【病案】刘某，男，45岁。1981年3月22日初诊。

[病况摘要]主诉为反复右上腹痛5个月余。患者于5个月前开始出现右上腹疼痛，主要以绞痛为主，持续数十分钟或数小时后能自行缓解，伴发热、黄疸。曾到当地医院住院治疗，行腹部B超检查提示"肝内外胆管结石"，经治疗后症状缓解出院。但出院后仍反复出现右上腹疼痛，现上述症状加重，患者及家属要求中药治疗，遂于我门诊就诊。症见：腹痛，伴有向右肩背放射，身目微黄，发热，自测体温38.2℃，偶有恶心呕吐，纳差，小便黄，大便溏。舌质淡红，苔黄腻，脉滑。

[诊断]中医诊断为腹痛。西医诊断为胆结石。

[辨证治疗]胆结石多为在情志失调、饮食不节、外邪内侵、中焦湿热、虫积以及瘀血阻滞等病理因素作用下出现瘀血内停，瘀而化热，煎熬胆汁以致痰瘀相互胶结而成。病性多以中焦虚弱为本，痰瘀互结为标。治疗上在症状加重时多以清利湿热、活血止痛为主，在症状平稳时多以健运中焦为主。此患者为脾胃亏虚，湿热内生，煎熬胆汁以致痰瘀，相互胶结而成结石。内有瘀血及结石阻塞，不通则痛，故反复出现腹痛；湿热内阻，故身目微黄；湿热中阻，气机升降失调故而恶心呕吐；脾胃虚弱，故出现纳差、大便溏薄；发热、小便黄、苔黄腻及脉滑乃内有湿热的佐证。辨证为脾胃亏虚，湿热瘀阻，遵"急则治其标"之则，以清热利湿，理气止痛为法。方用排石汤加减：

绵茵陈20克　木香15克　枳壳15克　黄连10克

鸡内金15克　　大黄10克　　栀子15克　　黄芩10克

　　金钱草15克　　茯苓15克　　甘草5克

共7剂。

1981年3月29日二诊：热已退，腹痛稍有减轻，黄疸较前消退，纳差，已无恶心呕吐，小便转清，大便偏稀，但服药期间偶有胃脘不适。舌暗淡，苔黄微腻，脉滑。患者病情好转，考虑药证相符，但患者服药后会出现胃脘不适，考虑为方中苦寒药物多，苦寒之品易伤脾胃，故在原方基础上去黄连，加炒麦芽20克、炒六神曲20克，以健脾消食和胃，共7剂。

1981年4月5日三诊：患者黄疸已基本消退，食欲较前好转，但上腹部疼痛仍见，舌质暗淡，苔已不腻，脉转弦。考虑湿热之邪其本清除，但病久入络，瘀血阻滞，不通则痛，故减少清热利湿药物，而加用活血止痛之品。遂上方去黄芩、金钱草，加三七15克、五灵脂15克加强活血化瘀之力。

四诊时患者自诉腹部疼痛已明显减轻。后仍以排石汤加减，服药2个月后患者腹痛已完全消失，复查腹部B超未见结石征象。

按：胆结石是临床常见的消化道疾病之一，胆石是由胆汁成分的析出、沉淀、成核及积聚而形成的结晶物。当胆石嵌于胆囊颈部时，会造成急性梗阻，导致胆囊内压力增高，胆汁不能通过胆囊颈和胆囊管排出，从而引起临床症状，通常表现为胆绞痛。呈持续性右上腹痛，阵发性加剧，可以向右肩背放射，往往会伴有恶心、呕吐。中医对该病有充分的认识及丰富的治疗经验，认为该病多为在情志失调、饮食不节、外邪内侵、中焦湿热、虫积以及瘀血阻滞等病理因素作用下出现瘀血内停，瘀而化热，煎熬胆汁以致痰瘀相互胶结而成。病理因素多以中焦虚弱为本，痰瘀互结为标。故治疗时在症状加重时多以清利湿热、活血止痛为主，在症状平稳时多以健运中焦为主。排石汤中，绵茵陈清热利湿、利胆退黄，黄连、黄芩为清热燥湿的常用药，可加强绵茵陈清利湿热之功；大黄既可清热泻火，又可逐瘀通经；木香、枳壳两者共同起到理气止痛之功；甘草调和诸药。上述诸药共奏清热利湿、理气活血止痛之功。该方药味虽简单，但功效与胆结石之病因病机极为相符，故而对胆道结石可起到良好的治疗效果。

第九节 水肿

【病案】赵某，男，43岁。1976年9月17日初诊。

[病况摘要] 主诉为突发双下肢水肿1周，血尿3天。患者于1周前无明显诱因开始出现双下肢轻度凹陷性水肿，伴有血尿3天，晨起偶见双眼睑浮肿，未予重视。3日前开始出现小便不利，伴尿道灼痛，尿色发红，至当地医院就诊，查血常规：白细胞计数偏高；尿常规：尿蛋白（+），尿红细胞（++），尿蛋白定量2.7g/24h；肾功能：肌酐106umol/L。考虑急性肾小球肾炎，经治疗后患者小便时疼痛症状减轻，但仍有小便色红，双下肢浮肿，遂来我门诊就诊。双下肢轻度浮肿，按之凹陷不起，时有气促，胸部满闷不舒，腹胀，口干口苦，怠倦乏力，纳眠欠佳，小便不利，色淡红，大便黏滞不爽。舌红，苔黄微腻，脉滑数。

[诊断] 中医诊断为水肿。西医诊断为急性肾小球肾炎。

[辨证治疗] 水肿是全身气化功能障碍的一种表现，其基本病机为肺失通调，脾失转输，肾失开阖，三焦气化不利。病位在肺、脾，而关键在肾。此患者由于湿热内侵，致肺、脾、肾、三焦功能失调，津液运化失常，水液潴留，泛溢肌肤而成水肿。饮停于肺，肺气宣降失常，则见气促；湿热阻滞脾胃，中焦失于运化，水谷运化不利，则见胸部满闷、腹胀，并见胃纳差；津液不能上承，则见口干、口苦；脾不能主四肢，则见倦怠乏力。湿热蕴于大肠，大肠传导气化失司，故见大便黏滞不爽；湿热蕴结下焦，肾与膀胱气化不利，且热盛动血，故见小便短赤；湿热内侵，扰乱心神，故眠差；舌红、苔黄微腻、脉滑数均为湿热内侵、水液运化失常之象。辨证为湿热内侵，治法宜清热利湿、凉血止血。拟方除湿汤加减：

大腹皮30克	茯苓皮30克	泽泻30克	厚朴15克
萆薢20克	薏苡仁30克	粟米须30克	关黄柏10克
小蓟15克	白茅根30克		

共7剂。

1976年9月24日二诊：患者精神好转，双下肢浮肿减轻，已无明显气促，纳眠改善，小便疼痛症状消失，色泽正常，大便仍有黏滞不爽。舌淡红，苔黄白微腻，脉滑。患者病情好转，湿热象渐退，已无热盛动血之象，可在原方基础上去小蓟、白茅根等凉血止血之品，专以清热利湿，服7剂。

1976年9月30日三诊：患者精神稍疲倦，乏力，面色微黄，时有汗出，无明显气促、腹胀等不适，双下肢浮肿较前减轻，纳少眠可，小便短少，大便偏烂。舌淡红，苔白微腻，脉沉缓。考虑患者之前用药多寒凉，损伤脾阳，目前湿热渐尽，处于正虚邪恋阶段，当以扶正为主，治以健脾益气，兼化湿浊。故治疗上去关黄柏、泽泻以减清热利水之效，改茯苓皮为茯苓30克，加黄芪15克、白术20克、淮山药30克、菟丝子20克，以补脾益气、化湿和中、温肾助阳，共14剂。

1976年10月14日四诊：患者浮肿明显消退，大便调，病情好转，药证相符，在上方基础上加补骨脂30克，以增温肾助阳之力，共14剂。1个月后随访，患者浮肿完全消退，食欲好转，二便调畅，复查血常规、尿常规及肾功能均恢复至正常范围。

按：中医认为水肿病因有风邪袭表、疮毒内侵、外感水湿、饮食不节及禀赋不足、疾病劳倦。水不自行，赖以气动，水肿是全身气化功能障碍的一种表现，其基本机理为肺失通调，脾失转输，肾失开阖，三焦气化不利。病位在肺、脾，而关键在肾。

病理因素有风邪、水湿、疮毒、瘀血。因于病理因素及体质的差异，水肿的病理性质有阴水、阳水之分，并可相互转换或夹杂。阳水属实，多因外感风邪、疮毒、水湿而成，病位在肺、脾；阴水属虚或虚实夹杂，多由饮食劳倦、禀赋不足、久病体虚所致，病位在脾、肾。阳水迁延不愈，反复发作，正气渐衰，脾肾阳虚，或因失治、误治，损伤脾肾，阳水可转为阴水。反之，阴水复感外邪，或饮食不节，使肿势加剧，呈现阳水的证候，而成本虚标实之证。故在治疗时，要分清阴阳，辨证虚实，有的放矢。阳水以驱邪为主，应予发汗、利水或攻逐，同时配合清热解毒、理气化湿等法；阴水当以扶正为主，同时配以利水、养阴活血、祛瘀等法。对于虚实夹杂者，则当兼顾，或先攻后补，或攻补兼施。除湿汤中大腹皮、茯苓皮、薏苡仁、泽泻、粟米须均为利水消肿之良药，薏苡仁、茯苓皮又兼健脾之效；厚朴可加大腹皮理气之功，又增茯苓皮、薏苡仁、泽泻利水祛湿之效果；萆薢利湿去浊。药味简单，药力专一，利水消肿，补脾益气，临证切合病机，加减运用，是谓治疗水肿的良方。

第十节 失眠

【案一】区某,女,35岁。1982年12月14日初诊。

[病况摘要]主诉为反复失眠1年余。患者1年前开始因工作及生活压力大而暴饮暴食,继而彻夜不眠。服用艾司唑仑片等安眠药物后方可入睡,但对药物产生明显依赖,停药即再次失眠,患者考虑西药治疗副作用大,要求中药治疗。症见:眠差,彻夜难眠,梦多,时有头晕,无天旋地转感,口苦,自觉心烦胸闷,纳多,二便调。舌尖红,苔薄黄,脉沉细。

[诊断]中医诊断为不寐。西医诊断为睡眠障碍。

[辨证治疗]患者因暴饮暴食,宿食停滞,脾胃受损,酿生痰浊,痰郁生热,扰动心神,出现不寐、梦多;痰阻气道则见胸闷;清阳被遏故见头晕;舌尖红、苔薄黄、脉沉细为痰热扰心之象。证属痰热扰心,阳不交阴,治以清心降火化痰、镇静安神。处方如下:

麦冬15克　　牛膝15克　　生地黄20克　　龙骨30克(先煎)

牡蛎30克(先煎)　　关黄柏10克　　炒黄连5克

炒麦芽20克　　陈皮10克　　猫爪草15克　　炙甘草10克

共7剂。

1982年12月22日二诊:患者失眠较前明显改善,夜可入睡,自觉胃脘部胀满、胸闷、头晕等不适。舌淡红,苔薄白,舌边有齿痕,脉细。在原方基础上去关黄柏、炒黄连等苦寒泄热之品，加党参、炒白术，加强益气健脾之力，以祛痰源；加酸枣仁、栀子二药参合使用，一补一泻，相互为用，清心凉肝，泻热除烦，宁心安神。共7剂。后随访，患者失眠情况基本缓解，胃纳正常，诸症消退。

【案二】钟某，女，52岁。1986年3月12日初诊。

[病况摘要] 主诉为眠差5年余。患者于5年前开始出现反复夜眠差，曾到当地人民医院住院治疗，诊断为失眠、神经官能症，经治疗后好转出院。出院不久上述症状再次出现。其间多处求治，均未取得很好的效果。近来病情加重，慕名来诊。症见：难以入睡，多梦，时寐时醒，醒后不能再寐，甚至彻夜难眠，伴心悸，倦怠乏力，精神不振，头晕耳鸣，盗汗，五心烦热，健忘，腰膝酸软，胃纳差，小便调，大便偏干。舌红、少苔、脉细数。

[诊断] 中医诊断为不寐。西医诊断为睡眠障碍。

[辨证治疗] 不寐病位在心，由于心神失养或心神不安所致，其发病与肝郁、胆怯、脾肾亏虚、胃失和降密切相关。此患者主要因心气不足、肾阴亏虚、心肾不交而出现不寐。如《景岳全书·不寐》所说："真阴精血不足，阴阳不交，而神有不安其室耳。"《古今医统》所云："有因肾水不足，真阴不升，而心阳独亢，亦不得眠。"心肾不交证以肾阴虚、心火旺为特征，在生理状态下，心火下达肾水，肾水上济心火，使肾水不寒，心火不亢，则水火互济，心肾相交，若肾水不足，心火失济，则心火偏亢，或心火独炽，下吸肾水，则肾阴暗耗，以致肾水亏于下，心火亢于上而心肾不交。患者为中老年女性，肾水亏虚，不能上济于心，水火不济，心火独亢，火盛神动，心火炽盛，不能下交于肾，故出现眠差、头晕、耳鸣健忘、腰膝酸软；心血不足、心失所养故见倦怠乏力、心悸；舌红、苔少、脉细数，皆为心肾不足之象。证属心神失养、肾阴虚、心肾不交，治以滋补肾阴、养心神、清心火、交通心肾为主。处方如下：

益智仁15克　　五味子10克　　菟丝子15克　　熟地黄15克

白芍15克　　　桑寄生20克　　甘草5克　　　龙骨30克（先煎）

牡蛎30克（先煎）

共7剂。

1986年3月20日二诊：患者失眠症状明显好转，头晕、耳鸣减轻，心烦、心悸明显缓解，夜梦减少，入寐时间缩短。但仍觉倦怠乏力，口干。舌红，苔薄白，脉弦细。中药在原方基础上加太子参益气生津。共服14剂，后随访患者失眠明显改善，头晕头痛随之消失。

第十一节　产后便秘

【案一】李某，女，31岁。1983年6月5日初诊。

[病况摘要] 主诉为产后便秘10个月。10个月前产下一子后，开始出现大便难解，2~4天一行，质稍干结，色黄，时有腹胀，无腹痛，偶见嗳气，无泛酸，容易出汗，自诉近来易掉头发，易疲倦，口淡，胃纳欠佳。舌淡暗红、苔薄白腻、脉弦细。其他：孕1产1。月经量少，色淡，偶见痛经，时有血块，经期3~4天，周期25~28天。

[诊断] 中医诊断为产后大便难。西医诊断为产后便秘。

[辨证治疗] 便秘是指粪便在肠道内运行迟缓和停滞过久，水分被吸收，致使粪便坚硬，排便次数减少，超过3天未有大便排出。产妇因多种因素影响易发生便秘，尤其是产后2~5天是便秘发生的高峰期，若不及时处理，给产妇健康及母乳喂养带来不利影响。此患者主要因产时耗气，产后失血伤津，以及卧床少动，致使气血俱亏所致。大肠为"传导之官"，气虚则大肠传递无力，血虚则津枯，不能滋润肠道，致使大肠津液失润，通降传导失职，糟粕内停，燥屎内结。患者素体气虚，产后血虚，故易出现大便难；汗出为气虚不能固摄；脾虚运化不足，出现口淡、纳差；胃气上逆则嗳气；大便干结、易掉头发、月经量少色淡为产后血虚所致；舌质暗、脉弦、月经可见血块为气虚血瘀表现。证属气血两虚血瘀，治以健脾益气、养血活血、润肠通便。拟方八珍汤加桃仁、杏仁，处方如下：

川芎10克　当归15克　白芍15克　熟地黄30克

党参30克　茯苓20克　白术30克　炙甘草10克
桃仁15克　杏仁15克

共14剂，每天1剂，分2次温服。

1983年6月21日二诊：大便2天一行，质软，腹胀消失，无嗳气，汗出较前减少，胃纳一般。舌淡暗红、苔薄白、脉弦滑。考虑存在产后损及先天，加淫羊藿、菟丝子补助肾阳，化精生血；白术大量久服容易滑肠，故减为15克。续服14剂。服后随访，患者诸症好转。

【案二】方某，女，34岁。1986年9月10日初诊。

[病况摘要] 主诉为产后大便难1个月余。缘患者1个月前生产后开始出现大便难解，西医曾给予果导片等口服，效果不佳，患者遂要求中药治疗。症见：大便4天一行，质干色黄，伴有头晕目眩，面色少华，健忘，口唇色淡。舌淡，苔薄白，脉细数。

[诊断] 中医诊断为产后大便难。西医诊断为产后便秘。

[辨证治疗] 产后便秘病虽然非重症，但影响产妇生活质量，如不恰当处理，可引起严重的并发症如痔疮、肛裂，增加产妇的痛苦。本案属于产后以虚为主的病变，治疗当以"润通"为主，慎用苦寒攻伐之品，以免再次伤津损液而耗血，反生他变。此患者主要因产后失血过多，导致血液亏虚、气虚、津伤，由于精亏血损，气血不足，精血虚少则肠道失于滋润，出现产后便秘。血虚不能荣面，出现面色少华、口唇色淡；气血津液亏虚，清阳不升，头目失养，故出现头晕目眩；舌淡、苔薄白、脉细数乃气血亏虚之象。《陈素庵妇科补解·产后大便闭结方论》中说："产后大便闭结者，由产后去血过多，津液干涸，肠胃燥结，是以大便闭。"指出便秘原因主要是血虚津亏，肠道失润，所谓"亡津液，大便难"故也。本病案证属气血亏虚，治以益气滋阴养血、润肠通便。处方如下：

当归15克　生地黄30克　麦冬30克　枳壳15克

黄芪20克　厚朴15克　陈皮10克　何首乌20克

桃仁10克　甘草6克

每天1剂，水煎取汁400毫升，分3次服，服用10剂。

服药后患者大便难、头晕目眩等诸症悉除。

第十二节 产后发热

【病案】李某,女,27岁。1979年5月20日初诊。

[病况摘要]主诉为产后发热2周。患者2周前生产时出血较多,产后出现发热,体温波动于37.3~39.7℃,伴有头晕眼花,面赤口渴,夜间偶有心悸,眠差,恶露量少,色淡质稀,小腹绵绵作痛,喜按。舌淡红,苔薄白,脉细弱。

[诊断]中医诊断为产后发热。西医诊断为发热。

[辨证治疗]产后发热是指分娩后,因各种原因引起的发热,是妇产科常见病之一。"血为气之母""血能载气",由于产后营血骤虚,不能载气,故阳气无所依附而外浮发热。患者为育龄妇女,因生产时出血过多导致产后的血虚发热。《妇人大全良方》对产后发热做了如下阐述:"凡产后发热,头痛身疼,不可便作感冒治之。此等疾证,多是血虚或败血作梗。血虚者,阴虚也;阴虚者,阳必凑之,故发热。"说明产后发热并非全是西医所说的因生殖道感染引起的发热。《陈素庵妇科补解》中对产后发热的病因作了详细的讲述,其中对内伤发热做了如下阐述:"……产后去血多,劳动太早,体虚发热。"因此产后的内伤发热当与外感发热鉴别。《内外伤辨惑论》说:"血虚发热,证象白虎。"此时的症状与白虎汤证相类似,均见面赤口渴之征。但白虎汤证兼见身热、脉洪大等症,而产后内伤发热脉象为沉细弱,需加以鉴别。此患者由于生产崩漏,亡血伤津,阴血骤虚,阳无所依,虚阳越浮于外,则身有微热;血虚不能上荣清窍,则头晕眼花;阴血亏虚,虚阳浮越,灼伤阴液则见面赤口渴;血虚心神失养,则心悸少寐;血虚冲任不足,则恶露量少;气血虚弱,则恶露色淡而质稀;血虚不荣,则小腹绵绵作痛,喜按。舌淡

红、苔薄白、脉细弱，为血虚之象。本病案属于产后发热之范畴，辨证为血虚，治法宜补血益气。处方如下：

黄芪30克　当归10克　熟地黄15克　大枣20克
党参15克　白术15克　茯苓10克　　柴胡10克

共7剂。

1979年5月27日二诊：患者低热消退，头晕眼花、面赤口渴、心悸、眠差、小腹隐痛等症状已基本消退。舌淡红，苔薄白，脉细，重按有力。去柴胡，加枸杞子、制首乌加强补益精血之效。服后随访，诸症皆除。

第十三节　腰痛

【病案】徐某，男，35岁。2011年2月17日初诊。

［病况摘要］患者2年前开始出现腰痛，间断在当地医院门诊就诊，诊断为腰肌劳损，给予针刺及中药外敷等治疗后症状可缓解，但易反复。近1周以来因工作繁忙，腰部疼痛加重，遂于我门诊就诊。症见：腰痛，主要以酸痛为主，久坐即发，疲倦乏力，头晕，自觉局部皮肤瘙痒，无皮疹，无发热恶寒，胃纳差，尿频，大便偏烂。舌淡红，苔薄黄微腻，脉沉细。

［诊断］中医诊断为腰痛。西医诊断为腰肌劳损。

［辨证治疗］腰痛又称腰脊痛，多因外感、内伤或挫闪导致腰部气血运行不畅，或失于濡养，引起腰脊或脊旁部位疼痛为主要症状的一种病症。此患者为年轻男性，腰部疼痛日久，工作劳累后腰部疼痛加重，主要因忧思伤脾，脾虚湿盛，湿邪阻遏经脉，经气不畅，筋脉失于濡养而出现腰痛；脾主统血，脾虚而无法统摄血液，就会出现血虚，血虚则生风，故出现皮肤瘙痒；血虚则清窍失养，故出现头晕；脾虚纳运失常故出现胃纳差，大便偏烂。舌淡红、苔微腻、脉沉细均为脾虚湿盛之象。证属脾虚湿盛，治疗以健脾渗湿为主，佐以调气调血。处方如下：

薏苡仁30克　党参20克　黄芪20克　炒白术15克
茯苓20克　炒麦芽30克　鸡内金15克　泽泻15克

大枣30克　　当归10克　　炙甘草10克

共7剂。

服后患者症状较前明显缓解。

第十四节 痹病

【案一】黎某,女,35岁。2012年6月5日初诊。

[病况摘要]患者反复多关节疼痛6月余。1个月前出现双侧手腕关节及跖趾关节疼痛,伴有晨僵大于1小时,就诊于某西医医院,查RF:157单位/毫升,CRP:69毫克/升,ESR:55毫米/时。诊断为类风湿性关节炎,给予甲氨蝶呤、来氟米特等,治疗后出现恶心呕吐等不良反应,患者要求中药治疗,遂于我门诊就诊。症见:双手腕关节及跖趾关节疼痛,屈伸不利,伴有双侧肘、膝关节疼痛,时有关节重着,恶心欲呕,胃纳差,二便调。舌淡,苔薄白,脉沉细。

[诊断]中医诊断为痹病。西医诊断为类风湿性关节炎。

[辨证治疗]类风湿性关节炎(RA)是一种慢性进行性全身性自身免疫病,临床以关节和关节周围非感染性炎症,所形成的肢体关节疼痛、僵硬、变形等为主要表现,属中医痹病范畴。本病以本虚标实、虚实夹杂为病机。肝肾脾虚为病本,风寒湿热痰瘀为其标,经脉痹阻不利、气血瘀阻不通为其病机,风寒湿邪痹阻脉络、流注关节、闭阻经脉为其病因。此患者发病主要因肝肾不足,脾虚运化失常、感受风寒湿邪所致,肾主骨,肝主筋,筋骨关节皆赖肝肾精血濡养,邪客筋骨,筋损伤肝,骨损伤肾,肝肾损伤则筋骨失养,肌肉不充,加之感受风寒之邪,则出现关节疼痛,屈伸不利;脾主肌肉,运化水湿,脾虚则痰湿内生,湿痰互结,流注肌肉经脉,则出现体重节肿;长服用非甾体类抗炎镇痛药和免疫抑制剂,损伤脾胃,脾胃运化失常,胃失和降,则出现恶心欲呕等;舌淡、苔薄白、脉沉细均为肝肾脾不足、夹有湿浊之象。脾胃为后天之本,气血生化之源,肾气之精、肝之阴血均赖

水谷精微的化生和充养；脾胃健则气血旺，营卫调和，邪无所附；肝肾精血充盛，则筋骨关节强壮。四诊合参，证属肝肾脾不足、夹有湿浊，治以祛风除湿止痛、健脾补益肝肾。处方如下：

忍冬藤30克　海风藤15克　鸡骨香15克　络石藤15克
宽筋藤15克　走马胎15克　老桑枝15克　杜仲15克
白术20克　　路路通15克　五指毛桃30克

共7剂。

2012年6月19日二诊：患者多处关节疼痛较前明显好转，但仍时有屈伸不利，疲倦乏力，胃脘部胀满，胃纳一般，小便调，大便偏烂。舌淡，苔薄白，脉沉细。在原方基础上去老桑枝、路路通、忍冬藤，加党参15克、黄芪15克、薏苡仁30克以补气健脾、调气调血。共14剂。2个月后随访，未见复发。

【案二】林某，女，62岁。2007年7月10日初诊。

[病况摘要]患者既往有痛风病史3年余，近半年来每隔7～10天发作1次，行走困难。10天前开始痛风发作，关节稍红、有肿胀感，自服别嘌醇2天，症状可以缓解，但易反复。遂于我门诊就诊。症见：左踝关节少许疼痛，伴有第一足趾关节酸痛感，无发热恶寒，自觉口干，胃纳尚可，二便调。舌红，苔薄黄，脉沉细。平素嗜食肥甘厚味之品。查血尿酸：524微摩/升。

[诊断]中医诊断为痹病。西医诊断为痛风性关节炎。

[辨证治疗]《景岳全书·湿证》载："湿从内生者，由水气不化，阴不从阳而然也，悉由脾肾之亏败"。此患者为老年女性，肾气逐渐衰退，肾虚为主要内因，饮食不节，嗜食肥甘厚味之品，湿热内蕴为此次痛风发作的主要诱因。脾主运化水湿，肾主水液，脾肾亏虚导致湿邪不化，加之热毒内蕴，郁久瘀毒内生，阻滞

经络，导致气血运行不畅，经脉不通则痛，而湿性趋下，流注关节而出现左踝关节及足趾关节痛；舌红、苔薄黄、脉沉细均为脾肾不足之象。辨证属脾肾不足夹有湿热，治疗以祛风除湿通络、调脾补肾为主。处方如下：

炒黄柏10克　独活15克　薏苡仁30克　木瓜15克

威灵仙3克　海螵蛸30克　海风藤15克　忍冬藤30克

老桑枝15克　赤芍10克　炒白术15克

共7剂。

服药后1个月随访，未见复发。

第十五节　瘿病

【病案】蒋某，女，45岁。2011年8月2日初诊。

［病况摘要］患者因"体检发现甲状腺肿块2个月余"就诊。甲状腺彩超示：甲状腺结节。左叶8毫米×10毫米，右叶12毫米×8毫米，未见明显血流，考虑良性病变。诊断为结节性甲状腺肿。查：甲功提示为正常。患者欲保守治疗，遂于我门诊就诊。症见：近来烦躁，时有情绪低落，平素易怕冷，无心慌胸闷、汗出、手抖等不适，偶有咳嗽，喉中有黏痰，不易咳出，胃纳尚可，眠差，难以入睡，二便调。舌暗红，苔薄黄，舌边有齿印，脉弦细。

［诊断］中医诊断为瘿病。西医诊断为结节性甲状腺肿。

［辨证治疗］甲状腺结节属于中医"瘿病""瘿瘤"的范畴。可由情志内伤或饮食或水土失宜，以致气滞痰凝血瘀结于颈前所致，尤以女性多见，与现代社会的生活、工作、环境等因素有关。此患者近来易烦躁，时有情绪低落，主要因忧思忧虑，使气机郁滞，肝气失于条达，肝气郁结，木郁克土，脾虚则水液运行失常，日久聚而为痰，痰阻气机，气滞痰凝，壅结颈前，则形成瘿病，日久导致血脉瘀阻，气、痰、瘀三者合而为患。基本病机以肝郁脾虚为本，以气滞、痰浊、血瘀为标。证属气郁痰凝，肝阴亏虚，治疗以疏肝理气、化痰散结为主，兼以健脾养肝为辅。处方如下：

龙骨30克（先煎）　　　　牡蛎30克（先煎）

醋鳖甲30克　浙贝母20克　海藻15克　女贞子15克

旱莲草15克　牛膝10克　　黄精15克　白芍15克
白术15克

共14剂。

服药后患者症状缓解。前后间断治疗3个月余，后甲状腺结节消失，胃纳尚可，二便调，无任何不适。

第五章 世家验方

第一节　痹病验方

【组成】穿破石20克，海风藤15克，走马胎15克，鸡骨香20克，威灵仙20克，桑寄生10克。

【功效】祛风除湿通络。

【主治】诸多痹病，风湿为患，经气闭阻，气血运行不畅，以致肢体关节屈伸不利，关节重着、肿胀，筋骨疼痛，周身窜痛或麻木不仁等。

【加减法】风重、肢体关节游走性疼痛者，重用威灵仙，加老桑枝、防风以祛风胜湿止痛；关节肿胀、重着者，加泽泻、茯苓皮以利水消肿；中焦湿盛，胃纳差，大便偏烂或黏腻，舌苔黄厚者，加薏苡仁、绵茵陈、法半夏、砂仁以行气化湿；手足筋脉拘急者，加木瓜、伸筋草以舒筋活络；尿酸高，湿浊较盛者，加忍冬藤、佩兰、车前子以清热利湿化浊；关节肿痛较甚者，加秦艽、海桐皮以除湿通络；伴有腰背酸痛者，加杜仲、续断以补益肝肾；关节疼痛反复发作，日久不愈，时重时轻者，加桃仁、红花、当归以活血化瘀通络。

【方解】风、寒、湿诸邪汇集人体，各有偏胜，痹症日久者，三邪常错杂交织，证候复杂而难以截然分开。方中穿破石具有舒筋活络、祛风止痛之效；味辛、苦，性微温的海风藤具有祛风湿、通经络之效，《本草便读》云："凡藤类之属，皆可通经入络。"二者共为君药。鸡骨香苦温芳香，具有理气活血、祛风除湿、消肿止痛之效；走马胎辛温，祛风湿兼有活血散瘀之效；威灵仙又主诸风，祛风兼祛湿通络共为臣药。走马胎兼能除湿，可辅助威灵仙的除湿作用；桑寄生苦平，是祛风湿、强筋骨的常用药，兼可调和气血，二者均为佐使药。纵观全方，以祛风除湿通络为主，兼有调和气血之功。

【医案选录】病案一：李某，女，44岁。1984年5月14日初诊。患者半年前开始反复出现左足趾关节肿痛，时有下肢膝关节屈伸不利，未予重视。2天前上述症状开始加重，遂于我门诊就诊。症见：神清，疲倦乏力，左足趾关节肿胀疼痛，自诉晨起关节僵硬，局部皮肤潮红发热，双膝关节屈伸不利，口干口苦，喜喝热饮，纳眠可，小便调，大便偏烂。舌淡暗，苔白，脉滑。西医诊断为类风湿性关节炎；中医诊断为痹病。证属风湿热痹。治以祛风除湿、通络止痛。处方以穿海汤加党参15克、黄芪15克、忍冬藤30克、防己15克、薏苡仁20克。共服用14剂，同时嘱患者用剩余的药渣翻煎后熏洗患处。1984年5月29日二诊：患者左足趾关节疼痛明显缓解，偶有双膝关节疼痛，局部肤温尚可，时有腰酸背痛。舌淡红，苔薄黄，脉沉细。在原方的基础上去忍冬藤、防己，加杜仲、续断各15克，治以补肝肾、强筋骨、益精气。1个月后随访，诸症消失。

按：类风湿性关节炎归属于中医痹病范畴，主要由于正气不足、营卫失调、气血不畅、脏腑内伤，加之六淫之邪侵袭共同作用所致。主要表现为关节疼痛、肿胀、屈伸不利等。疾病初起以邪实为主，邪痹经络，络道阻滞，气血津液输布失调，日久瘀阻经络，不通则痛。类风湿性关节炎在岭南地区，多因风、寒、湿、热之邪侵袭，致气血运行不畅所致。另外岭南一带天热地湿，多以湿邪为患，湿又分内外之湿，故治疗时，在祛风通络止痛的基础上，喜用薏苡仁、藿香、砂仁、法半夏、苍术等化湿醒脾、燥湿和中之品。

病案二：郑某，男，56岁。1986年10月16日初诊。既往有痛风性关节炎病史5年余，自诉间断在门诊激素治疗，服药后症状可缓解，但易反复，自觉西药治疗副作用大，要求中药治疗，遂来我门诊就诊。症见：神清，右手食指及拇指关节红肿热痛，屈伸不利，关节以游走性疼痛为主，压痛明显，口干，胃纳差，小便调，大便粘腻。舌暗，苔黄微腻，脉弦滑。证属风湿热痹，治疗以祛风除湿、通络止痛为主。予穿海汤加海桐皮、黄柏各10克，五爪龙30克，三七10克。服用14剂后症状缓解，半年后随访未复发。

按：痛风性关节炎属于中医学痹病、历节病、历节风、白虎历节等范畴，好发于男性和绝经期女性。痛风性关节炎在沿海地区发病率较高，与其特色饮食文化密切相关。粤人喜饮食生冷海鲜、热汤浓茶，又喜"宵夜"，故易损伤脾胃，致脾胃运化失常，酿湿生热，内蕴胃肠。一旦引动内蕴之湿，湿热互作，阻遏气血运行必致关节红肿热痛。《金匮要略心典·痉湿病脉证治第二》云："中湿者。亦必先有内湿而后感外湿。故其人平日土德不及而湿动于中。由是气化不速。而湿侵于外。外内合邪……"此患者湿热阻滞于内，流注关节，气血运行不畅，则出现拇指关节红肿疼痛，局部肤温增高；湿热内蕴、脾失健运，故出现胃纳差、大便黏腻；舌暗、苔黄微腻、脉弦滑均为湿热瘀阻之象。在原方的基础上加黄柏以清下焦湿热，加五爪龙、三七以益气活血。

第二节 肺痨验方

【组成】铁包金15克，穿破石10克，百部15克，白及10克，牛大力15克，甘草10克。

【功效】止咳化痰，补虚润肺。

【主治】劳瘵久嗽，咳嗽、咯痰、痰中带血丝，痰黏不易咯出，胸部隐痛，口燥咽干，疲倦乏力，胃纳差，舌红少津等。

【加减法】咳嗽，痰黏，色黄量多者，可加用桑白皮、浙贝母、鱼腥草清热化痰；低热者，加银柴胡、地骨皮、青蒿以退虚热；夹有痰湿中阻者，加法半夏、陈皮、党参以健脾化湿；伴有咯血者，加仙鹤草、藕节以和络止血；胸痛者，加三七、郁金等化瘀和络止血；盗汗者，可加用浮小麦、煅龙骨、煅牡蛎以敛营止汗。

【方解】方中铁包金微苦涩、平，穿破石微苦、平，共收止咳除痰、化瘀止血之功，并为君药。百部入肺经，功擅润肺止咳，无论外感、内伤皆可用之，为治肺痨咳嗽、久咳虚嗽的要药，辅助君药以止咳，为臣药。白及收敛止血、补肺生肌，牛大力补虚润肺，二者均为佐药。甘草清热解毒、祛痰止咳，又可调和诸药，为使药。诸药相合，共奏润肺止咳、祛瘀止血之效。据现代药理研究，铁包金、穿破石、百部均有抑制结核菌作用，且对金黄色葡萄球菌、溶血性链球菌等有一定抑制作用；百部尚能降低呼吸中枢的兴奋性，有镇咳作用。白及对人型结核菌有较强的抑制作用，对革兰阳性菌有一定的抑制作用。甘草有抗炎、抗过敏反应作用，可保护发炎的咽喉和气管的黏膜，有助于止咳。

【医案选录】黄某，女，27岁。1977年10月21日初诊。患者3个月前开始出现咳嗽、胸部隐痛等不适，在当地医院治疗后症状好转，但仍反复咳嗽、胸痛、疲倦乏力。1个月前咳嗽开始加重，伴有胸痛，就诊于当地县人民医院。查胸片提示双肺阴影，考虑为肺结核，经西药治疗后胸痛较前缓解，但仍有咳嗽、口干、疲倦乏力，且近1个月来体重减轻。患者及家属要求中药治疗，遂来求诊。症见：咳嗽，以干咳为主，痰少质黏，胸部隐痛，口干，疲倦乏力，无发热恶寒，胃纳差，眠尚可，二便调。舌红，苔微黄，脉弦细。西医诊断为肺结核，中医诊断为肺痨，证属肺阴亏虚，治以滋阴润肺、杀虫止咳。处方组成：铁破汤加百合15克、北沙参15克、麦冬15克、有瓜石斛20克、炒白术15克、太子参10克、赤芍10克。共服用14剂。1977年11月5日二诊：咳嗽较前减轻，偶有胸痛，胃纳一般，汗出多，二便调。舌红，苔薄白，脉沉细。在原方的基础上加炒麦芽20克、黄芪20克以补气健脾和胃；平素汗出多，加麦冬、五味子以益肺养阴，并收敛耗散之肺气。前后共服用3月余，诸症悉平。

按：肺痨是指由于正气虚弱、感染痨虫，痨虫侵蚀肺脏所致，以咳嗽、咯血、潮热、盗汗及身体逐渐消瘦等症为主要临床表现，是具有传染性的慢性消耗性疾病。本病的发病部位主要在肺，病情进展可累及脾、肾，甚则传遍五脏，故有"其邪辗转，乘于他脏"之说。本病证候繁多，总论病机，肺阴亏损贯穿始终，《文堂集验方》云："人秉阴虚者十之八九。"《丹溪心法》云："痨瘵主乎阴虚。"病情进一步演变发展，则表现为阴虚火旺，或气阴耗伤，甚至阴阳两虚。《石室秘录》云："治肺之法，正治甚难，当转治以脾。脾气有养，则土自生金，咳嗽自已。"此患者主要因痨虫侵蚀肺叶，导致肺失宣降，耗伤肺气，久则子盗母气，导致脾胃虚弱，故出现疲倦乏力、胃纳差等。再者肺脏受损，津液不布，五脏失于濡润，同时脾胃虚弱，土不生金，金不生水，肾脏精血藏纳失权，阴阳失衡，从而形成阴虚，出现一派阴虚之象，故肺痨后期，重在补气健脾，益气扶正为主。甄氏推崇络病学派的理论，提出"痹痨必瘀"的观点，认为肺痨病程日久，部分患者常有不同程度的瘀血证候，如胸痛、面暗、肌肤甲错、舌质暗红等，故治疗上喜用赤芍、丹参、桃仁、川芎等活血化瘀之品，认为祛瘀活血药可改善血脉运行，有利于推陈出新，促使病灶硬结钙化、肺空洞闭合。

第三节 牙痛验方

1. 针刺牙痛方

【主穴】颊车、内关、合谷、足三里。

【配穴】风火牙痛加翳风；胃火牙痛加内庭、二间；阴虚牙痛加太溪、大杼。

【功效】祛风泻火，通络止痛。

【操作方法】取双侧合谷、颊车、足三里等穴，常规消毒皮肤，捻转进针，得气后使针感分别沿上、下肢传导，再配合对侧内关穴，如左侧牙痛针右侧，右侧牙痛针左侧，使针感向病灶传导，得气后留针30分钟，每10分钟行针1次，并配合红外线照射患处。实火牙痛用泻法，虚火牙痛用先泻后补法，治疗1~4次。

【方解】清·吴仪洛云："少阴不足，阳明有余致牙痛失宣。"认为牙痛不外肾阴不足和阳明火热。肾主骨，齿为骨之余，又赖髓以滋养，髓亦为肾之所生，故齿属少阴肾经。上齿为胃络所经，下齿为大肠所贯，上、下齿龈皆属阳明经，齿痛乃阳明经有风寒湿，热邪乘虚而入，聚而为液为涎，与齿间之气血相搏击而痛。若热涎壅盛，则肿而痛也。热不盛则齿龈微肿，而根浮也。《诸病源候论》曰："手阳明之支脉入于齿，齿是骨所终，髓之所养。若风冷客于经络，伤髓冷气入齿根，则齿痛。"故治疗取穴以手足阳明经为主。手阳明之脉入下齿龈，足阳明之脉入上齿龈。故取阳明经之颊车穴，直达病所。齿为骨之余，牙痛按病位分属筋骨病，一般使用浅刺平刺法，具有镇痛之效。《针灸甲乙经》："颊肿，口急，颊车痛，不可以嚼。颊车主之。"颊车穴深刺，可疏通阳明经气血；内关穴为手厥阴经络穴，又是八脉交会穴，具有疏导水湿、宁心安神、理气止痛之效；合谷穴为清热镇痛要穴，又有"面口合谷收"之说。此三穴位，选穴方便，针对牙痛具有较强的镇痛效果，疗效快。又"合治内腑"，故取足阳明胃经之足三里穴，取其经脉所过，主治所及。风热之邪侵袭，加翳风以祛风；胃火牙痛者，足阳明胃经穴内庭可通经泻热、引火下行，又是"上病下取"之法，加手阳明大肠经之荥穴二间泻胃火，"井主心下满，荥主泻热……"，阳明为多气多血之经，壮火则必气血搏结于齿龈之间，不通则痛。肾主骨，故配足少阴肾经太溪穴；齿为骨之余，故配骨会大杼穴。诸穴合配辨证施治，故而取得满意疗效。甄氏认为经络就像人体四通八达的网络，在正常情况下能运行气血，针刺疗法是通过激发经络本身的功能，疏通经气的传导，使机体阴阳处于平衡状态，如《灵枢·刺节真邪》所言："泻其有余，补其不足，阴阳平复。"经气行于经络中，经气所表现出来的生命现象又称作"神气"，经络所属的腧穴就是"神气之所游行出入"之所在。关于针刺治疗牙痛，要强调的是迅速止痛，止痛不仅是牙痛患者就诊的主要目的，也是治疗全过程的首要任务。依照"通则不痛"的原理，首先必须使邪气有出路，而且出路要足够通畅，否则达不到彻底止痛的目的。其次，要注意益气扶正，出路通而邪不能去者，多责之于正气虚弱，不能鼓邪外出。

2. 牙痛方

【组成】知母15克，牡丹皮10克，栀子15克，天麻15克，钩藤15克，僵蚕15克，桂枝10克。

【功效】滋阴清热，泻火解毒。

【主治】虚火牙痛。

【用法】水煎服。

【加减法】牙龈出血者，加赤芍、茜草各10克；口渴者，加天花粉10克；小便黄赤者，加淡竹叶10克；大便秘结者，加枳实10克等。

【方解】《辨证录》卷三曰："人有牙齿痛甚不可忍，涕泪俱出者，此乃脏腑之火旺，上行于牙齿而作痛也。"方中知母泻无根之肾火，滋化源之阴，具有滋阴降火、润燥滑肠之效；牡丹皮苦寒清泻、辛散透发，入心、肝、肾经，有凉血而不留瘀、活血而不动血之特点，具治疗胃肠积热出血之效，且清中有透，能入阴分而清虚热泻火；栀子具有泻火除烦之效，三者均为君药。钩藤甘寒，清热平肝，息风止痉；天麻柔润，平肝息风，通络止痛，祛风止痒。两者相结合，起到平肝息风、清热止痛的作用，二者为臣药。僵蚕祛风定惊、化痰散结，为佐药；桂枝有温通经脉之效为使药。全方具有滋阴降火、平肝清热止痛之效。

【医案选录】梁某，男，56岁。1979年6月7日初诊。5年前开始出现牙痛，自诉多于熬夜之后加重，痛势较缓，绵绵不止，咀嚼时牙痛明显，伴有耳鸣，无耳聋，头晕，无天旋地转感，眠差，小便黄，大便偏干。舌红，苔薄黄，脉沉细滑。曾多次求治于西医，诊断为牙周炎，给予消炎镇痛药等治疗，但症状反复，遂来我院就诊，寻求中药治疗。综合考虑，辨证属虚火上扰。治以滋阴降火为主，兼以清热凉血。处方予牙痛方加生地黄15克、玄参10克、夜交藤15克。生地黄滋阴清热，灭无根之焰；玄参滋阴清热，尤善解散浮游之火；夜交藤以养心安神为主。与针刺相结合治疗，共服用7剂，牙痛明显缓解。

按：牙痛为口腔疾患中常见的症状之一，遇冷、热、酸、甜等刺激时牙痛发作或加重，属于中医的"牙宣""骨槽风"范畴。中医认为牙痛应分虚实，实证多由感受风寒、风热之邪及饮食所伤，病情较急，病势剧烈，甚至牙龈红肿溃脓。虚证主要因肾阴亏虚，虚火循经上炎所致，常反复发作，多为持续钝痛或隐痛，或夜间较剧，牙齿有松动感或脱落，咬合无力，牙龈红肿不甚，易出血。此患者主要因肾阴亏耗，虚火上炎，骨髓空虚，牙失荣养，而出现牙痛、熬夜后加重；阴虚生内热，甚至虚火上炎而出现眠差；脑为髓海，肾阴不足，不能生髓充脑，肝血不足，不能上荣头目、故出现头晕；虚火上扰清窍而出现耳鸣；舌红、苔薄黄、脉沉细滑均为肝肾不足、虚火上浮之象。

第四节　止嗽散（古方化裁）

【组成】紫菀15克，蜜百部15克，前胡15克，桔梗10克，苦杏仁10克，荆芥10克，陈皮10克，甘草5克。

【功效】止咳化痰，疏风宣肺。

【主治】外感风寒咳嗽，咳而咽痒，气紧，有痰色白或质黏不易咯出，或微有恶风发热。舌淡，苔薄白，脉浮。

【加减法】若恶寒，流清涕者，加紫苏叶、生姜发散风寒；痰多质黏或痰偏黄，伴有浮肿者，加茯苓、桑白皮等。茯苓味甘淡，甘则能补，淡则能渗，甘淡属土，用补脾阴，土旺生金，兼益肺气；桑白皮长于利水，乃实则泻其子也，故肺中有水气及肺火有余者宜用之，与茯苓合用具有祛痰化湿之效；食欲不振者，加炒麦芽、炒六神曲消食化积、健脾祛湿；腰膝酸软，耳鸣者，加菟丝子、巴戟天补肾益精；心悸，眠差者，加远志、何首乌。远志味苦入心，气温行血，而其芳香之气又能通行气分，其专主心经，心本血之总汇，辛温以通利之，以其振作心阳而益人智慧矣；何首乌不寒不燥，养血益肝，专入肝肾，补养真阴，且味固甚厚，稍兼苦涩，性则温和，皆与下焦封藏之理符合，故能填益精气，具有阴阳平秘作用。

【方解】本方治疗外感咳嗽，风邪犯肺，肺失宣降，虽经发散，但因解表不彻而致邪未尽，故出现咽痒，重在理肺止咳的同时加疏表之品。止嗽散方中紫菀、蜜百部味苦而性温润，皆入肺经，均有下气化痰、理肺止咳之功，此二味温润不燥，尤能止咳化痰，新久咳嗽皆宜，共为君药；前胡具有降气祛痰止咳之效，桔梗升提肺气化痰，助君药以调理肺气，化痰止咳，加入苦杏仁辛苦微温，辛能散邪气，苦能下气，主要以降气止咳平喘，与原方中桔梗相伍一升一降，以恢复肺气的肃降与宣通功能而使咳嗽止。《本草从新》曰："杏仁，辛苦甘温而利，有小毒，泻肺降气，行痰解肌，除风散寒，利胸膈气逆，通大肠气闭。"现代药理研究表明，杏仁所含苦杏仁苷，在体内缓慢分解，会逐渐产生微量的氢氰酸，对呼吸中枢有镇静作用，使呼吸运动趋于安静而达到镇静平喘的作用，与前胡、桔梗共为臣药。陈皮理气健脾、燥湿化痰，荆芥疏风解表，二者共为佐药。甘草调和诸药为使药。诸药合用，使邪散肺畅、气顺痰消，诸症自愈。正如《医学心悟》中所说："本方温润和平，不寒不热，既无攻击过当之虞，大有启门驱贼之势。是以客邪易散，肺气安宁。"故对于新久咳嗽、咯痰不爽者，加减运用得宜，均可获效。

【医案选录】何某，男，48岁。1974年1月初诊。患者5年前开始反复出现阵发性干咳，就诊于当地某医院，经治疗后未见明显改善。每遇冷空气或闻及油烟等刺激性异味时易诱发，以夜间为主，常呈呛咳，咽痒即咳嗽，无咽痛，鼻流清涕，平素怕冷，自觉后背部发凉，纳尚可，眠差，小便调，大便偏烂。舌淡红，舌苔白，脉浮紧。西医诊断为咳嗽变异性哮喘，中医诊断为咳嗽，证属风寒袭肺，治以宣利肺气、疏风止咳。拟方：紫菀15克，百部15克，桔梗10克，苦杏仁10克，细辛3克，前胡10克，蜜枇杷叶15克，橘红10克，甘草5克。共7剂，每天1剂，水煎服，分2次温服，服药后咳嗽、咯痰等症状明显缓解。

按：咳嗽不仅是肺部多种疾病的一个共同的、主要临床症状，而且也是一种独立的疾病特征。咳为有声无痰，嗽为无声而有痰，为脾湿动而生痰所致；咳嗽为有声有痰，因伤肺气，复动脾湿所成。临床从病因分为外感、内伤两大类。病位在肺，外感咳嗽以风寒束肺、风热犯肺、燥邪伤肺三证为多见。《素问·咳论》谓："皮毛先受邪气，邪气以从其合也。"说明外邪犯肺可以致咳。张景岳说："六气皆令人咳，风寒为主。"风为六淫之首，其他外邪多随风邪侵袭人体，所以外感咳嗽常以风为先导，或夹寒，或夹热，或夹燥，表现为风寒、风热、风燥相合为病，正如《证治汇补·咳嗽》所说："肺居至高。主持诸气。体之至清至轻者也。外因六淫。内因七情。肺金受伤。咳嗽之病从兹作矣。"此患者因感受风寒之邪，肺气被束不得宣发，逆而为咳；寒属阴，故痰液稀薄色白；肺气失宣，鼻窍通气不畅致鼻塞流清涕；邪客肺卫，卫气郁遏则恶寒，出现后背部发凉；舌淡红、苔白、脉浮紧为感受风寒之象。《素问·咳论》中有云："五脏六腑皆令人咳，非独肺也。"说明其他脏腑受邪，皆可影响肺而成咳。而五脏六腑之咳，"皆聚于胃，关于肺"。《医约·咳嗽》："咳嗽毋论内外寒热，凡形气病气俱实者，宜散宜清，宜降痰，宜顺气。若形气病气俱虚者，宜补宜调，或补中稍佐发散清火。"咳嗽应分内伤、外感而治。外感风寒咳嗽不宜过多使用疏肺散寒之品，过度疏风可致体虚，强调及时适当使用疏风散寒之品，以免过散耗气。甄氏在临床上采用止嗽散加减，治疗肺系病，如急慢性支气管炎、咳嗽变异性哮喘、鼻渊、肺炎等常获良效。

【方歌】

止嗽散用百部菀，前杏桔甘荆陈研。

宣肺疏风止咳痰，姜汤调服不必煎。

第五节 热咳方

【组成】黄芩10克,桑白皮15克,桔梗10克,杏仁10克,蜜枇杷叶15克,前胡10克,芦根10克,甘草5克。

【功效】疏风清热、止咳化痰。

【主治】咳嗽不爽,胸痛,痰多黄稠,口干咽痛,或有身热。舌红,苔薄黄,脉浮数。

【加减法】肺热内盛,身热较甚,口渴喜饮加炒黄连、知母清肺泻热;咽部疼痛,加射干、木蝴蝶清热利咽;咽燥口干,舌质红者,加南沙参、桑叶清热生津;夹暑者,加竹叶清解暑热;对于鼻衄,痰中带血的患者,加侧柏叶、白茅根、藕节,以达到凉血止血的功效。

【方解】本方主要为风热之邪从口鼻而入,邪犯肺卫,肺失清肃,故以热咳为主症,受邪轻浅,可见身不甚热,口渴。方中桑白皮甘寒,主入肺经,既善泻肺热与肺中水气而止咳平喘,又能清降肺气、通调水道而利水消肿,长于利小便;黄芩苦寒,尤善清泄中上焦湿热及肺火,苦寒与甘寒之品同用可加强清泄肺热之力,二者同为君药。桔梗辛散,宣通肺气,祛痰排脓,清热利咽,升提利水,以升提上行之力为最,具有"载药上行"之功。杏仁苦温润降,入肺、大肠经,上能降肺气、下能疏利开通而止咳平喘,《本草便读》曰:"凡仁皆降,故功专降气,气降则痰消嗽止。"二药合用,一宣一降,共为臣药。蜜枇杷叶有清肺止咳之效,主要用以保柔金而肃治节;前胡走表,宣散风热,降气消痰;芦根性不滋腻,生津不恋邪,凡是热病见津伤口渴者用之皆宜,三者共为佐药。甘草具有调和诸药之效。诸药合用，共奏疏风清热、宣肺止咳之功效。

【医案选录】 康某，女，56岁。1977年5月初诊。反复咳嗽1周余，干咳为主，有黄痰，质黏不易咯出，咽痛，声音嘶哑，伴有鼻塞流黄涕，发热，自测体温38.4℃，怕风怕冷，口渴，口苦，纳眠一般，舌红，舌苔薄黄，脉浮数。西医诊断为急性上呼吸道感染，中医诊断为咳嗽，证属风热犯肺，治以疏风清热止咳。方药组成：黄芩10克，桑白皮15克，桔梗10克，杏仁10克，炒黄连5克，木蝴蝶15克，前胡10克，玄参10克，甘草5克。共5剂，服药后患者咳嗽较前好转，仍有少许痰，色白，无咽痛等不适，在原方的基础上去玄参、木蝴蝶等清热利咽之药，加生地黄15克、麦冬10克养阴润肺。再服5剂，痊愈。

按： 甄氏经过多年的临床经验自拟了热咳方。热咳属于外感咳嗽的范畴，主要因皮毛受热，内传于肺而致肺热引起，治疗以疏风清肺热为主。外感咳嗽为轻证，盖肺气虽郁，尚能通也；若郁甚者，热壅不能与上通；郁不甚者，尚欲外散与上通，甚至不外散而内攻，不上通而下郁也。风热之邪熏蒸，津液不布，会出现少量黄痰；肺气失宣，鼻窍不利，津液为热邪所灼，会出现鼻塞流涕；风热上扰，咽喉不利，会出现咽喉肿痛；风热袭表，卫气抗邪，阳气浮郁于表，则出现发热；卫气被遏，肌表失于温煦，则出现微恶风寒；热伤津液，则口微渴、口苦；舌红、舌苔薄黄、脉浮数均为风热犯肺之象，故治疗上应以疏风清热、化痰止咳为主。

【方歌】

热咳方中芩桑皮，桔杏一宣一降。

蜜杷清热化痰用，前胡芦草并用。

第六节 热哮方

【组成】法半夏15克，紫苏子15克，苦杏仁10克，蜜麻黄10克，款冬花15克，黄芩10克，桑白皮15克，甘草5克。

【功效】清热宣肺，化痰定喘。

【主治】主痰热壅肺，壅阻气道，肺失清肃所引起的咳嗽、胸闷、气喘，喉中有哮鸣声，口渴喜饮，痰稠色黄，或有恶寒发热，口苦面赤，或有身热。舌苔薄黄、脉滑数。

【用法】水煎服，每天1剂，分早晚服。

【加减法】若痰稠质黏，不易咯出者，酌加知母、浙贝母、瓜蒌、胆南星以清热化痰；气喘，不得平卧者，加葶苈子、地龙清热泻肺平喘；内热壅盛，痰黄，口干者，加金银花、鱼腥草以清热解毒，其中金银花质体轻扬，清气分之热，解血分之毒；若喉中痰鸣较甚者，加射干、地龙以化痰平喘利咽；若胸闷重者，加瓜蒌、薤白、桃仁以宽胸开结理气；大便秘结者，加大黄、芒硝泻热通腑，正如柯琴云："仲景欲使芒硝先化燥屎，大黄继通地道。"表寒里热者，加桂枝、生姜兼温经散寒；若痰多，腹胀满，纳少者，加苍术、厚朴以燥湿健脾化痰；肾虚气逆者，加熟地黄、盐山萸肉、五味子、诃子等补肾纳气定喘。

【方解】本方主要因素体痰多，痰热壅肺，肺气郁闭，郁而化热所致。《成方便读》说："夫肺为娇脏，畏寒畏热，其间毫发不容。其性亦以下行为顺，上行为逆。若为风寒外束。则肺气壅闭，失其下行之令，久则郁热内生，于是肺中之津液，郁而为痰，哮嗽等疾，所由来也。"《医方考》说："声粗者为哮，外感有余之疾也，宜用表药。气促者为喘，肺虚不足之证也，宜用里药。寒束于表，阳气不得泄越，故上逆；气并于膈。为阳中之阳，故令热。"外感风热之邪，失于表散，邪蕴于肺，壅阻肺气，气不布津，聚液生痰。《临证指南医案·哮》说："宿哮……沉痼之病……寒入背腧，内合肺系，宿邪阻气阻痰。"方中蜜麻黄味辛性温，中空而浮，长于升散，宣通肺气，止咳定喘；苦杏仁味苦性温，色白入肺，降气止咳。蜜麻黄以宣肺定喘为主，苦杏仁以降气止咳为要，二药伍用，一宣一降，宣降合法，肺气通调，共为君药；黄芩、桑白皮清肺热而止咳平喘，共为臣药。现代医学认为，气道变应性炎症对于哮喘发作的影响要比气道平滑肌收缩更为重要。清热化痰类中药，具有抗感染、消炎、抑制肥大细胞脱颗粒、提高巨噬细胞吞噬功能等作用。法半夏燥湿和胃，款冬花润而不燥，具有润肺下气、止咳化痰之效；紫苏子发汗解表，三者共为佐药；甘草和中，调和诸药。全方合用，宣、清、降俱备，共奏清热化痰、宣降肺气、平喘定哮之功。

【医案选录】 陈某，男，45岁。1986年3月初诊。患者1年前开始出现咳嗽伴有气喘，曾就诊于当地医院，查肺功能提示支气管激发试验阳性，西医诊断为支气管哮喘，给予糖皮质激素、茶碱类等治疗后症状有所缓解，但易反复发作。患者及家属要求中药治疗，遂于我门诊就诊。症见：咳嗽，有痰质黏，不易咳出，气喘，活动后加重，可平卧，咽干，口苦，眠尚可，小便黄，大便偏干结。舌红，苔黄腻，根部稍厚，脉滑数。西医诊断为支气管哮喘，中医诊断为哮证，证属热哮。治疗以清热化痰、定喘止咳为主。拟处方：法半夏15克，茯苓10克，苦杏仁10克，桔梗10克，蜜麻黄10克，款冬花10克，甘草5克，炒黄连5克，麦冬15克，淫羊藿15克。服用7天后患者咳嗽、咯痰较前有明显改善，时有少许气促，其余无明显不适。

按：本病案属哮喘之热哮范畴。哮喘的病因主要为内有宿痰，因外感时邪、饮食失常、七情内伤、劳倦过度或气候变化而诱发。其发作多以外邪引动伏痰，痰气搏击，痰随气升，气因痰阻，相互影响，以致气道阻塞，肺气升降失司为基本病理。以痰热壅阻于上，肾阳亏虚于下，本虚标实为特点。在发作时皆为实哮，实哮分为冷哮、热哮、寒包热哮、风痰哮等。此患者因痰热蕴肺，壅阻气道，肺失清肃而出现咳嗽、气喘、痰多质黏；肺热内郁，耗伤津液而出现咽干、口苦；肺热壅盛，肺与大肠相表里，积热伤津而出现大便干结；舌红、苔黄腻、根部稍厚、脉滑数均为痰热蕴肺之象。

此外，甄氏认为本病发作以外邪引动伏痰、素体肾阳虚衰为关键。肾阳不足，气化失司，津液代谢失常，停聚则为伏痰，肾阳不充则伏痰不去，致本病呈慢性反复发作状态。因此温补肾阳乃去伏痰之根，肾主纳气，为气之根，肾阳不足则气不归根，气浮于上则喘息憋闷，温补肾阳促其纳气有助于控制症状，并能提高机体抗病能力，明显延长缓解期，减少发作次数。因此，针对热哮，其治疗宜于清热化痰、降气平喘之中，佐以补肾温阳之品。

第七节　健脾方

【组成】党参15克，白术15克，茯苓15克，陈皮10克，山药20克，炒扁豆20克，甘草5克。

【功效】益气健脾。

【主治】脾胃气虚证。面色萎黄或面色㿠白，食欲不振，语声低微，疲倦乏力，气短，食少便溏。舌淡，苔白，脉虚弱。

【加减法】若形寒肢冷，里寒较盛者，加干姜、熟附子等温中散寒；腹胀者，加枳壳、枳实、大腹皮行气除满；胁肋部胀痛者，加香附、佛手以疏肝理气止痛；恶心欲呕或呕吐者，加生姜、吴茱萸以降逆止呕；胃痛日久，痛有定处者，加延胡索、赤芍，活血化瘀以理气止痛；泛酸者，加炒黄连、海螵蛸以制酸和胃止痛；便秘者，加生大黄以泄热通便。

【方解】方中党参为君药，益气健脾养胃。白术甘温补中，补脾燥湿，益气生血，和中消滞，固表止汗，加强益气助运之力；茯苓以利水渗湿为主。二药伍用，一健一渗，水湿可有出路，故脾可健，湿可除，健脾止泻，养肺益肾，为臣药。炒扁豆为甘温之品，清暑化湿，补脾止泻，善于和中化湿；山药偏于补脾益阴；陈皮理气健脾，燥湿化痰，三者共为佐药。甘草调和诸药，为使药。全方具有补气健脾之效。

【医案选录】陈某，男，58岁。1982年4月2日初诊。患者1个月前开始出现胃脘部疼痛，未予重视。但近来胃痛加重，以隐痛为主，伴有全身疲倦乏力，面色萎黄，腹胀满，胃纳差，小便调，大便溏。舌质淡，舌边有齿印，苔薄白，脉细弱。

中医诊断为胃痛，证属脾胃气虚，治以益气健脾。拟方：党参20克，黄芪15克，白术15克，茯苓15克，法半夏15克，陈皮10克，山药20克，砂仁15克（后下），炙甘草10克。水煎服，每天1剂。上方服7剂后，患者精神稍有好转，饮食增加，疼痛也有所减轻。再服5剂后，患者胃脘痛基本消除，饮食好转，大便正常，舌淡红、苔薄白。诸症悉除。

按： 本病案属胃痛。脾胃为后天之本，气血生化之源，此患者因脾胃气虚，运化失常，则饮食减少、腹胀满；脾胃虚弱，生化不足，血虚失荣而出现面色萎黄；湿浊内生，出现大便溏薄；脾主肌肉，脾胃气虚，故四肢乏力；脾为肺之母，脾胃一虚，肺气先绝，故见气短；舌淡、苔薄白、脉细弱为脾胃气虚之象。正如《医方考》所说："夫面色萎白，则望之而知其气虚矣。言语轻微，则闻之而知其气虚矣。四肢无力，则问之而知其气虚矣。脉来虚弱，则切之而知其气虚矣。"脾的特性是喜干燥，得阳始运，其气主升，脾病常表现出土寒而不温，其气不升甚则下降的特点，运用温性药物既可散寒祛湿，又可顺脾气上升、喜燥之生理特性。甘温入脾养脾，脾气虚弱者，甘温之品为必用之药。甄氏认为脾胃乃气血生化之源，为元气之本。"胃主受纳、脾主运化"，《素问·至真要大论》曰："五味入胃，各归所喜……甘先入脾。"在治疗他脏疾病时，也要重视调脾胃，《脾胃论》曰："内伤脾胃，百病由生。"因此脾胃有疾必累及五脏，使五脏气机失调，阴阳气血津液逆乱。甄氏非常重视调理脾胃，凡老人、小儿、产后、大病、久病后以及素体虚弱之人，出现疾病如胸痹、泄泻、水肿、黄疸、哮喘、神志不安、皮肤病、眩晕、崩漏、消渴病、月经不调、癌病等，如从脾胃论治，以健脾方为基础方剂，往往获效，充分体现了中医治疗疾病的整体观念。

此外，针对慢性脾胃之疾，从虚、瘀入手，多以补益活血为法，喜用党参、白术、赤芍、延胡索等健脾补气、活血化瘀止痛之品。久病多瘀，血瘀易致体内阴阳失调，气血紊乱，只有化瘀而恢复阴阳平衡，疾病方可好转。

【方歌】

健脾方中用党参，山药陈皮与苓术。

益气健脾扁豆甘，脾胃虚弱常用方。

第八节 二陈汤（古方化裁）

【组成】法半夏10克，橘红10克，茯苓15克，乌梅20克，生姜10克，甘草10克。

【功效】燥湿化痰，理气和中。

【主治】痰湿蕴肺证。咳嗽，痰多，色白易咯，恶心呕吐，胸膈痞闷，肢体困重，或头眩心悸。舌苔白滑或腻，脉滑。

【加减法】痰多质黏稠色黄者，可加胆南星、瓜蒌以清热化痰；痰多色黄白相兼，脘腹胀满者，可加苍术、厚朴以增燥湿化痰之力；痰稀色白，呈泡沫状，恶寒者，可去生姜，加干姜、细辛，以温化寒痰；眩晕较甚，头痛者，可加天麻、僵蚕以化痰息风；食欲差者，可加莱菔子、麦芽以消食化痰；伴有胁肋部胀痛者，可加香附、青皮、郁金，以解郁化痰，理气止痛。

【方解】脾失健运，湿无以化，湿聚成痰，郁积而成。脾虚生痰，上溃与肺，壅遏肺气，肺失宣降，则出现咳嗽、痰多；痰湿停胃，胃失和降，则恶心呕吐；痰湿阻于胸膈，气机不畅，则感痞闷不舒；痰湿留注肌肉，则出现肢体困重；痰湿阻遏清阳，则头目眩晕；痰浊凌心，则为心悸。治宜燥湿化痰、理气和中。方中法半夏辛温性燥，善燥湿化痰，又能和胃降逆，为君药。橘红，燥湿化痰，又理气行滞为臣药。君臣相配寓意有二：一为等量合用，不仅相辅相成，增加燥湿化痰之力，而且体现治痰先理气、气顺则痰消之意；二为法半夏、橘红无过燥之弊，故方名为"二陈"。佐以茯苓健脾渗湿，渗湿以助化痰之力，健脾以杜生痰之源；兼加生姜，能制约法半夏之毒，又能协助法半夏化痰降逆、和胃止呕；乌梅有涩肠生津、收敛肺气之效，与法半夏、橘红相伍，散中兼收。以甘草为使药，健脾和中，调和诸药。

【医案选录】 董某，男，43岁。1984年10月4日初诊。既往高血压史5年余，未规律服用降压药物，近3个月来反复出现头晕，无天旋地转感，自觉头重，有困重感，时有咳嗽，咯痰色黄质黏，时有恶心欲呕，纳眠尚可，二便调。舌淡红，苔黄微腻，脉沉细。西医诊断为高血压病，中医诊断为眩晕，证属气虚痰阻，治疗以化痰祛湿、健脾和胃。处方：法半夏15克，陈皮10克，茯苓15克，天麻15克，白术15克，钩藤15克，土牛膝10克，莱菔子10克，炒麦芽15克，布渣叶15克，炙甘草10克。共10剂。服药后头晕等不适明显缓解，另嘱其忌辛辣油腻，加强锻炼身体。

按：眩晕为临床常见疾病，可反复发作，此患者因气虚痰阻致使清阳不振、清窍失养而作眩晕，自觉头重，有困重感等。痰随气升，上犯于肺，气机壅塞，则咳嗽；痰浊随胃气上逆，胃失和降，则恶心欲呕；舌淡红、苔黄微腻、脉沉细均为气虚痰湿中阻之象。故治疗上重在治痰。痰又分有形之痰与无形之痰。痰饮的形成，多因外感六淫、七情内伤、饮食不节、久病体虚等，导致脏腑功能失调，气化不利，水液代谢障碍，水液停聚而成。《素问·经脉别论》曰："饮入于胃，游溢精气，上输于脾，脾气散精，上归于肺，通调水道，下输膀胱，水精四布，五经并行。"痰饮的产生，与肺、脾、肝、肾有关。肺居上焦，如肺失宣降，津液不布，水道不利，则聚水生痰；肝与脾居中焦，脾失健运，则水湿内生，聚湿生痰；肝失疏泄，气机郁滞，则津液停积为痰；肾居下焦，肾阳不足，水液不得蒸化，则水停生痰，或肾阴不足，阴虚火旺，炼液成痰。痰成后留于体内，随气升降，无处不到而变生诸证。

甄氏喜用二陈汤辨证加减治疗头晕、咳嗽、胃脘痛等痰证，疗效显著。《医方集解》说："治痰通用二陈。"临床上以本方为基础化裁用于治疗多种痰证，并在内、外、妇、儿、耳鼻喉科等很多病症中广为应用。二陈汤的现代药学研究提示，具有止咳化痰、抗肿瘤、降低血糖、降血脂、改善亚健康状态等功效。

【方歌】

二陈汤中半夏橘，苓草梅姜一并存。

理气祛痰兼燥湿，湿痰为患此方珍。

第九节　小儿夏季热特效方

【组成】蚌花3朵，青黛10克，威灵仙8克，赤小豆10克，白扁豆8克，甘草5克。

【功效】清暑益气，健脾祛湿。

【主治】小儿暑湿证。身热烦渴，胸脘痞闷，头重，呕吐，小便不利或尿频泄泻。

【用法】水煎煮约半小时当茶饮。

【加减法】若兼内热盛者，加炒黄连以清热；湿盛于里者，加茯苓以利湿和中；脾虚，中气不足者，加党参、白术以益气健脾燥湿；伴发热，鼻塞，咳嗽者，加石膏、青蒿、牛蒡子以泻火除烦；大便秘结，烦躁者，加麦冬、桑葚、枳实以滋阴润燥泄实。

【方解】暑为夏季之主气，暑季气候炎热，且多雨潮湿，热蒸湿动，水气弥漫，故暑气致病，多夹湿邪。暑热下逼，湿热上蒸，人处于天气氤氲气交之中，最易感受外邪，发为暑湿证。湿伤脾胃，气机失畅，故出现胸脘部闷；湿困脾胃、升降失司、胃气上逆则呕吐，湿浊下注大肠则泄泻。方中蚌花味甘、淡，性凉，具有清热化痰、凉血止痢之效；《本草经疏》曰："青黛，解毒除热，固其所长，古方多有用之于诸血证者，使非血分实热。"蚌花与青黛共为君药。威灵仙，性猛急，盖走而不守，宣通十二经络，治积湿停痰、血凝气滞，为臣药。赤小豆具有利水除湿、和血排脓、消肿解毒之效，《日华子本草》曰："赤豆粉，治烦，解热毒，排脓，补血脉。"赤小豆与健脾化湿、和中消食之白扁豆为佐药。甘草调和诸药，为使药。

【医案选录】 王某某，男，5岁。1981年9月2日初诊。患儿因玩嬉于烈日之中，畅饮冰水，次日晨起发热，最高可达38.2℃，腹泻，脐周微痛，于当地医院静脉给药，经治疗后腹痛、发热好转，大便量减少，但大便次仍频。遂于我处诊治。患儿身行不稳，倦怠欲睡，体胖面浮，小便微黄，大便日行约10次，量少色清微臭，肠鸣音增强，口微渴，无汗。舌质淡红，苔白略厚偏燥。指纹隐隐色红。西医诊断为急性胃肠炎，中医诊断为暑湿泻，兼气阴不足。予小儿夏季热方加党参10克、黄芪8克，以益气健脾扶正。共5剂，每天服1剂，分4次服。服3剂后，患儿腹泻较前好转，服用5剂后痊愈。

按： 小儿夏季热又称为小儿暑热，《小儿药证直诀》所言："五脏六腑，成而未全，全而未壮。"《幼科要略·总论》指出："襁褓小儿，体属纯阳，所患热病最多。"小儿的体质特性，决定了小儿在夏季暑热当令时，易于感受暑邪而发病。岭南地区暑热既盛，湿气亦重，故小儿暑热外感常常高热持续不退，予解热镇痛药后，热退缓慢，不能退至正常，或即使热退，也旋即复升。加之由于气候炎热，小儿脾常不足，贪凉饮冷，寒凉之邪伤脾败胃，故暑感患儿往往伴有湿邪或湿热之邪停留中焦的症状，如纳呆、呕吐、大便黏滞不爽、小便黄等。小儿肝常有余，邪热之气在炎热的夏季最易助肝经之热，引动肝风，导致睡卧不宁，甚则发生惊厥。此患儿长年居住于岭南，岭南地卑气薄，湿胜热蒸，暑性炎热升散，故出现发热；暑邪耗气伤津，故出现口渴；暑邪夹湿，阻碍气机，则出现倦怠嗜睡；湿走肠间，则为腹泻；舌质淡红，苔白略厚偏燥均为暑热之邪夹湿之象。小儿处于生长发育阶段，机体柔弱，血气未充，脏腑娇嫩，属于稚阴稚阳，一经受邪，随即发病。《黄帝内经》中曾有"腠理闭则热而闷""皮肤闭面为热"的记载，中医谓"肺卫受暑热郁阻、毛孔闭塞，邪热不得外泄而见发热"。

甄氏认为小儿夏季热，多因体弱不耐暑热熏蒸，暑气乘虚侵袭肺胃，肺主皮毛，肺气失宣则汗闭，汗闭热不能泄，因而发热不退。暑气内蕴，耗伤胃内阴津，而致口渴引饮。暑热伤气，气不能化水，则出现尿频，汗与小便，同属津液，异物同源，汗闭尿更多，尿多阴津更伤，又盛夏之时必兼湿，湿乃土之气，故湿热之邪，始于外受，终归脾胃。湿为阴邪，性黏滞重浊，暑湿相合为患，缠绵难愈，久病又必累及肾气。因此本病的发病过程，伤及气津，关系肺胃及肝肾。用药方面，先生喜清热解毒药物与健脾祛湿药物一起作用，健脾祛湿始终贯穿于治疗过程。

【方歌】

蚌青威仙赤白草，清暑益气兼健脾。

第十节 小儿鼻渊验方

【组成】黄芩5克，桑白皮6克，生地黄6克，百合8克，升麻6克，丝瓜络8克，苍耳子10克，甘草5克。

【功效】祛风清热，宣通鼻窍。

【主治】鼻塞流涕，时重时轻，打喷嚏，头痛，咽痛，咳嗽。舌质红，苔薄白，脉弦细。

【加减法】内有伏火者，加玄参、山栀子以清热泻火解毒；鼻涕黄浊量多者，加藿香、佩兰、鱼腥草芳香化浊，清热止涕；咳嗽频数者，加百部、苦杏仁以宣肺降气止咳；头痛较甚者，加蔓荆子、藁本以祛风散寒，除湿止痛；前额头痛或眉棱骨痛者，加白芷、葛根、川芎芳香上达，活血止痛；胃口差者，加炒麦芽、山楂以消食行气；脾肺气虚者，加用太子参、黄芪、茯苓、白术补益脾肺之气。

【方解】本方用于风热之邪乘虚而入，肺失宣降。方中黄芩其性清肃，所以除邪，味苦所以燥湿，阴寒所以胜热，故主诸热；桑白皮有泻肺平喘、利水消肿之效，二者共为君药。生地黄清热凉血、养阴生津，与养阴润肺之百合，二者均为臣药，可增强养阴润肺之力。升麻乃甘寒之品，有清热解毒、升举阳气之效；丝瓜络入经络，解邪热；苍耳子入肺、肝经，《本草备要》谓其"善发汗，散风湿，上通脑顶，下行足膝，外达皮肤。治头痛、目暗、齿痛、鼻渊、去刺"。升麻、丝瓜络、苍耳子共为佐药。甘草有调和诸药之效，为使药。

【医案选录】张某，男，12岁。1988年2月5日初诊。主诉为反复鼻塞流涕2年余，使用鼻喷雾剂后症状可缓解，每遇季节变化时易反复，遂于我门诊就诊。症见：鼻塞，流黄涕，时重时轻，平素怕冷，少许咳嗽，疲倦乏力，胃纳差，眠尚可，小便调，大便难解。舌红，舌边有齿痕，苔薄白，脉浮而无力。西医诊断为慢性鼻炎，中医诊断为鼻渊，证属肺脾气虚、邪热壅滞鼻窍，治以补气调脾、泻肺鼻窍。拟处方：桑白皮6克，生地黄6克，百合8克，升麻6克，炒白术10克，党参10克，茯苓10克，蔓荆子10克，甘草5克。共7剂。服药后患儿无鼻塞流涕，无畏寒，胃纳尚可，后随访1年，鼻炎未再发。

按："鼻渊"一词最早出现在《黄帝内经》中，其中《素问·气厥论》曰："胆移热于脑，则辛頞鼻渊，鼻渊者，浊涕下不止也。""渊"即渊深之意，形容涕量多，同时《素问·玄机原病式》中说："凡痰、涎、涕、唾稠浊者，火热极甚，销烁致之然也。"说明了胆热与热邪袭肺都是导致鼻渊的病因，后世医家以此为基础进一步提出并且完善了鼻渊的病因病机。鼻渊多发于气候多变、寒热不调之时，因过度疲劳，致使正气虚弱、肺卫不固，风热、风寒之邪乘虚侵袭而致病。

甄氏认为小儿鼻渊的发病机理主要有外感风寒、风热，胆经郁热，肺气虚寒三个方面。此患儿肺脾气虚为底，感受风热之邪，邪阻鼻窍而出现鼻塞流浊涕；病程日久，久久不断，表虚不固而出现平素怕冷，少许咳嗽，疲倦乏力；舌红、边有齿印、苔薄白、脉浮均为肺脾气虚，感受风热之象。

第十一节　小儿清泻方

【组成】山药10克，白扁豆10克，布渣叶8克，炒麦芽10克，枳实5克，木棉花6克，绵茵陈6克，炒山楂5克，炙甘草5克。

【功效】健脾祛湿止泻。

【主治】脾胃虚弱。饮食不进，疲倦乏力，中满痞噎，恶心欲呕，大便偏干或粘腻。

【用法】水煎服，每天1剂，分早晚2次温服。

【加减法】大便溏泄夹表证者，加荆芥、炒六神曲以祛风散寒健脾；腹痛显著者，加延胡索行气止痛；欲呕者，加藿香、法半夏等化湿和胃；食欲不振者，加鸡内金、陈皮以消食化积，理气健脾；腹胀不舒者，加木香、枳壳理气消胀；中焦虚寒者，加干姜以温中散寒，暖脾助运；久泻不止、内无积滞者，加肉豆蔻、诃子以固涩止泻。

【方解】本方用于脾胃虚弱诸症。脾胃二气，相为表里。胃为水谷之海，主受盛饮食者也；脾气磨而消之，则能食。今脾胃二气俱虚弱，故不能饮食也。尺脉浮滑，不能饮食；速疾者，食不消，脾不磨也。《医宗必读》指出："统而论之，脾土强者，自能胜湿，无湿则不泄，故曰：湿多成五泄。"《景岳全书》指出："凡泄泻之病，多由水谷不分。"方中山药甘平，健脾止泻，养肺益阴，益肾固精，养阴生津；白扁豆甘温，清暑化湿，补脾止泻，解毒和中。二药伍用，健脾化湿，和中止泻，共为君药。木棉花为甘凉之品；绵茵陈为苦寒之品，清湿热，二者共为臣药。枳实、炒山楂、炒麦芽、布渣叶具有行气消食化积之效，均为佐药。炙甘草调和诸药，为使药。

【医案选录】 崔某，男，4岁。1984年9月4日初诊。患儿素体纳呆、厌食，近因过食果冻及饼干等食物后，次日出现腹泻，每天4~5次，无脓血，伴少许黏液，每次量少，为黄色的蛋花水样便，无里急后重感，无呕吐，遂于我门诊就诊。症见：患儿疲倦乏力，烦躁不安，大便稀溏，如水及蛋花样，夹不消化物，纳呆，无恶心呕吐。舌淡红，苔黄微腻，舌边有齿痕，脉滑数。西医诊断为急性胃肠炎，中医诊断为泄泻，证属湿困中焦，治疗以健脾祛湿止泻。处方：山药10克，白扁豆5克，布渣叶8克，炒麦芽10克，木棉花6克，绵茵陈5克。共5剂，每天1剂，水煎服，分3~4次饮。服药第3天，患儿大便每天2次，质稀，量中，精神明显好转，嘱患儿注意饮食，续服上方5剂而痊愈。

按：泄泻是一种小儿常见病，病因以感受外邪、内伤饮食、脾胃虚弱为多见。其主要病变在脾胃，因胃主受纳腐熟水谷，脾主运化水谷精微，若脾胃受病，则饮食入胃，水谷不化，精微不布，清浊不分，合污而下，致成泄泻。故《幼幼集成·泄泻证治》说："夫泄泻之本，无不由于脾胃。盖胃为水谷之海，而脾主运化，使脾健胃和，则水谷腐化，而为气血以行营卫。若饮食失节，寒温不调，以致脾胃受伤，则水反为湿，谷反为滞，精华之气，不能输化，乃致合污下降，而泄泻作矣。"先天禀赋不足，后天调护失宜，或久病迁延不愈，皆可导致脾胃虚弱。胃弱则腐熟失职，脾虚则运化失常，因而水反为湿，谷反为滞，清浊不分，合污而下，则成脾虚泻。小儿具有"稚阴稚阳"的生理特点和"易虚易实，易寒易热"的病理特点，且小儿泄泻又易于损伤脾胃。此患儿素体脾胃虚弱，暑气当令，气候炎热，湿热交蒸，易感受暑热之邪，湿盛困脾，饮食入胃后，水谷不分，精微不布，清浊不分而出现大便稀溏，如蛋花样、夹有不消化食物；脾主四肢，脾虚则出现疲倦乏力；舌淡红、苔黄微腻、舌边有齿印、脉滑数均为湿困中焦之象。对于小儿泄泻，甄氏认为，其基本病因不外乎外感和内伤，其病理变化主要在于脾胃功能失调，其病机改变主要是脾胃虚弱、食湿停滞。治疗小儿泄泻临证当注重调理脾胃，按有湿热则清、有食积则消导、有寒则温、有虚则补、滑须固涩的法则进行治疗。

第十二节 清肠方

【组成】白头翁10克,蚕沙10克,黄芩10克,茵陈15克,葶苈子10克,茯苓15克,薏苡仁20克,甘草10克。

【功效】清热利湿止泻。

【主治】湿热毒邪蕴结肠中而出现的腹痛,腹泻,里急后重,肛门灼热,口渴饮水。舌红、苔黄,脉弦数。

【加减法】腹胀,食少者,加莱菔子、炒麦芽、炒山楂消食行气化积;湿困中焦者,加佩兰、藿香化湿醒脾和中;脾胃虚弱者,加黄芪、党参、山药以补气健脾;平素易烦躁,头晕目眩者,加天麻、钩藤以平肝潜阳;呃逆,恶心欲呕者,加生姜、柿蒂以降逆止呕;下元虚寒,命门火衰,少腹冷痛,遇冷尤甚者,加肉桂、附子,补火以生土;肾气衰微,黎明作泻者,加补骨脂、五味子以温补下元;肾气久泄,滑脱泻利不止者,加乌梅以酸敛固涩。

【方解】本方证是由湿热壅滞于肠中、气血失调所致。湿热下注大肠,搏结气血,酿为脓血,而为下痢赤白;肠道气机阻滞则腹痛、里急后重、肛门灼热。方中白头翁为清热凉血之品,蚕沙具有祛风除湿、和胃化浊、活血通经之效,《古今医统大全》谓其"主肠鸣,热中,消渴,风痹,隐疹"。二者共为君药,增加清热凉血、活血通经之力。黄芩治肺中湿热,泄肺中火邪上逆于膈上,补膀胱之寒水不足,与茵陈相伍,可加强清热利湿之效,共为臣药。葶苈子苦降辛散,而性寒凉,故能破滞开结、利水消肿,与茯苓、薏苡仁相伍为佐药,具有行气开结之效,并加强健脾利湿之力。甘草补脾益气,调和诸药,为使药。全方达到湿去热清、邪热退、清阳升、泄泻止的效果，故下痢可愈。

【医案选录】刘某，女，26岁。1988年3月10日初诊。患者因当天上午出现腹部剧痛，伴有发热，自测体温38.5℃，来我门诊就诊。症见：腹痛，发热，测体温38.9℃，下痢脓血，伴里急后重，肛门灼热，小便黄。舌红，苔黄腻，脉数。中医诊断为湿热痢，治疗以清热利湿止泻为主。方予清肠方加减。经服用2天后病情未见明显好转，腹痛较前减轻，但仍有里急后重感，发热，测体温38℃，脓血便每天4~5次，认为药力未逮，再守方5剂后复诊，症见：腹痛明显减轻，无发热，大便每日2~3次，但无脓血，伴畏寒肢冷，口吐清涎。舌淡、苔白，脉沉缓无力。考虑畏寒肢冷、口吐清涎为苦寒之品损伤脾阳，致使阳气不足之症，治当温补，佐以清热燥湿、调气行血。用清肠方去黄芩、茵陈等苦寒清热之品，加干姜、白术、党参等补气健脾，温中散寒之品。共服5剂后，胃纳尚可，无腹痛，无发热恶寒等不适。查大便常规正常。

按：痢疾，古称肠辟、滞下，为急性肠道传染病之一。临床以发热、腹痛、里急后重、大便频频、痢赤白脓血为主要症状。痢疾初起，先见腹痛，继而下痢，多发于夏秋季节，由于湿热之邪内伤脾胃，致脾失健运、胃失消导，更挟积滞，酝酿肠道而成。痢疾多由感受湿热疫毒之邪，内伤饮食生冷，损伤脾胃，壅塞肠腑，气血与之相搏结，肠道传导失司，气血凝结，化为脓血。在岭南地区湿热痢较为多见，甄氏认为湿热痢主要由于感受湿热病邪所致，湿为阴邪，与热相合虽存化热的一面，也有肃杀人体元火、损伤脾肾阳气的一面，所谓湿邪"伤脾胃之阳者，十常八九"，治以清热化湿止痢。此患者初诊服用清肠方加减，方中多苦寒渗利之品，虽为祛除湿热病邪所必需，但也易重伤脾胃之阳，应及早投顾护阳气之品。需要注意的是，此时偏于邪实，用温药意在反佐，以顾护其虚，故用温药宜精，用量宜轻。复诊时佐以补气健脾药以恢复脾胃功能，防止病情变化，故用药宜重，运用温药振奋脾肾之阳，扶正之中兼能祛邪。甄氏强调临床应用时要针对患者的具体情况而灵活应用，不可孟浪行事。

【方歌】

清肠中有白头翁,芩茵陈加薏苡仁。

利水渗湿茯苓蚕,葶苈甘草随用之。

第十三节　龙胆泻肝汤（古方化裁）

【组成】龙胆草10克，黄芩10克，泽泻15克，车前子10克，当归15克，生地黄20克，柴胡10克，甘草10克。

【功效】泻肝胆实火，清肝经湿热。

【主治】肝胆实火引起的胁痛，头痛，目赤口苦，耳聋耳肿，以及肝经湿热下注之阳痿阴汗，小便淋浊，阴肿阴痛，妇女带下。

【加减法】湿盛热轻者，去黄芩、生地黄，加滑石、薏苡仁增强利湿之力；鼻塞流涕，打喷嚏者，加白芷、辛夷、苍耳子以宣通鼻窍；痰多色黄质黏稠者，加夏枯草、苇茎、桑白皮以清肺消痰；寒热往来，胸胁苦满者，加大柴胡用量和解表里；耳胀痛明显者，加石菖蒲，加大泽泻、车前子之用量；大便不通者，加少量生大黄以通腑泻热。

【方解】本方证是由肝胆实火上炎或肝胆湿热循经下注所致。方中龙胆草大苦大寒，入肝、胆、膀胱经，善泻肝胆之实火，并能清下焦之湿热，为君药。黄芩、柴胡苦寒泻火、燥湿清热，可加强君药泻火除湿之力，二者为臣药。湿热的主要出路是利导下行，从膀胱渗泻，故又用渗湿泻热之车前子、泽泻，使湿热从小便而解；肝为藏血之脏，肝经有热则易伤阴血，方中苦燥渗利伤阴之品较多，故用生地黄、当归养血益阴，使邪去阴血不伤，以上皆为佐药。甘草调和诸药为使药。配合成方，共奏泻肝胆实火、清肝经湿热之功。正如《医宗金鉴·删补名医方论》云："胁痛口苦，耳聋耳肿，乃胆经之为病也；筋痿阴湿，热痒阴肿，白浊溲血，乃肝经之为病也。"龙胆泻肝汤清热与渗利滋养共施，泻中有补，利中有滋，降中有寓升，驱邪而不伤正，除湿而不伤阴，使火降热清，湿浊得利，配伍严谨，诚为泻肝之良方。

【医案选录】 王某，男，53岁。1982年5月17日初诊。患者3天前因在朋友家饮酒，当晚半夜出现左耳中痛痒，晨起出现口干、口苦、烦躁、胸闷、头重，无耳鸣，遂来我门诊治疗。查体：体温37.2℃，左侧中耳道局部发红，鼓膜弥漫性充血，紧张部膨隆，有少许脓液。舌红，苔黄腻，脉弦滑。西医诊断为急性化脓性中耳炎，中医诊断为脓耳，证属肝胆湿热，治疗以清泻肝胆实火为主，予龙胆泻肝汤加减。处方如下：龙胆草15克，黄芩10克，泽泻15克，当归15克，生地黄15克，柴胡15克，蒲公英15克，蝉蜕10克，薄荷10克，甘草5克。共5剂，水煎服。服2剂后患者大有好转，续服3剂而愈。

按： 急性中耳炎分为急性化脓性中耳炎和急性非化脓性中耳炎。急性中耳炎的病因是复杂的，鼻咽部和咽鼓管的病原微生物侵入中耳腔直接与黏膜接触，是引起中耳炎的主要原因。化脓性中耳炎可归属于中医"脓耳"范畴。肾开窍于耳，心寄窍于耳，肝肾同源，肝胆互为表里；耳又为清窍，需清气濡养，又依赖于脾气之健旺。且"耳者宗筋之所聚"，与多条经脉相通，与全身脏腑相连，故各脏腑疾患均可上犯耳窍，形成脓耳。此患者平素嗜酒，酒生湿热，肝胆湿热内生，随经络上冲耳道，故耳中痛痒，头重；口干、口苦、心中烦闷为肝胆火盛之故；舌红、舌苔黄腻、脉弦滑亦为肝胆湿热之象。故用龙胆泻肝汤清肝胆湿热，加蒲公英清热解毒、消肿散结；加薄荷、蝉蜕祛风止痒。一般来说，急者流脓初起，多属实证，是由于风、热、湿邪的侵袭，引动肝胆经火热上蒸，热毒内盛，灼热肌膜，化腐生脓。《灵枢·经脉》中记载："胆足少阳之脉，起于目锐眦，上抵头角，下耳后，循颈……其支者，从耳后入耳中，出走耳前，至目锐眦后，其支者……以下胸中，贯膈，络肝属胆，循胁里……"说明耳部疾患与肝胆有密切关系，肝胆互为表里，肝胆疾病亦互相影响，肝胆湿热壅盛可影响耳部。

甄氏认为临证时多以胆经火热郁积，复感风热邪毒，两邪相合，循足少阳胆经上行，结聚耳窍而化脓者为多。若脾肾两虚，清阳不升，则难抵御邪毒于耳外，邪毒不去，脓耳不愈。若肾阴虚，则心火独旺，水不涵木则肝木生火，君相二火上炎与热毒聚结耳窍，则化脓愈甚。

龙胆泻肝汤是清肝胆实火、利肝胆湿热之经典效方，在方剂学分类中属于清热剂，主要治疗肝胆实火证和肝胆湿热证。现代药理研究结果显示，方中龙胆草、黄芩能改善血管壁通透性，降低局部组织的炎症反应。现代动物实验结果也证实，本方能增加胸腺重量，增强腹腔巨噬细胞吞噬功能，促进淋巴细胞转化，具有提高机体免疫功能的作用，这些作用主要集中体现在抗炎、镇痛、抑菌方面。

【方歌】

龙胆黄芩酒拌炒，泽泻车前与柴草，

当归生地益阴血，肝胆实火湿热消。

第十四节　温胆汤（古方化裁）

【组成】法半夏15克，竹茹10克，枳实15克，生姜10克，橘皮10克，茯苓15克，大枣20克，甘草5克。

【功效】理气化痰，清胆和胃。

【主治】胆郁痰扰证。易惊，头晕，目眩，心悸，虚烦不眠，夜多异梦，或呕恶呃逆、口苦、烦躁不安、癫痫等。

【加减法】心神不安，惊悸者，加煅牡蛎、煅龙骨以重镇安神；胁胀痛甚者，可加青皮、延胡索以增强理气止痛之力；肝气犯胃，胃失和降，而见嗳气、胃脘胀闷不舒者，可加旋覆花、代赭石和胃降逆；兼有食滞胃脘者，可加六神曲、炒麦芽、炒山楂等消食化滞；肝气乘脾而见腹胀、腹痛、腹泻者，可加苍术、厚朴、木香理气健脾、化湿和中；兼有胸胁刺痛，舌质有瘀斑者，可加当归、丹参活血化瘀止痛等。

【方解】本方证多因素体胆气不足，胆失疏泄，气郁生痰，痰浊内扰，胆胃不和所致。胆为清净之府，性喜宁谧而恶烦。若胆为邪扰，失其宁谧，则胆怯易惊、心烦不眠、多梦、惊悸不安；胆胃不和，胃失和降，则呕吐痰涎，或呃逆、心悸；痰蒙神窍则可发为眩晕，甚至癫痫。方中法半夏辛温，长于降气和中、燥湿化痰；竹茹甘微寒，化痰开郁、清胃降逆，与法半夏相伍，一温一凉，化痰和胃、除烦止呕之功备，二者共为君药。枳实辛苦微寒，降气导滞，行气消痰，使痰随气下；橘皮辛苦温，擅调和中气、化痰湿，长于行气破滞，化痰散结，与枳实相合，亦为一温一凉，而理气化痰之力增强，共为臣药。茯苓性平，味甘、淡，健脾渗湿，以杜生痰之源，兼加生姜、大枣调和脾胃，且生姜兼制半夏毒性，共为佐药。以甘草甘平为使药，调和诸药。综合全方，法半夏、橘皮、生姜偏温；竹茹、枳实偏凉，温凉兼进；甘草益脾和胃，协调诸药为使，全方不温不燥，理气化痰和胃，胃气和降则胆郁得舒，痰浊得去则胆无邪扰。

【医案选录】病案一：患者，男，49岁。1979年5月15日初诊。患者3年前开始出现右胁疼痛，就诊于当地医院，查腹部B超提示：胆囊体积增大，壁毛糙，收缩功能不佳。经治疗后胁痛反复出现。2天前患者与家人争吵后开始右胁肋部疼痛加重，伴有右肩背部放射痛，肩背酸胀不适，嗳气，自觉胃脘部胀满，口干口苦，胃纳差，眠尚可，小便调，大便偏烂。舌质淡，舌体胖大，舌苔白稍厚腻，脉弦滑。西医诊断为慢性胆囊炎，中医诊断为胁痛，证属胆郁痰扰，治宜疏肝健脾、化痰行气止痛。给予温胆汤加减，处方如下：法半夏15克，竹茹15克，枳壳15克，橘皮10克，茯苓15克，郁金15克，炒白术20克，黄芩10克。共7剂。服药后患者复诊，自诉右胁痛较前有所缓解，时有后背部放射痛，口苦，于是在原方的基础上加金钱草、茵陈等。金钱草甘、咸、微寒，归肝、胆、肾、膀胱经，具有清热化湿之效；茵陈苦泄下降，功专清利湿热，二者合用，利胆排石之力增强。共10剂，后患者胁痛痊愈。

按：胆囊炎是常见病、多发病，尤其容易因饮食不慎复发，治疗不易。胆囊炎属中医"胁痛""胆胀"等范畴，甄氏认为其病位虽在胆，但涉及肝与脾胃，乃肝郁气滞，胆失疏泄，气血郁滞，脾胃虚弱所致，其邪滞多挟虚。《景岳全书·胁痛》说："胁痛之病，本属肝胆二经，以二经之脉皆循胁肋故也""胁痛有内伤、外感之辨，凡寒邪在少阳经，乃病为胁痛，耳聋而呕，然必有寒热表证者，方是外感；如无表证，悉属内伤。但内伤胁痛者十居八九，外感胁痛则间有之耳"。肝乃将军之官，性喜条达，主调畅气机，胆附于肝，内藏"精汁"，肝经属肝络胆，肝胆互为表里。肝胆的病理表现主要是气机的升降、血液的贮藏调节和胆汁疏泄功能异常。《金匮翼·胁痛统论·肝郁胁痛》云："肝郁胁痛者，悲哀恼怒，郁伤肝气。"《灵枢·经脉》曰："胆足少阳之脉……是动则病口苦,善太息,心胁痛,不能转侧。"考虑此患者主要因肝气不疏、气机郁滞,故胁肋疼痛;肝木横克脾土,脾失健运,则纳差腹胀,大便溏泄;肝胃不和,胃失和降,胃气上逆则嗳气;舌质淡、舌体胖大、舌苔白、脉弦滑均为肝郁化火之象。治疗以疏肝解郁和胃为主。甄氏在治疗胆囊炎时体现了"补虚泻实""扶正祛邪"的中医学治疗特点。方中茯苓、白术、陈皮,健脾益气为"扶正"之"补";黄芩、半夏、竹茹,为"祛邪"之"泻";郁金、枳壳,疏肝解郁,行气止痛。同时非常重视饮食调护,这在胆囊炎的诊治上体现得尤为明显。如胆囊炎急性发作时,忌食煎炸的食物,忌食蛋类、肉汤及酒;进食应限于低脂肪、低蛋白、少量、易消化的食物,慢性胆囊炎者平素应以清淡、易消化的食物为主。

病案二:侯某,女,38岁。1970年3月2日初诊。患者素来敏感,平素易烦躁,自觉胸闷不适,无胸痛,胁肋胀痛,自觉咽中有异物,似有痰阻,吞之不下,咳之不出,胃纳一般,小便调,大便偏干。舌质红,苔薄白,脉弦滑。中医诊断为郁证,证属气郁痰结。治宜疏肝理气化痰。处方如下:半夏15克,竹茹10克,枳实15克,橘皮10克,合欢花15克,白芍10克,柴胡10克,甘草5克。先进4剂,二诊时患者诸症悉减,宗原方继进6剂收功。

按:郁证是由于情志不舒、气机郁滞所致。本病始于肝失调达,疏泄失常,故以气机郁滞不畅为先,气郁则湿不化,湿郁则生痰,而致痰气郁结。此患者因肝气郁结,出现胁肋部胀痛;津液不布,聚而为痰,痰气相搏,结于咽喉,自觉咽中有异物,似有痰阻;舌质红、脉弦滑为气郁痰结之象。《素问·举痛论》说:"思则心有所存,神有所归,正气留而不行,故气结矣。"《灵枢·本神》说:"愁忧者,气闭塞而不行。"《素问·本病论》说:"人忧愁思虑即伤心……人或恚怒气上,逆而不下,即伤肝也。"关于情志病变,医者每责之于肝,甄氏认为郁证虽与肝木关系密切,但治肝木必知治其胆腑。因为胆与肝在五行同属木,胆为少阳甲木,肝为厥阴乙木,二者一腑一脏,互为表里,共同主司气机之疏泄。《素问·六节藏象论》云："凡十一脏，取决于胆也。"胆，不过一腑而已，为什么十一脏皆取决于它呢？对此，李东垣在《脾胃论》中云："胆者，少阳春升之气，春气升则万化安，故胆气春升，则余脏从之。"也就是说，胆气疏达，则生机勃发，人体各脏腑才能气机通畅，功能协调。若胆郁而失于疏泄，则气机郁滞，进而可引起脏腑功能失调而发病。若因情志所伤，情志不畅，抑郁不伸，使胆失疏泄，气机郁滞。胆与胃乃木与土之关系，胆木郁则横逆而乘胃土，致胃失和降，水液受纳与传化失常，聚而为痰。痰浊内阻，则气机郁滞，则胆郁愈盛，势成恶性循环，最终形成胆郁痰扰之证。气机不畅，痰浊内生，进而可上犯心神、上扰清窍，则可出现精神意识思维活动失常。甄氏遣方灵活，善辨证，运用温胆汤治疗"胆胀""胁痛"及郁证等诸多疾病，临床疗效显著。

【方歌】

温胆夏茹枳橘助，佐以茯草姜枣煮，

理气化痰利胆胃，胆郁痰扰诸证除。

第十五节　橘皮汤

【组成】橘皮20克，人参5克，麦冬15克，厚朴15克，茯苓15克，炙甘草10克。

【功效】益气健脾，和胃降逆。

【主治】妊娠呕吐。呃逆或干呕，甚则不能进食，虚烦少气，口干，身体明显消瘦，局部皮肤黏膜干燥，头昏，心烦等。

【加减法】脾胃虚弱，纳呆，不思饮食者，加炒白术、炒麦芽、炒六神曲等健脾消食和胃；腹痛腹胀，气机不利者，加木香行气除胀；小腹坠胀，腰部酸软者，加菟丝子、桑寄生、续断补肝肾；胸脘满闷，呕吐痰涎者，加枳壳破气化痰消积；兼肝气犯胃而呕吐酸水或苦水者，加黄连、竹茹、乌梅等清热除烦止呕；呕吐日久，气阴两伤兼见呕吐带血者，加沙参、五味子等养阴益气。

【方解】呃逆呕吐之证，皆因胃气不能和降而起，但有寒热虚实之分，本方证是因脾胃升降失司，胃气上逆，故呕吐、呃逆。方中人参味甘，气温、微寒，气味俱轻，可升可降，阳中有阴，无毒，乃补气之圣药，活人之灵苗也，能入五脏六腑，无经不到；橘皮能消膈气、化痰涎，与人参共为君药，补气兼降胃气。麦冬能生津而益胃；厚朴能温中下气、燥湿消痰，二者相伍为臣药。茯苓淡能利窍，甘以助阳，益脾逐水、生津导气为佐药。炙甘草为使药，具有调和诸药之效。诸药合用，补胃虚，降胃逆，且补而不滞。

【医案选录】王某，女，27岁。1984年5月20日初诊。患者停经3个月，B超提示宫内孕，就诊时患者时感恶心，伴大量清稀痰涎，纳差食少，甚则不时口吐涎沫，随身携带塑料袋以备呕吐之用。辗转多处就诊，但未见明显缓解，遂于我门诊就诊。症见：疲倦乏力，面色差，短气倚息，呕吐频作、呕出大量清涎，自觉胃脘部胀满。舌淡红，苔白，脉沉细弱。诊断为妊娠呕吐，证属脾胃虚弱，考虑中阳不振，痰从内生，冲气上逆所致，治疗以健脾和胃、温中化饮、降逆止呕为主。处方如下：橘皮10克，人参5克，麦冬15克，厚朴15克，木香10克，炒白术15克，乌梅20克，炒麦芽15克，炙甘草10克。水煎服，服药3剂后患者呕吐较前明显缓解，续服5剂，呕吐痊愈。

按：妊娠呕吐又称恶阻，也称为"子病""病儿""阻病"，是指妊娠早期出现的恶心、呕吐、头晕、厌食，甚或食入即出者，是妊娠早期的常见病之一。《广嗣纪要》云："恶阻者，谓有娠而恶心阻其饮食也。"此症由冲气上逆犯胃，胃失和降所致。在妊娠早期，少数孕妇会出现频繁而剧烈的恶心呕吐，并会持续存在、进行性加重，常常影响到正常的工作和生活，甚至还会危及孕妇的生命，针对这种顽固性妊娠反应，应对的办法很少。甄氏认为，妊娠呕吐的主要机理是孕妇素体脾胃虚弱，胃失和降，冲脉之气上逆。因素体脾胃虚弱，而受孕之后，血聚以养胎，经血不泻，冲脉之气较盛，冲脉附于阳明，其气上逆则犯胃，胃失和降故恶心呕吐。又因脾虚不运而痰湿内生，犯胃则失于和降；或因阴血聚以养胎，肝血不足，肝气偏旺，肝气横逆犯胃而肝胃不和。又可因呕吐不能制止，饮食少进而致气阴亏损，所以本病的发生以脾胃虚弱、胃失和降为本，又因体质差异而有兼挟痰湿、肝胃不和及气阴两虚等不同。此患者孕后血聚于下以养胎元，冲气盛而上逆，胃气虚弱，失于和降，脾胃虚弱，不能摄唾，而时时流涎；涎沫属津，频繁呕吐涎沫必致津液损伤，而津能载气，伤津伤气必然胎元不固，故加乌梅酸甘养阴，收摄止唾；因脾胃虚弱，中阳不振，故加炒白术、炒麦芽等以补气健脾、燥湿利水。

受孕之后冲脉之气较盛，脾胃虚弱，冲气上逆则可犯胃，胃失和降，反随冲气上逆而呕恶、呕吐频作；脾虚不运，痰湿内生，冲气夹痰上逆而呕恶，伴大量清稀痰涎；脾主四肢肌肉，脾失纳运，血不荣面而出现疲倦乏力、面色差；舌红、苔薄白、脉沉细弱均为脾胃虚弱之象。

　　古人针对妊娠恶阻，主要以调和脾胃、疏肝胆为主要治疗方法。和脾胃者，用药一般以辛、甘、苦味为主，辛可散寒以祛邪，苦者降逆以止呕，甘则补气和中，常用方如二陈汤合四君子汤加减。治疗妊娠恶阻，甄氏喜用清养胃气之品，如炒白术、白扁豆、竹叶、砂仁、白豆蔻、荷叶、芦根、炒麦芽、竹茹、石斛等，临床辨证加减用之多可取效。疏肝胆者，清肝胆、顺肝气、养肝血也，常用橘皮汤合逍遥散等。用药方面，疏肝理气用香附、乌药、当归、柴胡、苏梗，清泻肝胆用黄连、黄芩、栀子、竹茹，疏通肝络用旋覆花、橘叶、橘络、丝瓜络等。

【方歌】

橘皮汤内用人参，麦冬厚朴与茯苓。

妊娠恶阻加炙草，降逆止呕此方妙。

第十六节 完带汤（古方化裁）

【组成】白术15克，山药30克，党参10克，白芍15克，苍术15克，陈皮10克，荆芥穗炭15克，甘草5克。

【功效】疏肝健脾，化湿止带。

【主治】脾虚肝郁，湿浊带下。带下色白，清稀如涕，疲倦乏力，面色㿠白，大便烂，胃纳差。舌淡，苔白，脉缓或濡弱。

【用法】水煎服，每天1剂，分2次服。

【加减法】带下兼黄色者，加黄柏、龙胆草以清热燥湿；热盛者，加蒲公英、金银花、菊花，以清热解毒；兼有寒湿，疼痛甚者，加干姜以温中散寒；腰膝酸软者，加杜仲、续断以补肝肾，壮筋骨，通血脉，调冲任；湿毒蕴盛者，去白术重用苍术，易茯苓为土茯苓健脾燥湿，解毒；带下日久滑脱不止者，加芡实以补脾胃，固肾精之气；血瘀重者，加赤芍、丹参等以活血化瘀。

【方解】本方为治疗白带病的常用方，主要治疗由脾虚肝郁、带脉失约、湿浊下注所致之带下。方中白术、山药为君药，山药并有固肾止带之功，两味药甘以补脾，一温一平，意在健脾祛湿。党参补中益气、健脾益肺，以助君药补脾之力；苍术温阳升散、燥湿和胃；白芍柔肝理脾，使肝木条达而脾土自强，共为臣药。佐以陈皮之理气燥湿，既可使补药补而不滞，又可行气以化湿；荆芥穗炭之辛散，得白术则升发脾胃清阳，配白芍则疏肝解郁。使以甘草，调药和中。全方重在一个"湿"字，其补、散、升、清都是为湿邪开路，所谓健脾和胃、疏肝理气，无非是使"风木不闭，地气升腾"，而除湿气。

【医案选录】张某，女，31岁。1981年8月4日初诊。自述近2个月来带下量多，曾在外院诊治效果不佳，前来我门诊求治。患者月经周期基本正常，每次行经5~7天左右，量一般。带下色白如涕，无臭味，质黏稠，外阴不痒，面色无华，四肢不温，少气懒言，神疲乏力，腹部有坠胀感，纳少，便溏，双下肢轻度浮肿。舌质淡，苔白腻，脉缓弱。中医诊断为带下病，证属脾气虚弱，水湿内停，治疗以健脾益气、升阳除湿。投方以完带汤加减，处方如下：山药20克，白术15克，太子参10克，苍术15克，陈皮10克，甘草5克，荆芥穗炭10克。每天1剂，水煎服分3次服，服7剂而愈。

按：脾虚带下证临床多见，完带汤是《傅青主女科》专为脾虚肝郁带下证而设，患者脾虚症状显见，肝郁不甚故而方中不用白芍。此患者脾虚生化之源不足，气血不能上荣于面而出现面色无华；脾失健运，水湿内停，清气不升则出现倦怠、纳少、便溏；脾虚湿浊下注，带脉不固致带下色白量多、清稀如涕；舌质淡、苔薄白腻、脉缓弱为脾气虚弱之象。中医认为，脾为后天之本，气血生化之源，若素体脾虚，或忧思过度、饮食失节，损伤脾气，运化失常，水谷之气不能化生精微，反聚而为湿，流注下焦，浸渍任带而成带下之疾。《妇科玉尺》云："一因气虚，脾精不能上升而下陷也。"《妇科秘书》"气陷于下焦则白带"。也有因脾虚湿盛，反侮于肝，肝郁化热，或湿蕴日久，致湿热下注而成带下之疾者。甄氏认为，带下病的主要病因在于湿，多因脾气虚弱所致，如《傅青主女科》曰："夫带下俱是湿症……脾气之虚，肝气之郁，湿气之侵，热气之逼，安得不成带下之病哉？"湿邪又有内外之分，外湿多由"湿气之侵，热气之逼"即外感湿热所致，如经期淋雨涉水，感受寒湿，或产后胞脉空虚，摄生不洁，湿毒邪气乘虚侵袭胞宫以致任脉损伤，带脉失约，引起带下病。内湿的产生与脏腑气化功能失调有关，不外"脾气之虚，肝气之郁"，即肝脾脏腑功能失常所致。带下病位主要在前阴、胞宫，任脉损伤，带脉失约是带下病的核心机理。《校注妇人大全良方》中指出："人有带脉，横于腰间，如束带之状，病生于此，故名为带。"

完带汤临床常用于治疗慢性盆腔炎、宫颈糜烂、阴道炎、泌尿系感染、外阴痛痒等病症，本方原方后注谓"此不特治黄带方也，凡有带病者，均可治之，而治带之黄者功更奇也"。甄氏针对脾虚夹有肝木郁结之证，常配以荆芥，且以穗代茎，取其轻灵走窜，疏肝理气，升提阳气。炒黑成炭，取其收敛阴精，防止阴精随带外泄，兼以收湿止带。

【方歌】

完带汤中二术陈，甘草芥炭与山药。

芍与党参柔肝脾，脾虚肝郁白带灵。

第十七节　生化汤（古方化裁）

【组成】当归15克，川芎10克，桃仁20克，炮姜10克，炙甘草5克。

【功效】养血祛瘀，温经止痛。

【主治】血虚寒凝，瘀血阻滞证。产后恶露不行，小腹冷痛，面色淡暗，局部麻木，手足不温。

【加减法】恶露已行而腹微痛者，可减去活血破瘀的桃仁；瘀滞较甚，腹痛较剧者，可加延胡索等活血祛瘀止痛；小腹冷痛甚者，可加香附、枳壳、肉桂以温经散寒止痛；气滞明显者，加木香、香附、乌药等理气止痛；出血量多者，加茜草炭、海螵蛸、三七粉等祛瘀止血；胁肋部胀痛者，加佛手行气消胀；腰痛，经血量少者，加牛膝、杜仲补肝肾，强筋骨；血虚痛者，加党参、黄芪以扶正（多用于经后虚痛者）。

【方解】本方证是由产后血虚寒凝，瘀血内阻所致。妇人产后血亏气弱，寒邪乘虚而入寒凝血瘀，瘀阻胞宫，不通则通，故小腹冷痛。生化汤首见于《傅青主女科·产后编》卷上，以化瘀生新立法，主治产后血虚瘀滞。方中重用当归，其味甘而重，专能补血；其气轻而辛，又能行血，为补血要药，化瘀又能生新血，为君药。桃仁活血祛瘀，川芎行血中之气，均为臣药；炮姜为辛热之品，能温中止痛，色黑入营，温经止血，为佐药；炙甘草和中缓急，调和诸药。

【医案选录】林某，女，32岁，公司员工。1981年12月3日初诊。2年前患者因经期淋雨，感受寒凉，痛经又作，其痛日剧，偶致呕吐。辗转多家医院治疗1年，未见缓解，遂于我门诊就诊。小腹痛剧，自觉乳房胀痛，易烦躁，经期血块多，量多色紫暗，腰酸，疲倦乏力，眠差，胃纳差，二便调。舌质暗，有瘀点，脉弦。中医诊断为痛经，气滞血瘀型。治疗以疏肝理气、活血化瘀止痛为主，予生化汤加减。处方如下：当归20克，川芎10克，桃仁10克，甘草5克，煅龙骨30克，煅牡蛎30克，山茱萸20克，白芍10克，棕榈炭10克，山药20克，白术10克，黄芪15克。水煎冲红糖服用，每天1剂，分早晚2次温服。服用2周后即月经来潮，腹痛、乳房胀痛诸症皆缓。第1个月即见效。后嘱患者每次月经过后将桑葚10克，加入300毫升水，放入一只鸡蛋煎煮5分钟后剥掉蛋壳，再放入煎煮10～15分钟，然后放入红糖10克。将鸡蛋与汤一起服用4～5天，服后痛经无复发。

按：痛经是常见病，属妇科的顽疾。妇女每逢经期或月经前后周期性出现小腹疼痛，或痛引腰骶，甚则剧痛，称为痛经，亦称"经行腹痛"。《诸病源候论》中称"月水来腹痛"，《景岳全书》又称"经行腹痛"。《景岳全书·妇人归》说"经行腹痛，证有虚实。实者，或因寒滞，或因血滞，或因气滞，或因热滞；虚者，有因血虚，有因气虚"。《女科经论·月经门》云"有经行前脐腹绞痛如刺……此由下焦寒湿之邪抟于冲任。冲为血海，任主胞胎，为妇人之血室，经事来，邪与血争，故作诟痛"。此患者因肝郁气滞，瘀滞冲任，气血运行不畅，经前经时，气血下注冲任，胞脉气血更加壅滞，"不通则痛"，故经行小腹胀痛拒按；肝气郁滞，故乳房胀痛；冲任气滞血瘀，故经行不畅，经色紫暗有块；舌质暗，有瘀点，脉弦均为气滞血瘀之象。甄氏认为痛经多因经期余血未净，风冷阴寒之邪内侵；或外感风寒，冒雨涉水，或内伤生冷所致。总之，血为寒湿所凝，冲任胞脉瘀阻日久而发生剧烈性腹痛。强调其根本原因在于肾阳不足，或者阳气虚弱。阳虚气弱则气化不利，气化不利则痰湿内蕴，久之痰血凝结而成。

【方歌】

生化汤是产后方，归芎桃草酒炮姜。

消瘀活血功独擅，止痛温经效亦彰。

第十八节　四物汤（古方化裁）

【组成】当归15克，川芎10克，白芍15克，熟地黄15克，丹参20克，陈皮10克。

【功效】调理冲任，滋养气血。

【主治】治冲任虚损，月经不调，崩中漏下，持续疼痛，妊娠宿冷，胎动不安，及产后乘虚，风寒内搏，恶露不下，瘕块硬结，少腹坚痛。舌淡，口唇爪甲色淡，脉弦细。

【加减法】气虚者，加党参、黄芪以补气健脾行血；血瘀较甚者，加桃仁、红花、赤芍，以加强活血祛瘀之力；气滞者，加入具有行气散结功效的木香、青皮；血虚夹有热者，加黄芩、牡丹皮、生地黄，以清热凉血；血亏者，加入具有补血功效的阿胶；寒凝胞宫者，加可温暖胞宫的肉桂、吴茱萸等补元阳，暖脾胃，除积冷；虚寒腹痛者，加高良姜散寒止痛；肾虚者，加续断、桑寄生滋补肝肾。

【方解】本方是补血调经的主方，对诸血虚证，均可以本方为基础随证化裁。冲为血海，任主胞胎。若冲脉虚损，则女子月经量少，色淡，经期推迟。再加下焦寒滞，则小腹作痛。若脾虚而不摄血，肾虚冲任不固，则崩中漏下等症也可相继发生。若寒凝肝寒血滞，血行不畅而瘀停，可兼见瘕块硬结，少腹脐周作痛。本方熟地黄甘温味厚质润为君药，以增补其新血。当归之辛温行血为臣，以通行经络调和气血，佐使以白芍敛阴养血，川芎活血行气，丹参活血祛瘀止痛，陈皮理气健脾。张秉成："夫人之所赖以生者，血与气耳。……故一切补气诸方，皆从四君化出，一切补血之方，又当从此四物而化也。补气者，当求之脾肺，补血者，当求之肝肾。地黄入肾，壮水补阴，白芍入肝，敛阴益血。二味为补血之正药。然血虚多滞，经脉隧道，不能滑利通畅，又恐地、芍纯阴之性，无温养流动之机，故必加以当归、川芎辛香温润，能养血而行血中之气者，以流动之。总之，此方乃调理一切血证，是其所长，若纯属阴虚血少，宜静不宜动者，则归、芎之走窜行散，又非所宜也。"此方，组合得体，补血而不滞血，行血而不破血，补中有散，散中有收，构成治血要剂。

【医案选录】 张某，女，33岁。1971年8月3日初诊。患者月经不调已有2年之久，月经2~3个月一行，经前面浮脚肿，经量少，色暗红，有血块，疲倦乏力，胸腹胀闷，平时白带增多。舌质淡，舌苔微腻，脉细弱。诊断为月经不调，证属脾失健运、冲任失调，治当健脾化湿，和调冲任。处方如下：当归15克，川芎10克，白芍15克，熟地黄15克，丹参20克，陈皮10克，麦芽30克，炒谷芽20克，泽泻10克，党参10克。共服20剂。服后患者饮食大增，脾运得健，胸闷、腹胀明显缓解，白带减少，月经恢复正常，已无经前浮肿之症，续进原方数剂巩固疗效。

按： 月经不调也称月经失调，指以妇女月经的周期、经期、经量、经色、经质等异常为主症，或伴随月经周期、或于经断前后出现明显症状的疾病。月经的产生，是天癸、脏腑、气血、经络协调作用于子宫的生理现象。而天癸不充，脏腑失调又是多种月经疾病的病理基础。月经不调是妇科临床的常见病、多发病，被列为妇科疾病之首，多发于育龄期女性。在月经不调诸病中，月经先后不定期较为常见，且对女性身体健康损害较大。月经不调预示着体内的内分泌紊乱，若对其置之不理，将会增加合并其他疾病的风险。中医又称月经不调为"月经先后不定期""月经愆期""经乱"等。月经不调多因患者受七情所伤或外感六淫，或是先天性的肾气不足，多产房劳以及劳累过度，均会使脏气受损，肝脾肾的功能失常，进而导致气血失调以及冲任二脉受到亏损，最终发为月经不调。本病案属于月经不调，患者面浮脚肿、疲倦乏力，为脾失健运、水湿积聚所致；胸腹胀闷，因脾气虚弱、中焦运化失常痰湿内生，停留胸腹所致；白带增多，因脾虚湿浊下注，带脉不固所致；舌质淡、苔微腻、脉细弱软均为脾失健运，水湿积聚之象。甄氏认为，在四物汤中生地黄与熟地黄要辨证使用，生地黄性甘寒，具有养阴生津、清热凉血的功效，常用于治疗因阴虚内热所致的月经先期及量多等症；熟地黄性甘温，具有补肾阴、益精髓及补血养肝等功效，常用于治疗因肝肾亏虚及津液缺少所致的月经过少、闭经等症。此外，方中的芍药也有赤、白之分，具有能泻能散、活瘀通经的赤芍多用于治疗经少且色暗有块等症。具有能补能收、酸敛缓急并止痛功效的白芍则是多用于治疗经多或腹痛等症。

甄氏对四物汤的临床应用不仅仅局限于月经不调等妇科疾病，还常用于眩晕、骨折、紫癜、神经衰弱、糖尿病周围神经病变等。这是强调了"异病同治"，甄老治病不仅着眼于"病"的异同，而且强调"证"的区别。例如原发性痛经、神经衰弱、更年期综合征、糖尿病周围神经病变等，属于不同的病，但表现为血瘀而兼有血虚证者，均可用补血活血的方法治疗。甄氏反复强调辨证论治是中医的精髓，是指导临床诊治疾病的基本法则，"异病同治"就是在此原则指导下产生的。"异病同治"是指不同的疾病，若病机相同，即可用同一种方法治疗。也就是说，异病可以同治主要是因为不同疾病在其自身发展过程中出现了病位相同、病因同源、病机吻合的情况。

【方歌】

丹陈熟地归芍芎，补血调血此方宗。

营血虚滞诸多证，加减运用贵变通。

第十九节　崩漏汤

【组成】赤石脂10克，续断15克，棕榈炭10克，白术15克，杜仲15克，牡蛎30克，五倍子15克，黄芪15克。

【功效】健脾益气，止血固冲。

【主治】经血非时而下，量多如崩，或淋漓不断，色淡质稀，神疲体倦，气短懒言，不思饮食，四肢不温，或面浮肢肿，面色萎黄或㿠白。

【加减法】久漏不止者，酌加藕节、炒蒲黄化瘀止血；肝肾阴虚而出现头痛，头晕，眼睛干涩，口干咽燥者，加枸杞子、女贞子、墨旱莲滋补肝肾；脾肾阳虚而出现畏寒肢冷，腰酸者，加菟丝子、淫羊藿、巴戟天温补肾阳；腰痛者，加桑寄生、牛膝强筋骨；胸腹饱胀，心烦易躁，食欲不振者，加枳壳、柴胡、炒麦芽等疏肝行气和胃；腹痛者，加木香、川楝子、乌药行气止痛；血瘀者，加桃仁、益母草、三七粉等活血化瘀。

【方解】本方专治脾虚不摄、肾虚不固所致崩漏。脾为后天之本，脾气健旺，气血生化有源，则冲脉盛；肾为先天之本，肾气健固，封藏有司，月经则按期而来，适度而止。如出现脾虚不摄、肾虚而不固，则冲脉滑脱，血下如崩。方中赤石脂甘酸性温，入大肠经，温涩收敛、止血固下；续断用其苦涩，其味苦而重，故能入血分、调血脉，二者共为君药；棕榈炭具有收涩止血之效，五倍子敛肺涩肠止泻、敛汗止血，牡蛎涩精敛汗、固崩止带，三者助君药止血固崩，共为臣药；白术与黄芪具有补气健脾之效，杜仲益精气、坚筋骨，为佐使药。

【医案选录】周某，女，32岁。1983年7月21日初诊。患者1年前行人工流产术，术后半个月经行淋漓不断。每逢月经期，血量多，时有血块，经行延长至12天左右。疲倦乏力，气短懒言，头晕眼花，手脚冰凉，怕冷，纳差，大便烂。舌质淡胖嫩，脉沉细。中医诊断为崩漏，证属脾虚下陷，治疗以健脾升阳、化瘀止血。方药组成：崩漏汤去牡蛎、五倍子，加女贞子、墨旱莲滋补肝肾，加三七粉、仙鹤草散瘀逐血。共5剂。二诊：服药5剂后血已止，诸症减轻。故原方去三七粉、赤石脂、棕榈炭，加党参，黄芪用量改为30克、白术用量改为20克补气健脾，共服7剂，间断门诊治疗2个月，诸症悉除。

按：崩漏是指月经周期、经期、经量出现严重紊乱，经血非时暴下或淋漓不尽者，前者谓之崩中，后者谓之漏下。崩漏一病最早记载于《素问·阴阳别论》："阴虚阳搏谓之崩。"因崩与漏常可交替出现，故临床上往往崩漏并称。正如《济生方》说："崩漏之疾，本乎一证，轻者谓之漏下，甚者谓之崩中。"崩漏在临床中较为常见，病因虽杂，立方众多，但其病机总不外乎气血不摄、血热妄行，多为虚多实少、热多寒少。此患者病情缠绵难愈、虚实错杂，但以虚为主，素体脾虚而下陷，统摄无权，冲任失固，不能制约经血而出现疲倦乏力、气短懒言；脾气虚血运迟滞留瘀，故经期血量多、时有血块；脾气下陷日久发展为阳衰，故出现手脚冰凉、怕冷、大便烂；脾失健运，清窍失养而出现头晕眼花；舌质淡胖嫩，脉沉细均为脾气下陷之象。中医认为崩漏主要因冲任二脉不能制约经血而致。冲任二脉属奇经八脉，与女性生理病理关系密切。冲脉总领诸经气血，五脏六腑十二经气血皆归于冲脉，故冲脉有"十二经脉之海""血海"之称。任脉总任一身之阴经，为"阴脉之海"。但其发病原因多种多样，病因复杂，可由情志抑郁、操劳过度、产后起居饮食不慎、房事不节等多种因素造成脏腑功能紊乱、气血失调，进而影响冲任二脉功能，不能制约经血而发。正如《诸病源候论》所说："漏下者，由劳伤血气，冲任之脉虚损故也……崩中者，由脏腑伤损，冲脉任脉血气俱虚故也……若劳动过多，致腑脏俱伤，而冲任之气虚，不能约制其经血，故忽然暴下，谓之崩中暴下。"

崩漏之发病尽管病因多端，但万变不离其宗，脾肾亏虚、冲任损伤，不能固摄经血是崩漏的重要发病机理。关于其治证，应以"急则治其标，缓则治其本"的原则辨证施治，灵活变通。《女科指要》指出："崩宜扶元，涩血，升举清阳。漏宜调理其经，血清自止。"叶天士《临证指南医案》对其治疗大法也曾概括为："暴崩当温涩，久漏宜宣通。"

甄氏在治疗时采用活血化瘀之通因通用法，组方多以药性平和之活血药加行血止血之炭类药及收敛固涩药并用，止血与化瘀并举。化瘀多用赤芍、丹参、当归、茜草、桃仁等；止血多用炭类药，如蒲黄炭、大黄炭、五灵脂炭、牡丹皮炭、茜草炭等；收敛药多选用胶类、酸敛之品，如龙骨、牡蛎、海螵蛸、五味子、山茱萸、鹿角胶、阿胶等。活血中有止血，止血之中有化瘀，最终达到祛陈致新。血热象明显时选用凉血止血药，如牡丹皮、栀子、藕节；寒象明显时选温经止血药，如艾叶、炮姜、鹿角霜；血虚明显时选养血止血药，如阿胶；阴亏明显时选养阴止血药，如墨旱莲、龟板胶、女贞子；血瘀明显时选祛瘀止血药，如益母草、蒲黄、三七、大黄炭等。并主张崩漏之初，炭类止血药不宜过早、过多、过久使用，以免血脉凝涩而留瘀。

【方歌】

崩漏汤中赤续断，棕榈杜仲与牡蛎。

方中五倍能收涩，加术芪固冲止血。

第二十节　痛风外洗方

【组成】大黄40克，威灵仙40克，海桐皮40克，千斤拔40克。

【功效】祛风泻热，除湿通络。

【主治】湿热下注关节、经脉痹阻之证。关节屈伸不利，红肿热痛，拒按，触之局部灼热，得凉则舒，伴有发热口渴、心烦不安、小便短赤。舌红，苔黄腻，脉滑数。

【加减法】关节疼痛剧烈者，加制川乌、白花蛇等搜风通络；关节肿痛，筋肉挛急，游走不定者，去大黄，加海风藤祛风湿、通经络；上肢关节疼痛为主者，加羌活，海桐皮加量至50克；下肢关节疼痛者，加独活、秦艽祛风除湿舒筋。

【方解】方中威灵仙为辛咸之品，擅于祛风湿、通经络、止痹痛，主治风湿痹痛、拘挛麻木等症。《证类本草》曰："腰肾脚膝积聚，肠内诸冷病，积年不瘥者，服之无不立应效。"《药品化义》复言："灵仙，性猛急，善走而不守，宣通十二经络。主治风、湿、痰壅滞经络中，致成痛风走注，骨节疼痛，或肿，或麻木。"海桐皮入肝、脾经，具有祛风湿、通经络、杀虫之效。《海药本草》曰："主腰脚不遂，顽痹腿膝疼痛，霍乱，赤白泻痢，血痢，疥癣。"《日华子本草》曰："治血脉麻痹疼痛，及目赤煎洗。"《本草纲目》曰："能行经络，达病所，又入血分及去风杀虫。"二者均为君药。大黄为苦寒之品，具有泻实热、破积滞、行瘀血之效。《日华子本草》曰："通宣一切气，调血脉，利关节，泄壅滞、水气，四肢冷热不调，温瘴热疾痰，利大小便，并敷一切疮疖痈毒。"为臣药。千斤拔具有祛风湿、强腰膝之效，《植物名实图考》曰："补气血。"《岭南采药录》

曰："祛风去湿。治手足痹痛，腰部风湿作痛，理跌打伤，能舒筋活络。"为佐使药。全方直通上下，通经活络，具有祛风通络、泄热止痛之效。

【医案选录】关某，男，55岁。1988年10月11日初诊。既往痛风性关节炎病史5年余，主要以右足趾关节疼痛为主，每隔7天发作1~2次，疼痛难忍，间断口服秋水仙碱，病情虽能暂时缓解，但易复发，伴有恶心欲呕等不适。3天前开始足趾关节疼痛加重，遂于我门诊就诊。症见：右足趾关节疼痛，肿胀，屈伸不利，关节稍畸形，局部皮肤红肿，胃纳一般，口干，小便调，大便黏腻。舌红，苔黄厚微腻，脉弦数。中医诊断为痹病，证属湿热蕴结，治疗以清热利湿，通络止痛为主，内服穿海汤加减与外用并痛风外洗方。处方如下：穿破石20克，海风藤15克，络石藤15克，忍冬藤15克，木瓜15克，半枫荷20克，老桑枝15克，桑寄生15克，鸡血藤20克，薏苡仁30克。共7剂。内服，饭后30分钟后服用。外洗方：大黄40克，威灵仙40克，海桐皮40克，千斤拔40克。共7剂，早晚各1次，每次浸泡约20分钟。

按：痛风性关节炎虽可归属于中医"痹病"范畴，但究其发病特点是常常伴发于高血压、高血脂、糖尿病、肥胖等代谢综合征。痛风性关节炎急性发作期关节红肿热痛明显，屈伸不利，好发于下肢负重关节，尤以第一跖趾关节和趾间关节为多。痛风外洗方通过温热刺激，使药效迅速到达病所。此患者痛风病史日久，湿热之邪留滞于关节，以致气血运行不畅，导致足趾关节肿胀疼痛伴有局部皮肤红肿；湿热之邪闭阻经络，则出现关节屈伸不利；湿热之邪伤津，则出现口干；舌红、苔黄厚腻、脉弦数均为湿热蕴结之象。

痛风自古以来都是欧洲和北美等经济发达地区的常见病，最早是在欧洲一些国家的富贵阶层的人群中流行，因此痛风有"帝王病""富贵病"之称。因此，甄氏强调痛风发作和饮食密切相关，饮食不当常可导致痛风性关节炎反复发作，故合理膳食对痛风性关节炎的预防及治疗非常重要。限制食用牛肉、羊肉、猪肉及含高嘌呤海鲜（沙丁鱼、贝壳类动物）、甜果汁、甜点等食物，禁食高嘌呤内脏，如胰腺、肝脏、肾脏等。

第二十一节　虚火喉痹方

【组成】玄参10克，麦冬15克，桔梗10克，生地黄15克，浙贝母15克，盐山茱萸15克，甘草10克。

【功效】滋阴降火利咽。

【主治】阴虚火旺、虚火上浮证。咽喉肿痛，口燥，咽干，吞咽不利，易口腔溃疡，或伴有头晕，腰膝酸软，耳鸣，五心烦热。舌质红、少苔、脉弦数。

【加减法】若眼花，眼睛干涩者，加枸杞、菊花养肝明目；咽喉疼痛剧烈者，加知母，玄参加至15克滋阴降火；心悸，虚烦不眠者，加酸枣仁、柏子仁养心安神；耳鸣耳聋者，加石菖蒲、五味子以加强敛阴降火通窍之力。

【方解】肾为先天之本，五脏六腑之精皆藏于肾，少阴之脉循喉咙，挟舌本。肾精充足，则濡润咽喉，肝肾同源，肝肾之阴上承以滋养咽喉，则咽喉得安。方中玄参为清热凉血之品，能清营血分之热，有清热邪而滋阴液之效；生地黄为甘苦寒之品，质柔润，具有清热凉血、养阴生津之效，二者共为君药。麦冬具有养阴生津，润肺清心之效；桔梗具有清利咽喉，开宣肺气载药上行之效，《珍珠囊》曰："疗咽喉痛，利肺气，治鼻塞。"二者为臣药。盐山茱萸具有补益肝肾、生津止渴之效，与散结解毒利痰的浙贝母共为佐药。甘草具有调和诸药之效，为使药。诸药合用，共奏养阴清肺生津、化痰行气利咽之功效。

【医案选录】邵某，男，55岁。1988年10月29日初诊。患者2年前开始反复出现咽喉不适，自服含片及消炎药后咽痛稍好转，但仍反复发作，1周前饮清热解毒类凉茶之后咽喉疼痛加重，现声音嘶哑，少许咳嗽，口干，饮水多，胃纳可，腰酸，耳鸣，疲倦乏力，大便偏干，时有腹胀，夜寐尚安。舌红，苔薄腻，脉沉细。西医诊断为慢性咽炎，中医诊断为虚火喉痹，证属肝肾亏虚，治疗以滋阴降火、补益肝肾为主。处方如下：玄参15克，麦冬15克，知母10克，桔梗10克，浙贝母15克，熟地黄15克，盐山茱萸20克，枸杞子15克，甘草10克。共7剂。服药后第5天随访，咽痛较前明显好转，续服上方4剂，2个月后随访未复发。

按：祖国医学有"诸热瞀瘛，皆属于火"之说。火有虚火、实火之不同。由脏腑亏损、虚火上炎而致的喉痹称虚火喉痹。本病案属于中医"虚火喉痹"范畴。多因嗜食辛辣之物、油煎香燥之品、烟酒过度、环境污染、粉尘等刺激而致；亦可因风热喉痹反复发作，久病失治而成；或素体阴虚，肺肾虚损，虚火上炎，循经上蒸灼咽喉所致。其病机关键是"邪、虚、瘀"，治疗当务之急是要"祛邪热，养阴液，行气血"。邪热不去，气血不行，阴液难复，则疾病难愈。此患者因喉痹日久，虚火上扰，熏灼咽喉，故出现咽喉肿痛、口干、少许咳嗽；肾藏精，肝藏血，精血又可相互转化，肝肾亏虚则出现腰酸；肾开窍于耳，肾阴不足，精不上承则出现耳鸣；舌红、苔薄腻、脉沉细均为阴虚火旺之象。《杂病源流犀烛·卷二十四》曰："喉痹，痹者，闭也，必肿甚，咽喉闭塞。"由脏腑亏虚、耗伤津液、虚火上炎而致的喉痹，为虚火喉痹。

第六章 世家医话

岭南中医药精华书系
岭南中医世家传承系列
西关甄氏 杂病世家

第一节 遣药成对，组对成方

甄氏的处方中某些药物总是配在一起使用，这就是甄氏在长期临床实践中总结出来的"药对"。药对又称为对药、药对子，是指临床上治疗疾病、选用中药时，选择功效相对固定的两味药物进行配伍，从而在方剂配伍中起到相辅相成的作用。药对具有很多优越性，能起到协同作用，或者互相纠正偏性、缓和毒性，或有相反相成的作用。目前对于药对的命名，尚不知确切的起源时间，《中药概论》中说："药物从单味到复合，从复合而成为方剂，这是一个发展过程。"药对也是中药配伍中的部分内容，药对中的中药药性或相须相使，或开合有度，或反佐互补，总之都是为了达到扩大治疗范围、增强疗效、取得良好临床效应的目的。甄氏认为中药是中医临床治疗疾病的重要武器，常提起"用药如用兵"，除选药精当外，配伍尤需严谨，如临阵调兵遣将，选择最切合病证的药物组合起来，才能提高临床疗效。

1. 久咳、顽咳、寒咳——细辛、五味子

甄氏在治疗久咳、顽咳方面，擅长使用五味子、细辛，常将两药配对使用。细辛辛散温通，温肺化饮，发散风寒，有通窍之效，入肺、肾、心经，芳香走窜，通彻表里上下，散寒力胜，能外散风寒而解表邪，内化寒饮而止咳喘，细辛还可入下焦以激发肾气上达于肺窍；五味子酸涩生津，敛肺滋肾，涩精止泻，宁心安神，五味子以酸甘为主，其性虽温，但温而不燥，归肺、肾、心经。细辛之升发，五味子之收敛，二者一敛一散，相互促进，相互作用，具有止咳平喘之效。甄氏认为，二者参合，则升降灵而咳喘自止矣。盖"肺气阳中有阴，故能降，治肺气以阴降为

主，然元气之降，先本于升，五味升降咸备，所以阳邪伤阴，固宜清阳，以之收阳；阴邪伤阳，亦宜此辛温畅阳，而寓收阴"，细辛之辛温可助五味子酸敛肺气之用，开无耗散肺气之弊，合无敛遏邪气之虞，为开合理肺之佳配，适用于咳嗽日久不愈、寒咳。

2. 胃胀痛——厚朴、佛手

甄氏在治疗胃胀痛时，善用厚朴与佛手两味药。厚朴味苦、辛，性温，归脾、胃、大肠经，兼入肺经，苦能下气，辛以散结，温可燥湿，可下有形实满；佛手味辛、苦，性温，归属于肝、脾、肺、胃经，具有疏肝解郁、理气宽中之效，《滇南本草》谓其："补肝暖胃，止呕吐，消胃家寒痰，治胃气疼，止面寒疼，和中行气。"佛手药性平和、芳香开胃，药食两用，主要适用于情志不遂，肝失疏泄，肝气横逆犯胃而出现的胃脘部胀满、嗳气等。厚朴与佛手伍用，行气宽中、消积导滞之力宏，且能疏肝和胃、燥湿化痰、止呕逆，故和胃必遣此对。

3. 胃热痛——救必应、蒲公英

对于因火热之邪熏灼、胃气壅塞阻滞不通出现的胃脘灼痛，甄氏善用救必应、蒲公英两味药。救必应为冬青科植物铁冬青的干燥树皮或根皮，味苦、性寒，有清热解毒、消肿止痛、祛风利湿等功效，异名为白木香，始载于《岭南采药录》，称"白木香，味苦，清热毒"，为我国南方地区民间惯用草药，用于治疗感冒发热、扁桃体炎、咽喉肿痛、胃痛、风湿关节痛等。现代研究提示，救必应对平滑肌有收缩作用；蒲公英味苦、甘，性寒，归肝、胃经，具有清热解毒、利湿之效。《本草新编》中说："蒲公英亦泻胃火之药，但其气甚平，既能泻火，又不损土，可以长服、久服无碍。凡系阳明之火起者，俱可大剂服之，火退而胃气自生。"二者相伍使用适用于治疗胃脘疼痛、灼热感，口干口苦，大便黏腻或大便不畅等。故用此药对以清热利湿止痛、健脾益气扶正，达到祛邪不伤正之效。

4. 顽固性疼痛——赤芍、延胡索

甄氏在治疗顽固性痛证时善用赤芍、延胡索两味药。在历代文献中，隋·巢元方将"血瘀"高度概括为"血行失度"是比较准确的，所谓"血行失度"即血液运行失去正常的"度"，或血行涩滞，或血壅脉道，或血溢脉外，等等。对于血瘀，究其成因，唯一气也。其气冲和有力，则能推动血液正常循行。甄氏在长期的临床实践中，推崇"络病学派"的理论。气为血帅，气行则血行，气止则血止，气有一息之不运，则血有一息之不行，血瘀闭阻经脉，"不通则痛"。故治疗顽固性疼痛时甄氏常用赤芍、延胡索两味药。赤芍味苦，性微寒，专入肝经，善走血分，既能清热凉血又能祛瘀止痛，为治瘀血阻滞所致诸证之良药，《神农本草经》谓其"主邪气腹痛，除血痹，破坚积，寒热疝瘕，止痛，利小便，益气"。现代研究显示赤芍具有镇痛、镇静、促进溃疡愈合等作用。延胡索味辛、苦，性温，入心、肝、脾经，具有活血行气止痛之效，且止痛力显著，尤其善治气滞血瘀诸痛。二药共用，活血散瘀力强，兼有较强的止痛效果，佐治胃痛、痹病日久兼夹瘀血疼痛者，能改善病变局部血液循环，减轻疼痛。

5. 痹病——威灵仙、鸡骨香

在治疗痹病时甄氏善用威灵仙、鸡骨香两味药物。威灵仙辛散咸软温通，主入膀胱经，性猛善走，具有祛风湿、通经络之效。古代医药文献对威灵仙的记载颇为丰富，诸如"去众风，通十二经脉"（《海上集验方》），"以走窜消克为能事，积湿停痰，血凝气滞，诸实宜之"（《本草正义》），"威灵仙，性猛急，善走而不守，宣通十二经络，主治风、湿、痰壅滞经络中，致成痛风走注，骨节疼痛，或肿，或麻木"（《药品化义》），"大抵此剂宣行五脏，通利经络，其性好走，亦可横行直往。追逐风湿邪气，荡除痰涎冷积，神功特奏"（《本草汇言》）；鸡骨香又称木沉香、土沉香等，常以大戟科巴豆属植物鸡骨香的块根入药，性偏温而味

苦、辛，具有疏肝气、醒脾胃、通滞胀、祛风湿、舒筋络的功效。《本草求原》谓其"祛风，壮筋骨，消痹"。两药皆为辛温走窜之品，合用祛风除湿、舒筋活络效果良好，又能通经络而止痹痛，适用于治疗风湿疼痛，外感致肌肉、关节酸痛等症。

6. 不寐——龙骨、牡蛎

甄氏治疗不寐时善用龙骨、牡蛎两味药。龙骨质体重坠沉降，为化石之属，生用有镇静安神、平肝潜阳之效，煅用有吸湿敛疮、生肌之效；牡蛎质体沉重，为贝壳之类，敛阴潜阳，镇静安神，涩精，止汗，止带，化痰软坚。二药伍用，相互促进，益阴潜阳，镇静安神之力增强。盖龙骨益阴之中能潜上越之浮阳，牡蛎益阴之中能摄下陷之沉阳，故张仲景常取二药配伍应用。龙骨、牡蛎参合，治神经衰弱诸症，确有镇静安神之功。正如张锡纯云："人身阳之精为魂，阴之精为魄。龙骨能安魂，牡蛎能强魄。魂魄安强，精神自足，虚弱自愈也。是龙骨、牡蛎，固为补魂魄精神之妙药也。"又谓："龙骨入肝以安魂，牡蛎入肺以定魄。"药理研究显示，龙骨与牡蛎配伍，可增强镇静作用，用于治疗胸腹动悸、心悸、失眠等神经精神症状，验之临床确有良效。

7. 泄泻尿少——炒车前子、薏苡仁

泄泻是感受外邪，如寒湿暑热之邪引起，其中感受湿邪多见，亦有饮食所伤，脏腑虚衰、失调等因素，其关键在于湿盛导致脾胃功能障碍。《景岳全书·泄泻》说："凡泄泻之病，多由水谷不分，故以利水为上策。"并分别列出了利水方剂。而渗淡之药使湿从尿出是治疗泄泻的方法之一，利小便即实大便，故《黄帝内经》曰："治湿，不利小便，非其治也。"。即因水泻多为湿盛。治疗泄泻，甄氏喜用炒车前子、薏苡仁两味药物。车前子味甘，性微寒，归肝、肾、肺、小肠经，甘寒滑利而专降泄，有通利小便、清泻湿热的功效，《医学名源》谓其："主小便不

通，导小肠中热。"《滇南本草》记载："（车前子）消上焦火热……止水泻。"《药品化义》记载："车前子，主下降，味淡入脾，渗热下行。主治痰泻、热泻，胸膈烦热，周身湿痹。盖水道利则清浊分，脾斯健矣。"薏苡仁味甘淡，气微凉，功擅利水渗湿、健脾止泻，其利水而不伤正，《名医别录》谓其"除筋骨邪气不仁，利肠胃，消水肿，令人能食"，可用于脾虚泄泻证。故临床常用二者治水湿泄泻，薏苡仁最善利水，不至损耗真阴之气，凡湿盛在下身者，最宜用之，视病之轻重，准用药之多寡，则阴阳不伤，而湿病易去。甄氏喜用炒制车前子，认为炒制可防其寒滑伤脾，且能增强止泻之力。

8. 痢疾——铁包金、荔枝核

铁包金味甘、淡、涩，性平，具有理肺止咳、祛瘀止痛、疏肝退黄、健胃消积之效。《岭南采药录》曰："味苦、性温。解蛇毒、理恶疮，捣敷之；理跌打伤，能驳骨止痛；治小肠气痛。"《岭南草药志》中亦记载："嗅无，性平，味涩。除咯血咳血。并有除湿毒定痛功效。"《广东中药》收载曰"斑痧大热，新咳肺燥，内伤吐血。清热解毒，为疗肺要药。"现代药理学研究表明，铁包金具有抗炎、镇痛、抗肝损伤的作用。荔枝核辛、温，归肝、胃经，能祛寒散结、理气止痛，质重下沉，能散浊气而敛清气，又善行血中之气，《本草衍义》谓其"治心痛及小肠气"，《本草备要》曰："辟寒邪，治胃脘痛"。二者伍用能祛湿解毒、祛瘀散结、健胃理气，一般用于治疗下痢时发时止，迁延不愈，易反复发作，虚实夹杂，腹部隐痛，大便次数增多，里急后重，时重时轻者。如出现腹痛剧烈，痢下鲜紫脓血，舌质红绛者，加用白头翁、地榆炭、乌梅等清热凉血，解毒止痢之品。白头翁苦寒，归胃、大肠经。《药性论》谓其"止腹痛及赤毒痢，治齿痛，主项下瘤疬……主百骨节痛"。地榆炭味苦、酸，性寒，入肝、大肠经，《日华子本草》谓其可"排脓，止吐血、鼻洪、月经不止、血崩，产前后诸血疾、赤白痢并水泻，浓煎止肠风"。《开宝本草》云："别本注云，止冷热痢及疳痢热。"乌梅，味酸，气平，可升可降，"酸涩而温，似有类于木瓜，但此入肺则收，入肠则涩……入筋与骨则软，入虫则伏，入于死肌、恶肉、恶瘜则除，刺入肉中则拔，故于久泻久痢，气逆烦满，反胃骨蒸，无不因其收涩之性，而使下脱上逆皆治"。（《本草求真》）。

药性的五味，是指药物有酸、苦、甘、辛、咸五种不同的味道，因而具有不同的治疗作用。有些药物还具有淡味或涩味，因而实际上不止五种。但五味是最基本的五种滋味，所以仍然称为五味。在阴阳五行理论的指导下，可充分利用中药的四气、五味、升降沉浮等特性，发挥其治疗作用。《黄帝内经》云："辛甘淡属阳，酸苦咸属阴。"《洪范》谓："水曰润下，火曰炎上，木曰曲直，金曰从革，土爰稼穑。润下作咸，炎上作苦，曲直作酸，从革作辛，稼穑作甘。"《素问·藏气法时论》指出："辛散、酸收、甘缓、苦坚、咸软"，这是对五味属性和作用的最早概括。辛，"能散能行"，即具有发散、行气、行血的作用。一般来讲，解表药、行气药、活血药多具辛味。甘，"能补能和能缓"，即具有补益、和中、调和药性和缓急止痛的作用。酸，"能收能涩"，即具有收敛、固涩的作用。苦，"能泄能燥能坚"，即具有清泻火热、泄降气逆、通泄大便、燥湿、坚阴（泻火存阴）等作用。一般清热泻火、下气平喘、降逆止呕、通利大便、清热燥湿、苦温燥湿、泻火存阴的药物多具有苦味。咸，"能下能软"，即具有泻下通便、软坚散结的作用。泻下或润下通便及软化坚积、消散结块的药物多具有咸味。淡，"能渗能利"，即具有渗湿利水的作用，故不少利水渗湿的药物都具有淡味。淡味药多用治水肿、脚气、小便不利之症。涩，与酸味药的作用相似，多用治虚汗、泄泻、尿频、遗精、滑精、出血等症。升降浮沉是指药物作用于人体的不同趋向，用于说明药物在体内的作用趋向性能。药物的作用趋向是与疾病所表现的趋向相对而言的。《素问·阴阳应象大论》说："其高者，因而越之；其下者，引而竭之；中满者，泻之于内；其有邪者，渍形以为汗；其在皮者，汗而发之。"阐明了应根据升降出入障碍所产生疾病的病势和病位的不同，采取相应的治疗方法，为中药升降浮沉理论的产生和发展奠定了理论基础。配伍是影响药物升降浮沉的主要因素之一，性属升浮的药物同较多沉降药配伍时，其升浮之性可受到一定的制约，在某些情况下，可利用升降配合以斡旋气机，恢复脏腑功能。所以，只有掌握了药物的特性，并且合理地配伍，在临床上我们才能把药物的疗效发挥到最佳状态。

第二节 一方草药治一方病

甄氏长居于岭南,在岭南本草的临床应用方面多有研究,积累了丰富的临床经验。岭南地处亚热带,阳光雨水充足,植物生长茂盛,种类繁多,于是形成了别具地方特色的岭南本草。而岭南人久处湿热之地,天气炎热,雨湿偏盛,地卑雾障,渐而形成岭南人独特的体质特点。南朝陈延之的《小品方》中曾提到:"凡用诸方,欲随土地所宜者。俱是治一冷病,共方用温药分两多者,宜江西、江北;用温药分两少者,宜江东、岭南也。"反映出中医因地制宜思想在岭南等地的运用。孙思邈在《备急千金要方》中也提出:"凡用药皆随土地所宜,江南岭表,其地暑湿,其人肌肤薄脆,腠理开疏,用药轻省。关中河北,土地刚燥,其人皮肤坚硬,腠理闭塞,用药重复。"甄氏运用岭南草药治疗疾病,常在民间对疾病特点的认识和草药功效特点的基础上,采用单味鲜药,辅以各类食物,或内外同治。甄氏常说"一方水土养一方人,一方草药治一方病",甄氏临证处方喜择岭南中草药,每见良效。

1. 红丝线改善糖耐量

红丝线又名枪刀药(《广州植物志》),是茄科红丝线属植物,味甘淡、性微寒,归肺、肝经,具有清热解毒、凉血息风、散瘀消肿、止咳之效。现代研究表明红丝线可增加胰岛素敏感性,改善糖耐量,调节脂肪代谢和糖的利用,《岭南采药录》谓其"治痰火咳嗽,吐血"。甄氏根据多年临床经验,选用红丝线治疗消渴,特别是消渴伴有肺热咳嗽者。肺主宣发肃降,通调水道,朝百脉而主治节,肺为水之上源，敷布津液，肺受燥热所伤，则不能敷布津液，津液直趋下行，随小便排出体外，则小便频、口渴多饮。肺的功能失调，不能把脾传输之津液和水谷精微物质布散全身，则全身代谢失调，津液的输布运行和排泄异常而出现形体消瘦伴有咳嗽、咯痰等，用红丝线效果满意。

2. 走马胎祛风湿止痛

走马胎始载于《生草药性备要》，为紫金牛科植物走马胎的根茎，味辛，性温，入肝、脾、肾三经，"治跌打伤，止痛，治四肢疼痛，俱水煎服"（《岭南采药录》），"祛风湿，治风湿骨痛，风瘫鹤膝"（《陆川本草》）。甄氏取其祛风除湿、活血祛瘀又可壮筋骨之效，用于治疗风湿久痹、瘀血阻络者，疗效满意。另走马胎祛瘀而不伤正，于孕期妇女、体质虚弱者仍可使用。现代医学研究表明，走马胎植物的挥发性成分在镇痛、抗风湿等方面表现出明显的药理作用。《素问·痹论》指出："风寒湿三气杂至，合而为痹，其风气胜者为行痹，寒气胜者为痛痹，湿气胜者为着痹。"《医林改错》提到，痹病乃是由瘀血阻滞经络所致。吴鞠通经过观察和实践得出痹病"热湿尤多"。风、寒、湿、热之邪均可闭阻经络，影响气血运行，形成痹病。甄氏在临床治疗痹病时强调，当以分清病邪性质，辨证选方为基础，再加用走马胎，疗效颇佳。

3. 金沙牛消磨结石

肾结石属中医"石淋"范畴，乃湿热之邪蕴结下焦，煎熬尿浊杂质，结为砂石而成。石淋的形成以湿、瘀两邪为主，湿邪久蕴体内，化热流注于下焦，湿、热、瘀互结则生石，结石日久，耗损肾气，则表现为气虚证。在治疗上常用清利湿热、渗湿利尿、通淋补虚、行气化瘀之法互相配合组方，甄氏常常在辨证选方的基础上加用金沙牛一味。金沙牛又名地牯牛，为蛟蜻蛉的幼虫，辛、咸、温，能通络散瘀、软坚散结、利尿通淋。《本草求原》谓其"通窍利水，治淋"，《中医大辞典》指该药可治石淋，但近代文献较少此类记录，名中医何炎燊认为本品能"消磨结石，通调水道"。传统上，前人应用中药常有"以意用药"之说，即囿于历史条件所限，对一些药物的功效做抽象性解释。金沙牛在幼虫阶段藏匿于沙土中，营造一圆锥小窝，状如漏斗，以触须拨沙，令蚁虫等跌落沙窝中，捕而食之，因其力可拨砂石故可治石淋，至于其现代药理作用有待进一步研究。

4. 救必应清胃热止痛

救必应味苦、性寒，有清热解毒、消肿止痛、祛风利湿等功效，为我国南方地区民间惯用草药，治疗胃热疼痛有良效。胃热痛多为胃热炽盛，胃气不降所致。胃热痛分为肝胃郁热证和脾胃湿热证。中焦气机的升降，有赖于肝之疏泄，《素问·宝命全形论》所说的"土得木而达"即是这个意思。故病理上会出现木旺克土，或土虚木乘之变。忧思恼怒，情志不遂，肝失疏泄，肝郁气滞，横逆犯胃，以致胃气阻滞，即可发为胃痛。《沈氏尊生书·胃痛》谓："胃痛，邪干胃脘病也……唯肝气相乘为尤甚，以木性暴，且正克也。"肝郁日久，又可化火生热，邪热犯胃，导致肝胃郁热而痛。脾胃湿热多因湿热蕴结脾胃，受纳运化失职，升降失常所致。江西《草药手册》谓救必应"清热利湿，消肿止痛。治感冒发热，扁桃体炎，咽喉肿痛，急性肠胃炎，胃及十二指肠溃疡，跌打损伤，风湿病"。

5. 豨莶草降压

豨莶草是菊花豨莶属豨莶草的全草，豨莶草苦、辛，入足厥阴经血分，善祛筋骨间风湿，性寒，又能清热解毒，化湿热，祛风湿。具有疏散风热、降血压、祛风湿、消肿止痛之效。《本草拾遗》："主久疟，痰饮。"《本草图经》："治肝肾风气，四肢麻痹。骨间痛，腰膝无力者。亦能行大肠气。"甄氏善用本品治疗高血压病（肝阳上亢、痰郁内扰）、感冒、风湿麻木、筋骨疼痛、腰膝酸软等症，尤常用于热性高血压所致之头晕、头痛、面赤等。

6. 黄牛木治疗瘿瘤

甄氏在临床上，首选黄牛木治疗瘿瘤，常与海藻、浙贝母、玄参之类软坚散结中药配合，可使瘿瘤囊肿缩小或消失。黄牛木有清热消肿散结之功。甲状腺肿多属中医瘿瘤范畴，多由于气郁、痰凝、血瘀互结而成。中医药治疗瘿瘤的历史源远流长，早在战国时期已有关于瘿的记载，如《吕氏春秋·尽数》谓"轻水所，多秃与瘿人"，说明当时已观察到瘿的发病与地理环境有关。黄牛木又名雀笼木（海南），为藤黄科黄牛木属植物，主要产于中国广东、广西及云南南部，具有清热解毒、化湿消滞、祛瘀消肿等功效，用于治疗感冒、发热、泄泻、黄疸、跌打损伤、痈肿疮毒。其嫩叶能解暑热、烦渴；其果实含挥发油，可做食用香料。黄牛木还是重要的抗癌药用植物资源之一，在抗癌药物的筛选与研发方面具有潜在价值。

第三节 药之有引经，如人之不识路径者有向导也

归经是药物作用的定位概念。归是指作用的归属，经是脏腑经络的概称，所谓归经，就是指药物对于机体某部分的选择性作用，即主要对某经（经络或经络所属脏腑）或某几经发生明显的作用，而对其他经则作用较小，甚或无作用。

引经药亦称引经报使药，它有引经报使的作用，相关论述首见《神农本草经》菌桂条："（菌桂）主百病，养精神，和颜色，为诸药先聘通使，久服轻身不老，面生光华。"历代医家对引经药为何能发挥引经报使的作用论述颇多，首见于易水学派张元素，他依据《黄帝内经》的理论，对药物的引经进行了深入探讨，创立了"引经报使"理论，认为取各药性之长，使之各归其经，则力专效宏。甄氏十分重视药物的归经及作用部位，正如徐灵胎所言："不知经络而用药，其失也泛。"甄氏认为，归经理论还要考虑脏腑经络间的关系。由于脏腑经络在生理上互相联系，在病理上也互相影响，因此，临床上用药时并不是单纯使用某一经药物。而在临床上擅于运用引经药物或根据病变的不同部位选择相应的药物，能使药力直达病所，更好地发挥作用。

引经药在方剂中常常发挥重要作用，不同性味的药物有各自的归经，如《素问·至真要大论》中的"夫五味入胃，各归所喜，故酸先入肝，苦先入心，甘先入脾，辛先入肺，咸先入肾"等论述。引经是归经理论的发展。一般的引经药有相应的归经、作用趋性等，如桔梗归肺经，其质清轻，引肺经；牛膝性趋下，故引药下行；桑枝性舒展，故引药归四肢。并不是所有的药物都能成为引经药。

下面以头痛为例，详述引经诸药的妙用。《丹溪心法·头痛》言："头痛多

主于痰，痛甚者火多，有可吐者，可下者。""头痛须用川芎，如不愈，各加引经药。太阳川芎，阳明白芷，少阳柴胡，太阴苍术，少阴细辛，厥阴吴茱萸。如肥人头痛，是湿痰，宜半夏、苍术。如瘦人，是热，宜酒制黄芩、防风。"在头痛的治疗上，甄氏强调除根据临床辨证论治外，还要根据不同的部位选用相应的引经药物，以达到事半功倍的效果。如太阳头痛选用羌活、川芎、蔓荆子等，羌活辛苦、温，《珍珠囊》谓其"治太阳经头痛，去诸骨节疼痛，亦能温胆"。羌活能直上颠顶，横行肢臂，以尽其搜风通痹之职；川芎，辛温走窜，走而不守，能上行头，下达血海，外侧皮毛，旁通四肢，为血中之气药，具有活血行气、祛风止痛的功效，为治头痛之良药，亦是头部的引经药，李东垣言"头痛须用川芎"；蔓荆子辛温轻散，浮而上行，故主头面虚风诸证，通利九窍，活利关节，明目坚齿，祛除风寒风热之邪。阳明头痛选用葛根、白芷、知母、淡豆豉等。葛根为轻扬升举之药，《景岳全书》中说："葛根，用此者，用其凉散，虽善达诸阳经，而阳明为最，以其气轻，故善解表发汗。凡解散之药多辛热，此独凉而甘，故解温热时行疫疾，凡热而兼渴者，此为最良，当以为君，而佐以柴、防、甘、桔极妙。"白芷，气味辛温，芳香特甚，最能燥湿，性温气厚，外达肌肤，内提清气，为阳明主药；知母性味苦寒而不燥，上能清肺，中能凉胃，下能泻肾火。淡豆豉性凉，味苦、辛，《名医别录》谓其"主伤寒头痛寒热，瘴气恶毒，烦躁满闷，虚劳喘吸，两脚疼冷"。少阳头痛选用柴胡、黄芩等，柴胡为少阳经表药，性轻清，主升散，味微苦，主疏肝。甄氏认为柴胡主治有二：一为邪实，则外邪在半表半里者，引而出之，使还于表，而外邪自散；一为正虚，则清气之陷于阴分者，举而升之，使返其宅，而中气自振；黄芩性清肃，所以除邪，味苦所以燥湿，阴寒所以胜热，专主阳明蒸热，阳明居中，非黄芩不能开泄蕴者。少阴头痛选用细辛、麻黄等，细辛为辛温之品，《本草纲目》曰："辛温能散，故诸风寒风湿头痛、痰饮、胸中滞气、惊痫者，宜用之。口疮、喉痹、䘌齿诸病用之者，取其能散浮热，亦火郁则发之之义也。辛能泄肺，故风寒咳嗽上气者宜用之。辛能补肝，故胆气不足、惊痫、眼目诸病宜用之。辛能润燥，故通少阴及耳窍，便涩者宜用之。"麻黄宣肺利水、止咳平喘，畅皮毛能散邪退热。麻黄以轻扬之味，而兼辛温之性，故善达肌表，走经络，能表散风邪，祛除寒毒。厥阴头痛选用藁本、吴茱萸等，藁本辛温，气味香烈，入足太阳经，兼通督脉，善达巅顶，为发散风寒药，具有祛风散寒、胜湿止痛的功效，为头部的引经药。藁本上行升散，能疏达厥阴郁滞，主风寒头痛、巅顶疼痛、风湿痹痛、疥癣、寒湿泄泻等；吴茱萸辛苦热，能散能温、能燥能坚，故所治之证，皆取其散寒温中、燥湿解郁之功而已。《本草纲目》谓其治"厥阴痰涎头痛"。

中药归经理论是以脏腑经络学说为基础，以所治疗的具体病证为依据总结出来的用药理论。由于经络能沟通人体内外表里，所以一旦机体发生病变可以通过经络影响到内在脏腑；反之，内在脏腑病变也可以反映到体表。由于发病所在脏腑及经络循行部位不同，临床上所表现的症状各不相同。

第四节　关于经水异色

"经水"一词最早见于《黄帝内经》。《灵枢》中则以"经水"为篇名来阐述十二经脉运行情况。依据经典，傅青主对"经水"的理解有更深刻的内涵。认为"经水之名者，原以水出于肾，乃癸干之化，故以名之"。张景岳说："夫癸者，天之水，干名也。"故"癸干"乃天癸也。沈又彭云："天癸者，指肾水本体而言。癸者，水也，肾为水脏，天一生水，故谓肾水为天癸。"肾属水，癸亦属水，故"经水"两字在傅氏看来，更能够表明月经与肾、天癸的密切关系。《素问·上古天真论》云："女子七岁，肾气盛，齿更发长，二七而天癸至，任脉通，太冲脉盛，月事以时下，故有子……"天癸的泌至赖气血运送而发挥其效能，冲任需要气血充盈乃能蓄溢有常，胞宫受气血灌注才能行月经。而月经的产生须以脏腑功能正常、气血调和、经脉流通为其生理基础。月经的主要成分是血，而血又赖气之统摄、运行与调节。经血的颜色似静脉血之色，行经之初稍暗或淡，继之变红加深，经将净时复为淡红色。经质即为血液之质，稀稠适中，不凝固，亦不似水，内中可夹少许细碎血块或黏液。而月经受各种病因病机的影响，其颜色会发生不同的变化。

甄氏认为，经水异色可反应疾病变化，血色不正的病因如《医宗金鉴》所云："血属阴，从阳化，故其色以正红为正，虽有经病，亦易为治也。若色变深红、紫黑，乃热之征也。或黄如米泔，乃湿化也。浅淡红白，乃虚象也。更当审其有瘀有块，色黯、色明以治之。若黯而紫黑，兼见冷证，多属寒凝；若明而紫黑，兼见热证，多属热结也……凡血为热所化，则必稠黏臭秽。为寒所化，则必清彻臭腥。若是内溃，则所下之物杂见五色，似乎脓血。若更有脏腐败气，且时下不止而多者，是危证也，其命必倾矣……经水过多，清稀浅红，乃气虚不能摄血也，若稠黏深红，则为热盛有余，或经之前后兼赤白带，而时下臭秽，乃湿热腐化也。若形清腥秽，乃湿瘀寒凝所化也。"

甄氏认为，经血紫黑、脉数为热，可加苦寒之品黄芩、黄连，以清热燥湿、泻火解毒，君火之病，黄连为主，黄芩协黄连，能加强清热燥湿之力。针对血闭者，实热在血分，即热入血室，令人经闭不通，湿热解，则荣气清而自行也，故黄芩、黄连二味药配伍最佳。血淡、脉迟为寒，寒凝胞宫证的患者，可适当加入具有温暖胞宫功效的吴茱萸、肉桂、熟附子，甄氏喜用肉桂，认为其甘辛大热，可益阳行血，正如《本草汇》所言："肉桂，散寒邪而利气，下行而补肾，能导火归原以通其气，达子宫而破血堕胎，其性剽悍，能走能守之剂也。若客寒犯肾经，亦能冲达而和血气，脉迟在所必用。"且可鼓舞血气，若胞宫寒凝伴气血不和，则效优于附子。

第五节　菊花根饮与栀子豉汤

小便不通乃中医癃闭范畴。《素问·灵兰秘典论》曰："膀胱者，州都之官，津液藏焉，气化则能出矣。"小便的通畅，有赖于膀胱的气化，因此，本病的病位在膀胱，病机主要有膀胱气化不利、水湿互结、瘀血夹热及脾肾两虚等。

甄氏认为，小便不通应辨虚实，实证治宜清热解毒、散瘀结、利气机而通利水道；虚证治宜补脾肾、助气化，气化得行，小便自通。要根据病因病机，病变在肺、在脾、在肾的不同，进行辨证论治，不可滥用通利小便之品。此外，尚可根据"上窍开则下窍自通"的理论，用开提肺气法，开上以通下，即所谓"提壶揭盖"之法治疗。针对实证，甄氏善用菊花根饮，认为小便不通实证多因热邪充斥三焦、膀胱气化不利所致，病变特点在于邪壅热结。治疗上在清利湿热的同时，应佐以通窍补火之品。菊花根味苦、甘，性寒，具有清热解毒、利小便之效，将菊花根捣烂用白醋浸泡，加开水去渣温服，临床疗效显著。

此外，甄氏认为，癃闭分在气在血，两者用药不同。属气分者，用淡渗之药，如猪苓、泽泻、通草、车前草、萹蓄等气薄之品，气薄为阳中之阴，从阳而下降。属血分者，须用纯阴之剂，无阴则阳无以化，如黄连、黄柏、知母、滑石等药物，不可滥用通利小便之品。内服药物缓不济急时，应配合导尿或针灸以急通小便。

淋证是以小便频急、滴沥不尽，尿道涩痛，小腹拘急、痛引腰腹为主要临床表现的一类病症。诸淋由肾虚而膀胱热所致。其中治疗血淋时，甄氏善用栀子豉汤。血淋主要因阴虚火旺、火热灼伤脉络引起，当分虚实，虚证表现为尿色淡红，尿痛涩滞不明显，腰膝酸软，神疲乏力。治疗上主要以滋阴清热、补虚止血为主，甄氏喜用栀子豉汤加墨旱莲、小蓟、白茅根等治疗。实证表现为小便热涩刺痛，尿色深红，或夹有血块。治以清热通淋、凉血止血为主，甄氏喜用栀子豉汤加黄芩、茜草炭等治疗。此外，甄氏强调补益肾气，认为"肾脏极为娇嫩"，淋证日久，湿热气滞，最易损伤肾之气阴，要遵循"虚则补之"之则大补元气、益肾填精，以助膀胱气化。

第六节　治口腔溃疡——淡豆豉散

口腔溃疡属于中医"口疮""口疳""口糜"等范畴。口疮是一种以周期性反复发作为特点的口腔黏膜局限性溃疡损害，可发生于口腔黏膜的任何部位，以唇、颊、舌部多见，严重者可以波及咽部黏膜。不少患者随着病程的延长，溃疡面积增大，数目增多，疼痛加重，愈合期延长，间隔期缩短，影响饮食和说话。《素问·气交变大论》曰："岁金不及，炎火乃行……民病口疮，甚则心痛。"首倡火、热为本病的基本病因。《素问·至真要大论》曰："诸痛痒疮，皆属于心。"指出心火亢盛，火热郁炽血脉，则血败肉腐，形成痈肿疮疡。《圣济总录》曰："口疮者，由心脾有热，气冲上焦，熏发口舌，故作疮也。"《太平圣惠方》云："脾胃有热，气发于唇，则唇生疮而肿也。"指出口疮乃由心脾积热所致。《医贯》曰："口疮，上焦实热，中焦虚寒，下焦阴火，各经传变所致。"认为本病是由实热和虚火相互传变而发病。甄氏强调口疮与上中下三焦均关系密切，治疗上，实则泻之，虚则补之为原则。实火则清热解毒泻火为主，虚火则调脾滋阴降火为主。

甄氏认为本病初起由火毒而发，火为热之极，伤于人会出现火热之象，火热易伤津液，病程日久，经久不愈多因治疗不及时或治疗不彻底，留邪伤阴而成，或素体阴虚，肺肾虚损，虚火上炎所致。治疗上多以滋阴清热、祛痰利咽为主。甄氏擅用淡豆豉散治疗口腔溃疡。淡豆豉甘辛凉，入肺、胃经，甘能解毒，能滋肾阴宁心、疏散表邪，又能宣散郁热。甄氏在治疗口疮日久不愈，疼痛不甚，口疮中间基底部凹陷较浅，黏膜表面覆盖白苔，周边隆起不明显，色不红，夜间痛重，口舌干燥，不欲饮，可伴有腰膝酸软，五心烦热，便干，尿赤之时用炒淡豆豉约50克，研成末，取适量，放入温水调成糊状涂在口腔溃疡处，具有独特的临床疗效。并强调口疮应分虚实而治，清补结合。实火型应以清热泻火为主，加滋阴补肾之品；虚火型应清补结合，以滋养心肾为主，疾病后期以阴虚为主，故不能一清到底，避免苦寒之品伤脾阳。《灵枢·本神》曰："五脏，主藏精者也，不可伤，伤则失守而阴虚。"人之阴精虚则百病生。

第七节 单方——鸡内金散

鸡内金为雉科动物家鸡的干燥砂囊内膜。鸡内金味苦、甘，性微寒，既可消食健脾，又能理脾止痛，为治食积腹痛之良药，还能清热化痰、解毒消肿、固肾涩精，摄约膀胱以治遗精、遗尿等。《名医别录》云："主小便利，遗溺，除热止烦。"《本草再新》云："化痰，理气，利湿。"

甄氏认为，小儿具有脏腑娇嫩，形气未充的生理特点，小儿遗尿多因肾气不足、膀胱寒冷、脘腹虚寒或病后体虚、肺脾气虚或不良习惯所致。如《灵枢·九针》所云："膀胱不约为遗溺。"明确指出遗尿是由于膀胱不能约束所致。《诸病源候论·小儿杂病诸候》亦云："遗尿者，此由膀胱虚冷、不能约于水故也。"以后历代医家多有阐述。《幼科释谜·遗尿有寒热异因》曰："遗尿……亦有热客于肾部，干于足厥阴之经，廷孔郁结极甚，而气血不能宣通，则痿痹而神无所用，故液渗入膀胱，而旋溺遗失，不能收禁也。"对于尿液的生成，《素问·经脉别论》云："饮入于胃，游溢精气，上输于脾，脾气散精，上归于肺，通调水道，下输膀胱。"说明饮食入胃，经消化后，其中精微散布到脾，由脾上输于肺，由肺的宣发肃降，使水道畅通，而体内无用的水分，便下输膀胱，然后排出体外。《素问·灵兰秘典论》云："膀胱者，州都之官，津液藏焉，气化则能出矣。"又云："三焦者，决渎之官，水道出焉。"由此可知，尿液的生成与排泄，有赖于膀胱和三焦的气化功能，而三焦之气化，又与肺、脾、肾等脏有关。所以遗尿的发病机制虽主要是膀胱失于约束，然与肺、脾、肾功能失调，以及三焦气化失司都有关系。对于肾气不固、膀胱虚寒者，止遗重在温补下元、固摄膀胱。甄氏认为，本虚主要责之于小儿先天禀赋不足，下元虚寒，或后天失调，病后失养，脾肾两虚，肺脾气虚，膀胱气化功能失调。

甄氏认为治病要求本，更要注重辨证论治。临床上鸡内金一般适用于饮食积滞，见消化不良，胃纳差等，但甄氏灵活运用鸡内金散加减治疗小儿遗尿。《明医杂著·眼赤肿痛》云："凡医者不理脾胃及养血安神，治标不治本，是不明正理也。"非常注重疾病证候的症结所在，抓住主要矛盾投以方药。《张氏医通》云："夫病有不见纶经之异证，则其治亦必有不由绳墨之异法。"故论治小儿遗尿之时，以滋肾阴、通利三焦、补肺实卫之法贯穿其中，灵活辨证加减使用鸡内金散往往疗效较佳。

第八节　浅谈一阴一阳结

《素问·阴阳别论》曰："一阴一阳结，谓之喉痹。"古籍中常描述到："一阴者，手少阴君火，心之脉气也；一阳者，手少阳相火，三焦之脉气也。夫二经之脉，并络于喉，故气热则内结，结甚则肿胀，胀甚则痹，痹甚则不通而死矣。"指出气机郁积而生热，可致喉部肿塞不通而发生喉痹。历代医家对于喉痹的辨证分型及治疗各有其独到的见解，如《景岳全书·卷二十八》曰："火证喉痹……凡肝胆之火盛者，宜以芍药、栀子、龙胆草为主；阳明胃火盛者，宜以生石膏为主……"又如《医贯·卷之四》云："世人但知热咽痛，而不知有寒咽痛……"仲景云："下利清谷，里寒外热，脉微欲绝，面赤咽痛，用通脉四逆汤。盖以冬月伏寒在于肾经，发则咽痛下利，附子汤温其经则愈。"《杂病源流犀烛·卷二十四》云："喉痹，痹者，闭也，必肿甚，咽喉闭塞。"由脏腑亏虚、耗伤津液、虚火上炎而致的喉痹，为虚火喉痹。甄氏认为虚火喉痹多因少阴亏虚，水不制火，虚火上炎熏灼咽喉而成。岭南地区人多喜饮凉茶、靓汤等，常过多服用苦寒清热解毒之品。久而久之，致机体虚寒、脏腑虚损，尤其肺肾阴虚，阴液暗耗，津液不足，最终导致虚火上升，咽喉失养。治疗喉痹时，甄氏喜用熟地黄、山药、知母、玄参等滋阴降火药物，临床疗效显著。

《素问·太阴阳明论》："阳者，天气也，主外；阴者，地气也，主内……故喉主天气，咽主地气，故阳受风气，阴受湿气。"故咽喉者，阴阳升降之路也，为一身气机之要道。清阳升，浊阴降则咽喉通利而不痹，若清阳不升，浊阴不降则咽喉壅塞不通，而为痹病，可见，气机升降失常者，可发为喉痹。到了明清时代，中医喉科学得到快速发展，出现了大量的喉科专著，如《尤氏喉科秘诀》《喉科指掌》《口齿类要》等。其中最著名的当属《重楼玉钥》。在《重楼玉钥》中，郑梅涧用较大篇幅提到了"风"，认为咽喉病与"风"有密切的关系。如《重楼玉钥》中说："一有风邪热毒，蕴积于内，传在经络，结于三焦，气凝血滞，不得舒畅，故令咽喉诸症种种而发……大抵风之为患，好攻上而致疾者，三十六症，内关咽喉为第一。""喉风三十六症"是郑梅涧论治喉病的基础，其中，绝大多数的病机与风有关。在喉风的治疗中，郑氏最常用的为紫地汤，这是《重楼玉钥》中通治各种喉风的方剂。朱丹溪认为，手少阳三焦之脉的相火与喉痹关系更为密切，认为热与气相结而发肿胀，甚以辛散之，微以咸软之，宜点刺少商穴，以泄热清火，但宜凉药热服。朱丹溪还将喉痹从痰热、风热、风毒、热毒、阴毒等进行论治，分别采用了化痰清热、疏风散热、疏风开郁化痰、清热解毒、温化湿邪等方法。张从正治疗喉痹用"攻下"法，认为"大抵治喉痹，用针出血，最为上策"，他认为因汗血同源，发汗在于散热，出血在于泻火，而急性喉痹，多为火热。刘河间治疗喉痹用"寒热并用"法，刘河间在《黄帝内经》五运六气病机学说的基础上，提出火热之邪是喉病产生的主要原因，认为喉痹为热客上焦，且发病较急，可用牛蒡子汤，治风热上壅、咽喉壅塞，或痛或不利。尽管众多医家各有己见，但甄氏认为喉痹有急慢之分，急性喉痹多因火邪为患，火为阳邪，其性易犯阳位、上位，易袭头面，咽喉居于上部，属阳位，且咽喉部为机体与外界沟通的第一要道，故更易为火邪侵犯，邪郁化热、壅结咽喉，或五志化火、饮食失宜、蕴热化火，火热之邪循经上蒸，熏灼咽喉而致病，故用木蝴蝶、土牛膝等清热解毒利咽，而慢性喉痹多以阴虚为主，疾病初起、余邪未尽或素体阴虚，咽喉失养，阴虚则火炎，上灼咽喉而致病，故用用滋肾水、利咽喉兼调脾土之品。

第九节　漫谈中药沐足

有歌谣云："春天洗脚，升阳固脱；夏天洗脚，暑湿可去；秋天洗脚，肺润肠濡；冬天洗脚，丹田温灼。"中药沐足具有双重疗效——热效与药效，通过对皮毛的温热刺激，使中药之药效，透皮毛而入人体，同时通过温热刺激，汗从皮毛而出，邪随汗液而解。

1. 有邪者，渍形以为汗

"汗与小便，皆可谓之津液，其实皆水也。"（《读医随笔·气血精神论》）津液以水分为主体，含有大量营养物质，是构成人体和维持人体生命活动的基本物质。"人禀阴阳二气以生，有清有浊。阳之清者为元气。阳之浊者即为火；阴之清者为津液，阴之浊者即为痰。"（《罗氏会约医镜》）津液广泛地存在于脏腑、形体、官窍等器官组织之内和组织之间，起着滋润濡养作用。同时，津能载气，全身之气以津液为载体而运行全身并发挥其生理作用。津液又是化生血液的物质基础之一，与血液的生成和运行也有密切关系。所以，津液不但是构成人体的基本物质，也是维持人体生命活动的基本物质。中药沐足可以认为是一种发汗法，汗法为常用的"八法"之一，汗法是通过开泄腠理、调畅营卫、宣发肺气等作用，使在表的外感六淫之邪随行而解的一类治法。甄氏认为，汗法除了主要治疗外感六淫之邪所致的表证外，凡是腠理闭塞、营卫邪滞的无汗，或腠理疏松，虽有汗但寒热不解的病证皆可用汗法。中药沐足以微微出汗为度，以起到邪气由汗而出的作用。《黄帝内经》中有记载："体若燔炭，汗出而散。"张从正《儒门事亲·卷二》中也强调：

"风寒暑湿之气,入于皮肤之间而未深,欲速去之,莫如发汗。"现代医学认为,汗法的作用机制主要有以下几个方面。首先,汗法可促进汗腺分泌和血管舒张反应;其次,汗法通过扩张周围血管,发散体温,起到退热作用;最后,汗法可改善全身和局部的循环功能。

2. 经皮给药,双重疗效

中药浴足疗法是一种经皮给药的方法,也是通过皮毛开合,使汗液带邪气而出以治疗疾病、预防疾病的疗法。其临床应用广泛,具有治疗疾病及防病保健之效,正成为人们休闲养生的新宠。甄氏常用中药熏洗法治疗失眠、痹病、高血压病等疾病。主要通过局部皮肤的温热刺激与中药药效相结合,以疏通经络、调和气血,达到祛除邪毒的目的。现代研究表明,局部外用中药可显著提高内皮细胞的双向运输机能,增加内皮细胞的表面积,增强物质吸收和转运能力,有效地调节局部的细胞免疫和体液免疫功能。

人体五脏六腑在足部都有相应的反射区,脚部是足三阴经的起始点,又是足三阳经的终止点,踝关节以下就有60多个穴位。涌泉穴是人体的一个重要穴位,也是全息医学中肾脏在脚部的反射区。刺激足部穴位,可增强血脉运行,调理脏腑,疏经通络,增强新陈代谢。同时沐足会使足部皮肤微循环迅速加快,如此皮肤表层黏膜和皮下神经细胞很容易被激活。通过足部皮肤表层细胞和被激活的皮下神经细胞,水中的药物成分能被快速地吸收,引起机体整体药理效应。再者沐足水温为40℃左右,接近人的正常体温,从而可以缓解肌肉痉挛、缓解血管痉挛、镇静。热水有温和的刺激作用,由于足掌上无数神经末梢与大脑紧密相连,刺激足心上的神经,加上中药的独特作用,更可对大脑皮层产生抑制,使人感到头部舒适轻松,不仅能加快入睡,使睡眠加深,还可有效地消除身体的疲劳。

第十节　浅谈中医治未病

中医治未病的思想来源于疾病的预防观。治未病一词最早见于《黄帝内经》，它强调防患于未然。《素问·四气调神大论》指出："圣人不治已病治未病，不治已乱治未乱……夫病已成而后药之，乱已成而后治之，譬犹渴而穿井，斗而铸锥，不亦晚乎？"又有："良医者，常治无病之病，故无病。圣人者，常治无患之患，故无患。"《灵枢·逆顺》谓："上工，刺其未生者也……故曰：上工治未病，不治已病。"《丹溪心法·不治已病治未病》亦云："与其救疗于有疾之后，不若摄养于无疾之先。盖疾成而后药者，徒劳而已，是故病而不治，所以为医家之法；未病而先治，所以明摄生之理。夫如是则思患而预防之者，何患之有哉？此圣人不治已病治未病之意也。"唐代孙思邈提出"上工治未病，中工治欲病，下工治已病"的理论。把擅长治未病的医生称之为"圣人""上工"，这说明了历代中医学家对治未病的重视程度，说明历代医家在预防疾病和治疗疾病时，强调防患于未然。

"治未病"之"治"与"治疗"之"治"有所不同，带有"治理""治节"，顺应自然的意思，就是医生要指导人们保持健康的生活方式，养生颐寿，以提高身体素质，从而达到不得病或少得病的目的，使人们能"尽终其天年"。这样的医生才是最好的医生。如果不是这样，医术再高，也不能算是最有智慧的人。因为人只要是得了病，即便是能够治好，疾病对人体的伤害就已经不可避免了。

"治未病"在养生学方面重在无病自调，而调控的主要内容是生命的规律、节律、节奏。体现在尊重机体自身内在规律性、主动提高与自然界适应能力、在生命过程中尽量避免不良干扰、养身与修性同重，形神合一，从而达到无病自调的养生目的。"治未病"的关键就在于防范，这种防范意识是"治未病"的核心和思想基础。如果把疾病分为未病、欲病、已病，则以养生为目的的无病自调就是未病阶段，已有临床症状而无实验室检查依据的亚健康和有实验室检查依据而无临床症状的亚临床就是欲病阶段，临床治疗和康复治疗阶段的疾病就是已病阶段。而"治未病"是涵盖了所有未病、欲病、已病各阶段预防为主的思想。

治未病就是要求人们采取一切积极有效的措施以防止疾病的发生与发展。《黄帝内经》指出："正气存内，邪不可干，邪之所凑，其气必虚。"说明人体正气充足，抗病能力才强盛。因此，平时只要注意调养形体、调摄精神，做到饮食有节、起居有常就不会轻易受到邪气的侵袭，或即便受到邪气的侵犯也能抗邪外出，而不致发病。

甄氏在治疗风湿痹病时也体现了中医治未病的思想。风湿痹病是常见的疑难杂症，疾病难愈且易反复，多由于正气不足、腠理不密、卫外不固，致使外感风、寒、湿、热之邪，导致肌肉、筋骨、关节、经络痹阻，气血运行不畅，不通而痛，故而筋骨、关节、肌肉受累，出现疼痛、肿胀、酸楚、重着、麻木、屈伸不利或灼热等诸种临床表现。尤其是岭南潮湿之地多见风湿痹病，甄氏认为风湿痹病的诊疗除了药物治疗以外，要防患于未然，在尚未发病之时就采取相关措施。如针对痹病患者建议避免受风、受潮、受寒，关节处要注意保暖，不穿湿衣、湿鞋、湿袜等；夏季暑热，不要贪凉受露、暴饮冷饮等；秋季气候干燥，但秋风送爽，天气转凉，要防止受风寒侵袭；冬季寒风刺骨，应注意保暖。要动静结合，加强锻炼，增强身体素质，如练八段锦、太极拳，做广播体操、散步等，凡是能坚持体育锻炼的人，身体强壮，抗病能力亦强。要防止精神刺激和精神过度紧张，保持愉快的心情、乐观的情绪等，从而防止痹病的发生、发展和传变。《金匮要略·脏腑经络先后病脉证》篇曰："若人能养慎，不令邪风干忤经络。适中经络，未流传藏府，即医治之，四肢才觉重滞，即导引、吐纳、针灸、膏摩，勿令九窍闭塞，更能无犯王法、禽兽灾伤，房室勿令竭乏，服食节其冷热苦酸辛甘，不遗形体有衰，病则无由入其腠理。"提出未病先防的道理。

中医一直把"治未病"作为医疗卫生实践的理想境界。而明代袁班在《证治心传·证治总纲》中说得更透彻、更贴切："欲求最上之道，莫妙于治其未病。"养生为要，通过养精神、调饮食、慎起居、练形体、适寒温等各种方法，保持身心健康，防患于未然，从而做到使人延年益寿。同时要关注疾病高危人群、发病先兆、亚健康状态。在现代社会，许多严重威胁人类健康和生命的重大疾病都有一定的高危人群和危险因素，如肥胖人群是高血压病、心脏病的高危人群；某些疾病在发病前均有明显的征兆，如手指麻木、眩晕等是中风的先兆症等。

随着现代医学模式的转变和健康观的不断发展，治未病已有了更深层次的现实意义，如今以预防为主的医疗模式越来越得到人们的认同。中医学强调的运动、心理、饮食、生活方式、气功等方面的整体调节对亚健康者的养生和保健具有极大的优势，已病防变、病盛防危及病后防复的理论也为慢性病的治疗开辟了新的思路。

第十一节　浅析"治中焦如衡"

清代著名温病学家吴鞠通在《温病条变·杂病·治病法论》中，运用象思维方法，将古时战争军事、兵法谋略运用于中医治则的论述中，如其曰："治外感如将（兵贵神速，机圆法活，去邪务尽，善后务细，盖早平一日，则人少受一日之害），治内伤如相（坐镇从容，神机默运，无功可言，无德可见，而人登寿域）。治上焦如羽（非轻不举），治中焦如衡（非平不安），治下焦如权（非重不沉）"。

但未对"治中焦如衡，非平不安"的内涵做出明确而详尽的解释。现各家说法不一，多认为中焦指脾胃，因《温病条辨》提出："上焦病不治，则传中焦，胃与脾也。""衡"原意指秤杆。"平"与"衡"为同义语。"安"，平安，此指脏器安和。《温病条辨白话解》解释："治中焦如衡，非平不安"为："中焦处于上下之间，是升降出入的枢纽，所以中焦有病，用药既不能失之太薄，亦不可过于厚重，只有采用不偏不倚，中正平和的方法来治疗，以达到如衡器那样的平衡。"甄氏认为"治中焦如衡"不能单纯认为"用药不能太薄亦不可过于厚重，治法中正平和"，而应延伸理解为"结合脾胃的生理病理特点，采用升降相宜，燥湿并济，寒热兼施，虚实相理等方法，以恢复中焦脾胃脏腑功能的协调安和"。

首先，脾胃同居中焦，互为表里，是气机升降之枢纽。脾胃纳运相得，胃的受纳和腐熟，是为脾之运化奠定基础；脾主运化，消化水谷，转输精微，是为胃继续纳食提供能源。两者密切合作，才能完成消化饮食、输布精微，发挥供养全身之用。所以说："脾者脏也，胃者腑也，脾胃二气相为表里，胃受谷而脾磨之，二气平调则谷化而能食。"(《诸病源候论·脾胃诸病候》)"胃司受纳,脾主运化,一运一纳,化生精气。"(《景岳全书·脾胃》)。其次,脾胃升降相因。脾胃居中,为气机上下升降之枢纽。脾的运化功能,不仅包括消化水谷,而且还包括吸收和输布水谷精微。脾的这种生理作用,主要是将水谷精微向上输送到心肺,并借助心肺的作用以供养全身。所以说"脾气主升"。胃主受纳腐熟,以通降为顺。胃将受纳的饮食物初步消化后,向下传送到小肠,并通过大肠使糟粕浊秽排出体外,从而保持肠胃虚实更替的生理状态,所以说"胃气主降"。"纳食主胃,运化主脾,脾宜升则健,胃宜降则和。"(《临证指南医案》)故脾胃健旺,升降相因,是胃主受纳、脾主运化的正常生理状态。升为升清,降为降浊,所以说"中脘之气旺,则水谷之清气上升于肺而灌百脉;水谷之浊气下达于大肠,从便溺而消"(《寓意草》)。总之,"脾胃之病……固当详辨,其于升降两字,尤为紧要"(《临证指南医案》)。最后,脾胃燥湿相济。脾为阴脏,以阳气用事,脾阳健则能运化,故性喜温燥而恶阴湿。胃为阳腑,赖阴液滋润,胃阴足则能受纳腐熟,故性柔润而恶燥。故曰:"太阴湿土,得阳始运,阳明燥土,得阴自安。以脾喜刚燥,胃喜柔润也。"(《临证指南医案》)燥湿相济,脾胃功能正常,饮食水谷才能消化吸收。胃津充足,才能受纳腐熟水谷,为脾之运化吸收水谷精微提供条件。脾不为湿困,才能健运不息,从而保证胃的受纳和腐熟功能不断地进行。由此可见,胃润与脾燥的特性是相互为用、相互协调的。故曰:"土具冲和之德而为生物之本。冲和者,不燥不湿,不冷不热,乃能化生万物。是以湿土宜燥,燥土宜润,使归于平也。"(《医学读书记·通一子杂论辨》)因此,脾胃在病变过程中,往往相互影响的三个方面主要表现在纳运失调、升降反常和燥湿不济。

岭南号称"炎方",天气炎热,年平均气温较高,高温时间长,春夏多雨,天热地湿,人处湿热之气交织中,病症有多以湿为患的特点,以湿困中焦为多见。加之岭南地区喜欢清热解毒、清热利湿的凉茶,此类凉茶多以苦寒泄热之品为主,长期饮用败脾胃。甄氏在治疗岭南常见疾病及各种疑难杂症时,着重考虑固护后天脾胃，中焦脾胃"动能"充足，是其他脏腑功能发挥作用的先决条件。中焦所化生的气血营养着人体五脏六腑。若脾不升清则浊阴失降，胃失降浊则清阳难升，故腹胀、便溏等脾失升清之症经常与呃逆、呕吐、嗳气等胃气上逆之症同时出现，重在治疗脾胃病要斡旋升降，升清与降浊药物协调应用，使之升中有降，降中有升，喜用柴胡合枳实，一升一降，疏肝理脾；若脾胃燥湿失调，或脾虚湿生，湿困于胃，湿邪阻胃，宜选用砂仁、藿香、佩兰、草豆蔻等健脾化湿之品，燥邪犯胃，胃阴亏耗，可使用甘凉濡润之品，如玉竹、沙参、麦冬、石斛等养胃生津。

针对岭南地区脾胃之疾的诊治，应考虑到脾胃的气机升降、寒热状态、燥湿喜恶，虚实错杂等病理状态，采用升降同调、寒热并进、燥湿相济，补泄兼施的方法，以使中焦如衡，恢复脾胃的功能。

岭南中医药精华书系

岭南中医世家传承系列

西关甄氏 杂病世家

第七章 世家薪火

第一节　师承授受

指穷于为薪，火传也，不知其尽也。甄门世代，仁心济世，立派著文，现已传至五代，主要传承脉络如下：

李瑞琴→甄梦初→甄驾夷→张忠德→杨荣源、李际强、宋苹、王大伟、戴洁琛、张溪、金连顺、张曈、唐丽娟等。

第一代

李瑞琴（生卒不详），甄梦初之母，为甄梦初医学之启蒙，也是甄氏学派的第一人。李瑞琴通医道，善手法整复，未开馆执业，仅用祖传医术帮助乡亲，不收取分文，惠及慕名而来的乡里宗亲。

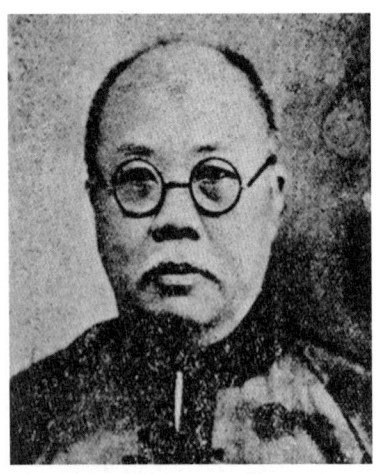

广东中医药专门学校校长陈任枚

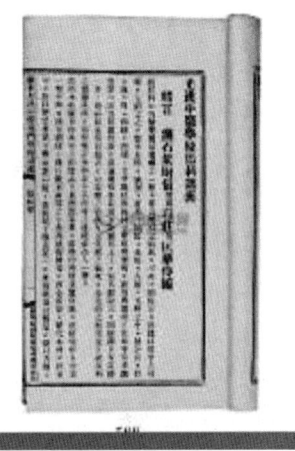

陈任枚编修的教材

第二代

甄梦初（1909—1990），岭南名医，1978年荣获广东省名老中医的称号。甄梦初幼承家学，1929年就读于广东中医药专门学校，接受了正规医学教育。由于学习勤奋、医道悟性高，在广东中医药专门学校还没毕业时，就得到校长陈任枚的赏识，在广东中医院担任主诊医生。毕业后于岭南一带行医，名噪一时，曾任广东方便医院医务科科长，广东省中医院第一任内科主任、教授。甄梦初不但对岭南地区最为常见的热病有独到的诊疗经验，更以擅长治疗杂病而闻名岭南地区，对很多疑难杂症如肺结核、瘰病、小儿疳积等的治疗都有着自己独特的见解，创立了穿海汤、玉泉饮等一系列方剂，取得了很好的临床疗效。至甄梦初这一代，甄家医药业真正得到发扬光大，从而闻名于岭南。

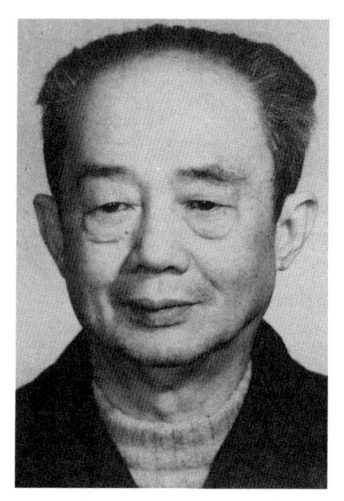

甄梦初

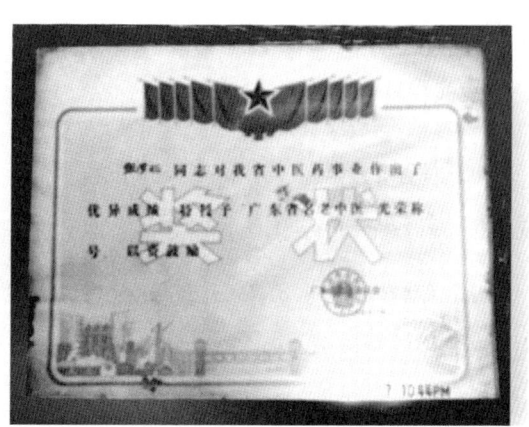

1978年甄梦初荣获广东省名老中医称号

第三代

甄驾夷（1934—2008），甄梦初之长子，是甄氏医学的第三代传人，从医50余年，为广东省中医院内科主任。甄驾夷幼承庭训，少年时期随其父辗转各地，得其言传身教,及至年长即在广州中医药大学的前身——广东中医药专科学校接受正规医学教育,于闲暇时分潜心钻研温病及岭南杂病,积累了丰富的理论和临床经验。30岁至其退休以后一直受聘于广东省中医院,由于医德高

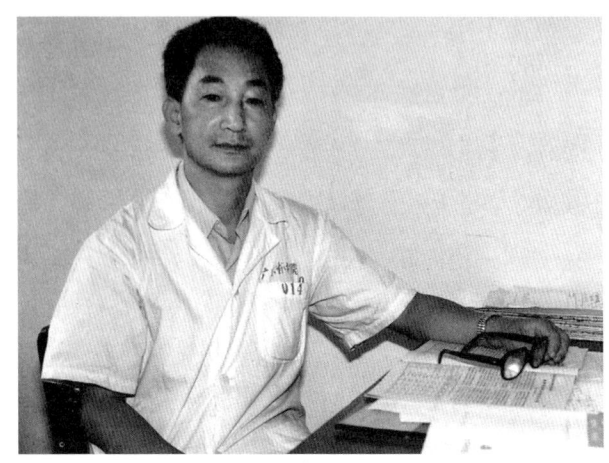

甄驾夷

尚、医术高超,深受病家、民众欢迎,颇有乃父之风。甄驾夷在外感高热、风湿痹病、瘿瘤等内科杂证,妊娠呕吐、产后虚弱以及小儿疳积等方面均有较深的体会,尤其在治疗内科杂症上疗效显著,很好地延续和发展了甄梦初先生的医学理论和经验。

第四代

甄氏医学的第四代传承人、广东省名中医、中医内科主任医师、博士研究生导师张忠德教授(1964—)为甄驾夷先生的女婿,也是甄氏医学的发展者。

张忠德教授现任广东省中医院副院长、岭南甄氏杂病流派传承工作室负责人,先后获得全国"百名杰出青年中医""全国卫生系统抗非典先进个人""广州抗非模范"广东省"十大杰出青年志愿者""岭南名医""广东省中医院名中医"等荣誉称号,并荣获广东省"抗非"一等功、"广东省五一劳动奖章",兼任了世界中医药学会联合会热病专业委员会会长、中华中医药学会急诊专业委员会副主任委员、中国民族医药学会急诊医学分会副会长、广东省中医药学会呼吸专业委员会副主任委员、广东省中医药学会热病专业委员会主任委员、中华中医药学会科学技术奖励评审专家、广东省健康科普专家等。

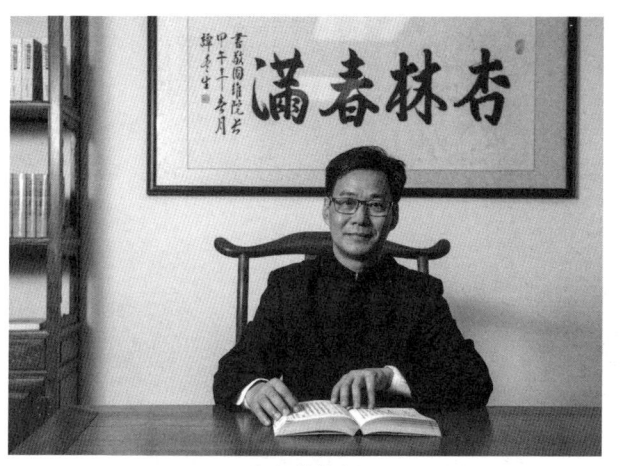

张忠德教授

张忠德教授1988年毕业于广州中医学院中医系，同年到广东省中医院工作，并拜师甄梦初门下。中医历史悠久，历代文献浩如烟海，文字古奥，理法精髓不易领悟。张忠德教授在甄梦初的悉心指导下熟读背诵了《黄帝内经》《伤寒论》《金匮要略》《景岳全书》《温病条辨》《临证指南医案》等多部中医经典古籍，并获得了甄梦初的"口传得妙""讲读得要"，从而掌握了医理要领。

甄梦初尤其重视培养后学举一反三、触类旁通的本领。张忠德教授在跟随甄梦初学习期间，通过反复实践，在辨证候、立治法、选方药等方面耳濡目染，逐渐领悟了甄梦初学术理论的精义和经验技术的窍门，师友砥砺，教学相长，最后得到甄梦初的赏识成为甄家一分子。尤其在甄梦初逝世后，张忠德教授抢救性地保留了大批甄梦初的亲笔遗作，对其反复学习研究，将甄氏医学很好地延续和发展了下来。

张忠德教授灵活运用岭南甄氏杂病流派核心学术思想，擅长治疗各种急、慢性呼吸系统常见病及疑难病，如哮喘、过敏性鼻炎、慢性支气管炎、支气管扩张症、肺间质纤维化、肺气肿、肺结核等，尤其在久咳、顽咳、久喘的中医辨治方面有独特的见解。与此同时，其对痹病、痛证、更年期综合征、失眠、小儿疳积、小儿咳喘、外感高热、汗证等诸多内科疑难杂症方面具有较好的临床疗效。

张忠德教授善用药膳，针对不同疾病、人群和体质，采用个体化药膳进行治疗和预防。其在难治性肺系病的诊治方面，提倡"培元固本、平调五脏"，灵活运用分期阶梯疗法，临证多采用"培土生金""调肝补脾""固肾健脾"等法，通过

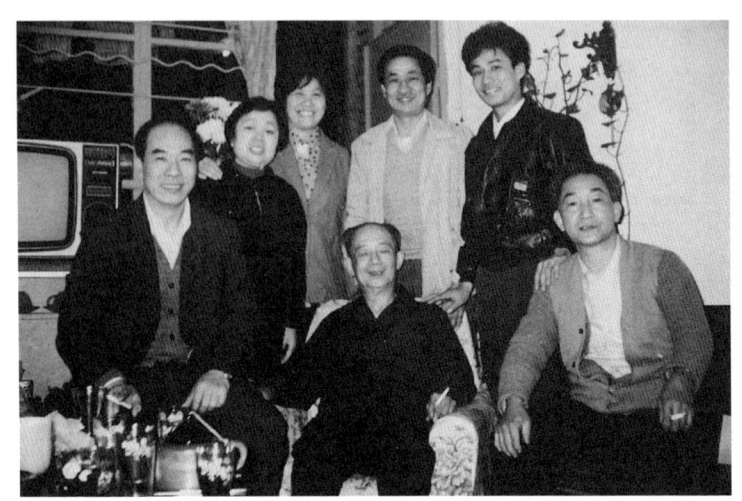

甄梦初（前排中）、甄驾夷（前排右）、张忠德（后排右一）及同道

调整阴阳、平调五脏达到治病求本之目的。

张忠德教授主持及参与了国家、省级、厅局级科研课题项目23项，在国内外核心刊物公开发表了学术论文40余篇，主编或副主编出版教材、专著25部，如《呼吸科专病中医临床诊治》《中西医结合急诊内科学》《中西医结合急救医学》《中西医结合急诊内科学》《名老中医治疗优势病种诊疗方案选》《岭南中医药名家甄梦初》《岭南甄氏杂病流派诊治呼吸系统验案集》《岭南甄氏杂病流派诊治杂病验案集》《从肺开始养生》《难缠小病有妙招》等。他主持参与的"中西医结合治疗非典型肺炎的临床研究"项目于2004年分别获得中华中医药学会科学技术二等奖、国家教育部科学技术二等奖，参与的"中医及中西医结合临床路径共性技术研究与应用"项目于2015年获得广东省科学技术一等奖。另外，张忠德教授还于2011年获得中国医院协会颁发的医院科技创新三等奖。

张忠德教授从事"中医急诊学""中西医结合急诊内科学""中西医结合内科学""西医内科学"等本科教学工作31年。其中，"中医急诊学"是广东省精品课程（2007—2010）和精品共享课程（2013—2016）。他身体力行、言传身教、教书育人，先后培养博士、硕士研究生40人。

第二节 薪火传承

岭南甄氏杂病流派创始于19世纪末，至今传承至第五代，具有百年的传承历史，始终秉承行医就是行善的原则，以医道超群、医德高尚，为人所倾慕，擅长治疗呼吸系统疾病、岭南温热时病及诸多内科疑难杂症。甄家人世世代代出生、生长于岭南地区，对岭南独特的气候、丰富的草药资源，以及人群的体质特征、地域性特色病种等有较深的认识，逐渐形成了具有浓郁地域特色的"岭南医学"的分支。岭南甄氏杂病流派非常重视整体恒动观，治疗疾病全面考虑局部与整体、人体内环境与自然界、社会等外环境，全方位不断变化的观点去灵活辨证，强调"天人合一"，人与自然的和谐。此外，岭南地区中草药资源丰富，种类繁多,形成独特的"南药"系统。岭南甄氏杂病流派善用岭南道地草药，遣方灵活，用药配伍严谨，非常注重药对协同使用，药味少，剂量轻，主张用药简便廉验。

岭南中医药精华书系

岭南中医世家传承系列

西关甄氏 杂病世家

第八章 世家年谱

李瑞琴

19世纪中

李瑞琴跟随其父亲手法整复,用祖传医术帮助乡亲,不收取分文,惠及慕名而来的患者。

1924年

李瑞琴先生在美国开设中药店铺。

甄梦初

1909年

甄梦初出生在广东省著名侨乡台山县新昌新广里(今开平市)的中医世家,父亲善药,母亲善医,从小耳濡目染培养了他对中医学的兴趣。

1914年

甄梦初在乡私塾及小学读书,他聪颖好学,悟性甚高,熟读《论语》《孟子》等,扎下了良好的古文根底。

1926年

甄梦初分别在广州培正学校及香港圣约翰学校接受现代教育,系统地学习了现代科学知识,对西方科学有了初步的了解,更培养了一定的文化素养。

1929年

甄梦初进入广东中医药专门学校，陈任枚为广东中医药专门学校校长，利用闲暇时间甄梦初跟师陈任枚学习中医临证要点。当年"废止中医案"的提出，中华大地轰轰烈烈地进行着中医救亡行动，出于对中医药的热爱，甄梦初毅然决然地投入到了中医药事业中，前往广东中医药专门学校接受正规五年全日制医学教育。由于学习勤奋、医道悟性高，他在广东中医药专门学校还没毕业时，就得到校长陈任枚的赏识，到广东中医院担任主诊医生。

1934年

甄驾夷出生于著名侨乡开平。

年轻的甄梦初毕业后，就已经在广州、香港、澳门一带开设了医馆（各开一间医馆，定时去开诊）。

1935年

甄梦初在广州惠爱西路（现中山六路）赞寿堂药店开设了医馆分所。

1938年

是年秋，广州沦陷，甄梦初举家北迁，辗转抵达战时省会韶关，于韶关市曲江东河坝中心路开设医馆。并受邀任韶关市患病官兵及出征家属医疗服务队东河区队长，行管理及义诊之职，为粤北将士及人民的医疗保障工作做出了贡献。

1940年

甄梦初与吴粤昌、江济时、黄硕如等当时的名医一起发起组办了《广东医药旬刊》，这是当时最有影响力的中医药刊物之一。

1946年

抗战胜利后,甄梦初再回广州执业,为使自己的医术更精、医理更明,曾多次到省、市中医院进修班及针灸班深造,以至医理学验更臻深化。甄梦初更热心公益,关注社会群体,1946—1956年先后兼任广州市人力手车工会惠福区医务主任、广州市茶居粉面饼行业工会医事顾问、广州市理发工会医事顾问及广州市粤剧曲艺工作者、工人临时代表会医事顾问等职务。

1956年

甄梦初入广东省中医院内科工作,从此便全身心投入到祖国中医药事业中。临床之余,又认真研读古典医籍,他既善理论,又重临床;既重继承,又强调发展,敢于创新,在理论学术上多有发展,并与当时的其他名医一起成为岭南地区中医发展的强大推动力之一。甄梦初不仅以医术服人,更以为人谦和、全心全意为人民服务的态度,深受群众赞扬和欢迎。

1959年

甄驾夷在其父亲医馆中独自坐诊。

1964年

甄梦初于韶关地区卫生局组织的中医学术活动中发表《肺结核的治疗体会》,将临床所得记录下来,在先人经典和现代临床现状的基础上,开始形成自己的临床理论见解。

甄驾夷在广东省中医院天河门诊部出诊。

张忠德出生于广西桂林。

1977年

甄梦初于院刊中发表《痹症治验》，入选《老中医医案医话选》，其学术活动资料《结核球一例临床小结》《铁破汤临床应用》，临证取法于叶天士的《临证指南医案》，基本上形成了自己独特的医学理论体系。

1978年

甄梦初晋升为内科副主任医师，后又担任内科主任医师，并荣获广东省名老中医的称号，任中华全国中医学会理事、广东省中医学会常务理事及广东省政协委员等社会职务。其所著《穿海汤治疗痹症》一文入选《临证见解》一书（此书由广东省中医院编，人民卫生出版社出版，获1979年广东省科学大会奖）。临证时，先生重视四诊、八纲之辨证，尤重舌脉二诊之变化在临床上的运用；注意运用同病异治、异病同治的治则；治病重本，善抓主证分析，遣方灵活，用药配伍严谨，药味少，剂量轻，疗效好，且善于采用疗效显著而易得的草药以治疗各种疑难杂症。

1985年

广东省人民政府为表彰甄梦初从事中医工作50年及其所取得的优异成绩，特发荣誉证书以示嘉奖。

1988年

张忠德毕业于广州中医学院，从师于甄梦初。

1989年

甄梦初病倒，被诊断为肺癌。

1990年

甄梦初仙逝，享年81岁。

1991年

张忠德师从甄驾夷。

2003年

张忠德参加"抗非"工作，同年2月底被"非典"患者感染，3月初因病情严重住进ICU。

2004年

张忠德拜国医大师晁恩祥教授为师，并脱产跟师学习1年余。

2008年

甄驾夷仙逝，享年74岁。

2007—2008年

戴洁琛完成广州中医药大学研究生课题"岭南名医甄梦初临床经验研究"。

2007—2009年

张忠德完成广东省中医院中医药科学技术研究专项课题"名医甄梦初治疗疑难杂症经验整理研究"。

2007—2009年

胡世云完成广东省中医院中医药科学技术研究专项课题"穿海汤治疗急性痛风性关节炎的临床研究"。

2009年

张忠德、江俊珊、戴洁琛于新中医杂志发表《名老中医甄梦初论治痹证撷英》。

2013年

张忠德负责的广东省财政厅研究专项课题"中医药防治肺结核临床与基础研究专项"立项。

广东省中医院岭南甄氏杂病流派传承工作室成立。

2014年

戴洁琛负责的广东省中医药管理局课题"岭南甄氏清肺化湿混合剂治疗湿热蕴肺型社区获得性肺炎的临床研究"立项。

张忠德负责的广东省中医院院内专项课题"甄氏穿海汤治疗湿热蕴结型急性痛风性关节炎的临床疗效观察"立项。

2015年

广东省中医院岭南甄氏杂病流派示范门诊开设。

本书的出版为广东省中医院岭南甄氏杂病流派工作室建设项目、广东省第三批名中医师承项目、广东省第二批中医临床优秀人才研修项目。

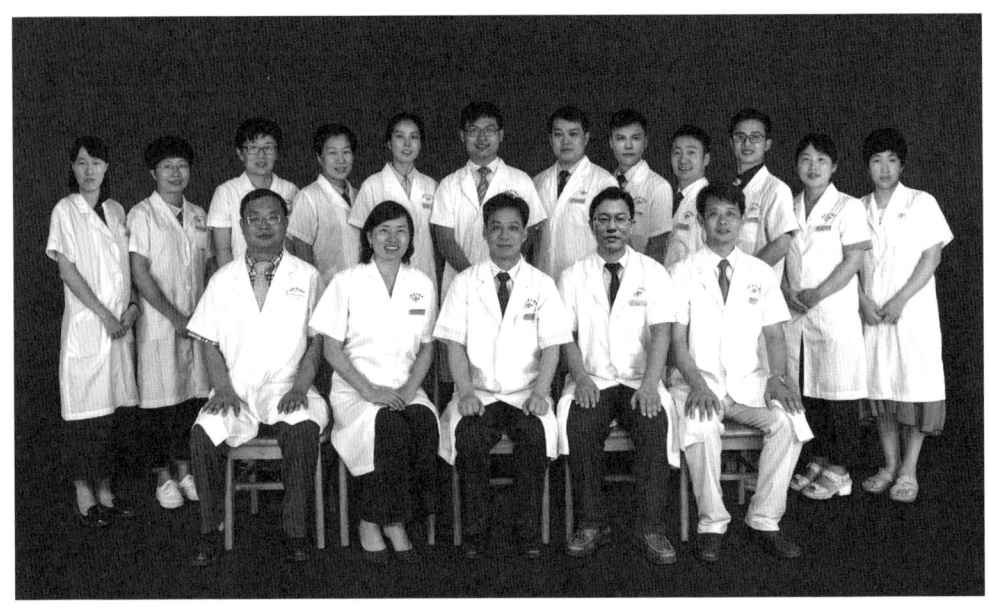